疾患や症候の概要がわかる！

臨床医学

基礎のキソ

北里大学医療衛生学部 / 北里大学大学院医療系研究科 教授

東條美奈子 著

南山堂

⋮⋮ 序 ⋮⋮

　臨床医学は生きている学問です．臨床医学の知識や医療を取り巻く環境は時代とともに変化し，医療技術は少しずつ進歩を重ね，ときに誰も予想しなかったような世界的な医療情勢の変化が生まれています．臨床医学の先には常に現実的な医療があり，あくまで対象者は「人」であり，臨床医学の理解と知識習得はすべて「患者さんのため」につながります．

　この書籍は，医療系専門職を目指す学生を対象とした臨床医学の基礎的入門書です．また，すでに臨床現場にいる医療スタッフの方で，臨床医学全体の知識を整理し，あらためて学び直したいという人にも役立つと思います．臨床医学は広範囲にわたる医療の領域横断的な学問であり，各専門領域の知識を習得する前提として学ぶべき共通科目であるにもかかわらず，その理解には膨大な時間と労力が必要となる科目です．幅広い臨床医学の基本的な知識を身につけるには，まずはその全体像をつかんで基礎を固めるのが効果的です．

　本書は，専門家に必要不可欠な基礎医学の土台となる3つの章から構成されています．本書を1冊，通読すれば，臨床医学の基本的な「骨組み」を理解できるように工夫しました．読み進めていくことがつらくならないように，できるだけ多く読み仮名をふり，説明が必要な単語については欄外に簡単な用語の説明をつけました．

　皆さんが本書を活用し，臨床医学の基礎を楽しく身につけてくださることを祈っています．

2022年1月

北里大学医療衛生学部／北里大学大学院医療系研究科　教授

東條美奈子

臨床医学の基礎を学ぶ意義

　本書は，それぞれの専門科目を学ぶ前に必要となる臨床医学の基礎的知識の習得を目指し，新たに臨床医学を学び始めた読者が道に迷うことがないよう，体系的に臨床医学の基礎が学習できることを意識した．また，本書を活用して各自の「臨床医学フォルダ」を構築し，これから学ぶ専門領域を単なる暗記教科としてではなく，実際の医療の現場を意識した生きた知識として取り込めるように構成した．

　しっかりとした臨床医学の基礎体力をつけておくことは，その後の専門領域の理解を深めることにつながるだけではなく，臨床実習に役立つような医療現場を意識した基礎的知識の定着に役立つ．専門科目で学ぶ各疾患の概要，それらがどの分野にどういった観点から分類される疾患なのか，その疾患を発症しやすい背景として理解しておくべきこと，大まかな治療の流れはどうなのか，といった臨床的な医学知識の大きな枠組みを理解することが重要である．

　本書を通じて臨床医学の基礎を学ぶことにより，将来の医療の担い手として常に患者の臨床病態の全体像を把握し，その背景となる危険因子や社会的な要因を理解することができる．また，将来の臨床現場におけるチーム医療の実践において，医療人としてもつべき医学的な共通の基礎認識を踏まえたうえで各自の専門性を生かして活躍できる人材となるためには，本書で学ぶ臨床医学の知識を常に自らアップデートしていくことを忘れないでほしい．

　将来の医療を担う皆さんの活躍を大いに期待している．

臨床医学の基礎を理解するための体系図

医療学

医療制度
- 診療報酬

医療安全
- 多職種連携

公衆衛生
- 予防医学

社会保険
- 社会福祉

基礎知識

診 察

検 査

評 価

治 療

臨床医学

疾患学
- 症候学
- 治療学

領域別の疾患各論
- 脳神経・脊髄疾患
- 口腔疾患
- 頭頸部疾患
- 循環器疾患
- 呼吸器疾患
- 消化器疾患
- 肝胆膵疾患
- 内分泌・代謝疾患
- 腎臓・泌尿器・生殖器系
- がん（悪性腫瘍）
- 血液疾患
- 感染症
- 先天性疾患
- 運動器疾患
- 神経疾患
- 膠原病・アレルギー・免疫疾患
- 精神科疾患
- 眼科疾患
- 耳鼻咽喉科疾患
- 皮膚科疾患
- 婦人科・乳腺疾患
- 小児科疾患

目 次

第 2 章 疾患学と症候学

第3章 疾患別の病態・検査・診断・治療

第1章

総論

本書では，第3章の各論においてさまざまな疾患を扱い，その病態，症状，検査結果，治療法などの理解を深める．これらの疾患を理解するためには，健康な状態を理解し，疾患を引き起こす原因やその背景，その疾患の特徴や治療法の概要を理解する必要がある．また，主だった疾患群において，全体としてどのような症状が起きやすく，どのような検査所見が得られてどう鑑別するのか，身体的・心理的・社会的にどのような問題が起きやすいのかについても理解を深めていく必要がある．

1　医療にまつわる言葉の定義

健康（healthy）	疾患がなく，身体的・心理的・社会的にwell-being（ウェル・ビーイング）（しあわせ）な状態
疾患（disease）	何らかの病が存在する状態（外傷も含む）．疾病とほぼ同義
障害（disorder）	何らかの疾患により，生存・社会生活に不利な状態

＊障がい（障碍）：機能障害により生じる能力低下，社会的不利を包括する概念．医学用語ではなく，福祉領域の用語のため，医学的な診断名としては用いない．

2　健康

単に病気ではないとか，虚弱[1]ではない，ということではなく，身体的，精神的，社会的に十分に調和が取れて満たされた状態にあること．

健康を「力」としてとらえ，困難に直面しても適応して自分でうまく対処できる状態を表す．

身体的健康	環境が変わっても身体的な恒常性[2]（ホメオスタシス）を維持できる力がある
精神的健康	困難に直面したときにそれを理解し，対処して，意味を見出せる力がある．強い心理的ストレスに，うまく対処して回復し，（心的）外傷後ストレス障害（PTSD）[3]を防ぐ力をもたらす
社会的健康	人々が自身の潜在能力を発揮して義務を果たす力，仕事を含めて社会活動に参加できる力，医学的な状態にかかわらず，ある程度自立して，生活を管理し維持する力など

1 ・虚弱：病気ではないが体の不調な状態が続き，病気にかかりやすい状態．

2 ・恒常性：生体の内部や外部の環境因子の変化にかかわらず，生体を一定の状態に保とうとする性質．

3 ・（心的）外傷後ストレス障害（PTSD）：死の危険に直面したあと，その体験の記憶が自分の意思とは関係なくフラッシュバックのように思い出されたり，悪夢にみたりすることが続き，不安や緊張が高まったり，つらさのあまり現実感がなくなったりする状態．不安，不眠，動悸などの症状を生じる．

3　病気

○「病気」に相当する英語とその違い

disease	疾病	医学的な診断がなされている疾患
illness	病（やまい）	本人がそれをどのように感じたり受け止めたりしているか
sickness	病気	周囲や社会がそれをどのように見なしているか

＊異常（abnormality）：基準から外れていること．

4 医療

　医療とは医学の社会的適用である．心や体の病気を治すことだけではなく，健康の維持・回復・増進などを目的としたヘルスケア[4]の諸活動も含めて用いられる広い意味をもつ．医学の進歩に伴う慢性疾患[5]の増加とともに，医療が発展し，かつては医療の対象ではなかった「状態」についても，医療の対象となってきている (医療化[6])．

4 ・ヘルスケア：健康の維持・増進のための行為や健康管理のこと．

5 ・慢性疾患：治療や経過が長期に及ぶ疾患のこと．

5 ヘルスリテラシー

　ヘルスリテラシーとは，健康のための意思決定に必要な情報を入手し，内容を理解し，評価したうえで，活用する力のこと．幅広い知識をもつことがヘルスリテラシーの向上につながり，健康に関する複雑な課題を解決していくことが可能となる．

6 臨床医学

　医学分野は大きく3領域に分かれており，基礎医学，臨床医学，社会医学の3つがある．

基礎医学	解剖や生理学，病理学など，体の構造や機能，疾病発症の機序などを明らかにする
臨床医学	実際に個々の患者に接して診断や治療を行う
社会医学	住民などの集団が対象の領域で，社会や保健衛生との関わりのなかで健康を考える

　臨床医学は，医学・歯学・看護学・薬学などのあらゆる医療分野において，医療を行う現場を重視した実用的学問 (実学[7]) であり，患者を中心とした疾病の理解と，患者にとって最適な診断・治療・予防の方法に関する基礎的知識の習得が必須である．

6 ・医療化：以前は医療の対象とは見なされなかった社会生活のなかで起こっていることが，次第に社会的に病気と定義され，診断・研究・治療といった医療の対象となっていくこと．

7 ・実学：理論よりも実用に重きを置き，社会生活に実際に役立つ学問．

医療とは医学を社会的に適用することであり，医療活動は国民が幸せに生活するために欠かせない．医療体制は国民生活や文化によってさまざまなものがあり，国の数だけ，独自の医療体制がある．わが国の医療体制は多くの点で優れているが，栄養状態の向上や医学の進歩に伴って国民の平均寿命[1]が延び，新たな治療薬や診断機器の開発に伴って医療費が増加し続けている．医療の仕組みや制度を理解するためには，医療を取り巻く環境について理解する必要がある．ここでは，医療の仕組みの代表的なものをあげ，その概要と問題点を学ぶ．

1 わが国における医療の仕組みの特徴

➊診療報酬

診療報酬とは，公的医療保険[2]から医療機関に支払われる検査・診断・治療のための医療費のこと．医療技術・サービスの評価に加え，検査や治療にかかる医療経費[3]が含まれる．

すべての医療行為などについて点数が決められており，1点を10円として計算する．看護師の配置人数，リハビリテーションの回数や，検査の頻度などの医療の内容についても規定している．

➋国民皆保険

国民皆保険では，すべての国民が公的医療保険に加入し，保険証さえあれば，誰もが同じレベルの医療サービスをいつでも，どこでも受けることができる．

公的医療保険は社会保険制度の一つで，病気やけがなどにより，外来治療[4]や入院治療[5]などが必要となったときに，医療費の負担を軽減し，すべての国民が安心して医療を受けられるための仕組みである．

1 ▶ 平均寿命：その年に生まれた子ども（0歳児）が，何年生きられるかを統計から予測した「平均余命」のこと．

2 ▶ 公的医療保険：病気やけがによる経済的負担を国民全体で助け合うことを目的にしている公的な制度．患者は健康保険証を提示することにより，窓口では医療費の一部負担金のみを支払い，残りは健康保険組合や区市町村などの保険者が負担する．

3 ▶ 医療経費：診療を行うために必要な医薬品費や医療材料費のこと．

4 ▶ 外来治療：入院ではなく，通院（外来）で行われる治療．

5 ▶ 入院治療：病気やけがの治療などのために，一定の期間，医療施設（病院）に入って治療すること．退院したあとは，外来治療に移行することが多い．

➕❸ 予防医療

広義の予防医療は，生活習慣の改善や予防接種などによって病気になるのを防ぐ（一次予防）だけではなく，たとえ病気になっても早期に発見・治療して重症化を防ぎ（二次予防），さらには病気からの回復を早め，再発を防ぐこと（三次予防）までをも含む.

一次予防	生活習慣の改善，適度な運動，予防接種[6]
二次予防	病気の早期発見・早期治療，増悪予防
三次予防	病気の早期回復，再発予防

狭義の予防医療は一次予防を意味し，健康増進活動などを含む. 予防医療は地域に根差した医療を守る仕組みとして機能しており，母子手帳，予防接種，健康診断，産業保健などの取り組みがある.

6・予防接種：感染症の原因となる病原体に対する免疫ができる体の仕組みを利用し，病気の発症や重症化を予防するために免疫を獲得することを目的にワクチンを接種すること.（→p.238参照）

2 わが国における医療の問題点

①少子高齢化[7]に伴う医療費の増加
②医療体制の地域格差
③医学の進歩に伴う医療費の増加

7・少子高齢化：出生率が低下し，平均寿命が延びたことにより，人口全体に占める子供の割合が低下して高齢者の割合が高まること.

3 医療の仕組み

➕❶ 診療報酬制度

診療報酬は，医療機関が行った診療行為などの医療サービスの対価として支払われる. 診療報酬制度に基づく医療を保険診療と呼ぶ.
医療機関は被保険者（患者）から医療費の一部を患者負担分として直接支払いを受けるとともに，審査支払機関に対して診療報酬の請求を行うことによって，診療報酬の支払いを受ける. 診療報酬は，厚生労働大臣が設置した中央社会保険医療協議会（中医協）において審議され，2年に一度改定される.

➕❷ インフォームド・コンセント（IC）

患者やその家族が，医師から病状や治療について十分な説明を受けて理解し，納得したうえで，検査や治療の方針について合意し，最終的な治療方法を選択する.
疾患の理解に役立つパンフレットや詳細を記載した説明書を渡し，治療方法の選択に必要な情報を提供したうえで，医療行為（検査，投薬，手術など）についての同意書[8]を取得する.

8・同意書：書面の内容に賛同する意思を表明するための書類. 検査や治療など，医療を受けるときにその内容や方法，危険性などについて詳しく説明を受けたうえで同意書に署名することで，その事項に対して賛成・同意したことを意味する.

┣3 安全管理

a 医療事故

医療事故とは，医療従事者が行う業務上および，それに起因する事故の総称である．

過失が存在するものと，不可抗力（偶発的に生じ，避けることができない）によるものの両方を含む．このうち，過失が存在するものは，医療過誤と呼ぶ．

医療事故を未然に防ぐための医療の安全性を向上させる取り組みを医療安全[9]という．

b インシデント

ある医療行為について，実際には患者に実施されなかったが，仮に実施されたとすれば何らかの被害が予測される場合，また実際に患者に実施されたが，結果的に被害がなく，その後の観察も不要であった場合をインシデントと呼ぶ．

インシデントに気づかなかった，適切な処置が行われずに傷害を引き起こしてしまったなどの医療事故になった場合はアクシデントと呼び，医療事故調査[10]の対象となる．

インシデント報告▶個人を罰するのではなく，医療事故の再発防止に活用することを目的に，作成し提出する報告書．インシデントの原因となる事象における問題点を分析し，改善することで，医療事故を未然に防ぐ．

c 感染管理対策

1 薬剤耐性（AMR）[11]

感染症に対して抗微生物薬が効かなくなること．

薬剤耐性感染症が世界的に拡大しており，公衆衛生上も社会経済的にも重大な影響を与えている．すべての薬剤のなかで唯一，環境を変えてしまうのが抗菌薬である．

抗菌薬は細菌に対する薬のためウイルス[12]には無効であり，かぜやインフルエンザには効果がないにもかかわらず，安易な抗菌薬の処方が多剤耐性菌の発生につながる．無益な抗菌薬投与による多剤耐性菌の発生を予防するための啓発活動が重要である．

新規の抗菌薬などの開発は近年停滞しており，薬剤耐性に対する対抗手段が枯渇していくことが懸念されている．国外では，多剤耐性・超多剤耐性結核[13]（抗酸菌），耐性マラリアなどが世界的に拡大している．家畜として飼育されている国内外の鶏肉に薬剤耐性菌が拡大しており，人畜環境からの取り組みが必要とされている．

2 感染管理体制

病院感染管理体制として多職種のスタッフより構成される対策

9 ・医療安全：患者の安全・安心を確保するとともに，医療従事者や医療機関の安全を守るための取り組み．

10 ・医療事故調査：医療事故が発生した医療機関において院内調査を行い，その調査結果を遅滞なく医療事故調査・支援センターに報告しなければならない．医療事故調査制度の目的は，医療の安全を確保し，医療事故の再発防止を行うこと．

11 ・薬剤耐性（AMR）：抗菌薬の不適切な使用を背景として，薬剤耐性菌が世界的に増加している．AMRは，細菌，ウイルス，寄生虫など幅広い微生物にみられるが，とくに細菌のAMRが問題となっている．

12 ・ウイルス：細菌の1/50ほどの大きさで，さまざまな生物に感染し，その細胞内で増殖する．ウイルスによって引き起こされる病気をウイルス感染症と呼ぶ．

13 ・結核：結核菌を吸い込むことによって感染し，体の免疫が低下しているときに，体内で菌が増殖して発病する慢性感染症．空気感染，飛沫感染によって感染する．

チームを立ち上げ，定期的な対策会議や院内ラウンドを行う．感染対策としては感染対策チーム（ICT[14]）が，感染症治療に関しては抗菌薬適正使用支援チーム（AST[15]）が相互に協力しながら活動している．

3 感染対策チーム（ICT）

医師，看護師，薬剤師，検査技師，事務職員などから構成され，病院全体の感染対策について包括的・戦略的な対策を立てて実践するために，横断的かつ合理的な活動を展開する．

4 抗菌薬適正使用支援チーム（AST）

感染症に対して抗菌薬などの治療薬の適正使用を推進するために組織的な活動を行う．

不適切な抗菌薬の使用を制限し，抗菌薬の選択・投与量・投与経路・治療期間を最適化し，患者の予後改善を目指す．耐性菌の出現や医薬品の副反応，関連する支出をモニターするなどし，望ましくない結果を最小限にとどめる努力をする．

5 医療従事者のワクチン接種

医療従事者は自分自身を感染症から守り，自分自身が感染症の運び屋にならないように感染予防に積極的であるべきとされる．医療従事者のみならず，医療機関で実習・ボランティア活動・勤務を行う非医療職，救急隊員や保険薬局に勤務するものも含め，予防接種歴・罹患歴・抗体検査結果を把握することが重要である．

医療従事者に推奨される予防接種のうち，B型肝炎，麻疹，風疹，流行性耳下腺炎，水痘については抗体価を測定し，その値が低い場合にはワクチン[16]接種が必要となる．

＋❹ 診療録への記載

医療行為の内容とその結果および考察など，あらゆる医療行為について，時系列に沿って正確に記録する．

従来は紙の診療録（カルテ[17]）に記載していたが，現在は電子カルテと呼ばれる診療端末に入力することが多い．患者の状況によっては，予期せぬ急変が起こる可能性もあり，後でまとめて記録するのではなく，その時点での診療内容や評価としての記録を記載していく．患者から聴取した情報や説明の際のやりとり，インフォームド・コンセント[18]の内容などについても正確に漏れなく記載する．修正が必要となった場合は，修正理由とその日時について明記する（電子カルテでは修正履歴が保存される）．

患者から正式な手続きを踏んだカルテ開示の要求があった場合には，診療録を開示しなければならない．また，患者の同意なく他人に開示することは禁止されている．医療過誤訴訟では，カルテの改

14 • ICT（infection control team）：院内で起こるさまざまな感染症から，患者，面会者，病院職員など，病院内のすべての人を感染から守るために活動を行う感染対策チーム．

15 • AST（antimicrobial stewardship team）：感染症治療において効果的な治療，副作用の防止，耐性菌出現のリスク軽減のため，ICTと協力しながら活動する抗菌薬適正使用支援チーム．

16 • ワクチン：感染症の予防に用いる医薬品．弱毒化された病原体からつくられた抗原そのものや，病原体を基にデザインされた遺伝子ワクチン，遺伝子組換え技術によるタンパク質などを投与する遺伝子組換えワクチンなどがある．ワクチンを接種することにより，病原体に対する体での抗体産生を促し，感染症に対する免疫を獲得する．

17 • カルテ：患者の病状・処置・経過などを記録しておく診療録のこと．

18 • インフォームド・コンセント：医療職からの十分な説明を受けたうえで，患者自身が最終的な診療方針を選択するという患者の知る権利や自己決定権を保証する考え方．十分な説明に基づく同意とも訳され，患者・家族の権利を尊重したうえで，十分な合意形成の下に適切な医療を提供するための医の倫理．

ざん（違法な書き換え）は証拠隠滅罪などに問われることもある.

▶5 個人情報保護

　医療従事者には患者の個人情報を適切に扱い漏洩しない義務（守秘義務）があるとともに，医療機関などにおける個人情報の適切な取扱いについても個人情報保護法に関する法令や，関係するガイドラインに沿った適切な運営が求められる.

▶6 チーム医療

　チーム医療とは，複数のメディカル専門職スタッフが連携して患者の治療やケアにあたることをいう（多職種連携）. それぞれの専門的見地から意見を出し合い，情報共有を行うことで，個々の患者や医療施設の状況に応じた最適な医療を提供する. 代表的なチーム医療活動としては，感染対策チーム（ICT），院内急変対策チーム（RRT[19]），呼吸ケアチーム（RST），栄養サポートチーム（NST[20]），褥瘡[21]対策チーム（スキンケアチーム），緩和ケアチーム（PCT）などがある.

◯ チーム医療を構成する多彩な医療職種の例とその役割

医療職種	各専門医療職種の役割
医師（Dr.）	疾患に着目した生活の留意事項の助言・指導
看護師 / 保健師（Ns.）	健康状態や水分・食事量・排泄・睡眠などの療養上の世話の見極めや助言・指導，緊急時対応指導，家族への指導，地域サービスの利用提案
薬剤師	健康状態と薬剤の適正使用のための助言・指導，減薬提案
理学療法士（PT）	身体機能，痛み，基本動作能力の評価に基づく支援方法や訓練方法の助言・指導，再発・増悪予防のための疾病管理教育
作業療法士（OT）	認知機能などの心身機能やADL[22]の評価，道具の選定，環境調整などの見極めや支援方法の助言・指導
言語聴覚士（ST）	聴覚，言語機能，嚥下・摂食機能などの心身機能やコミュニケーション能力の評価，支援方法の助言・指導
管理栄養士	栄養状態の評価，支援方法の助言・指導
歯科医師 / 歯科衛生士	歯や口腔内の衛生状態の評価，支援方法の助言・指導
社会福祉士	経済状況・家族関係，地域・社会資源の活用，制度利用上の課題の見極めと助言・指導，通所・訪問型サービスや介護予防事業など多様なサービスの活用の提案

▶7 地域医療連携

　地域の医療機関が自施設の実情や地域の医療の状況に応じて，医

19 • RRT（rapid response team）：医学的な危機状態など，急変の初期対応を担当する院内急変対策チーム.

20 • NST（nutrition support team）：入院患者に最良の栄養療法を提供するために多職種で構成された栄養サポートチーム.

21 • 褥瘡：寝たきりなどで体の一部に持続的な力がかかることにより，皮膚の表面を走る毛細血管が圧迫され，皮膚への血流が乏しくなることによって，その部分の皮膚が虚血性壊死に陥る. いわゆる「床ずれ」のこと.

22 • ADL（activity of daily living）：移動，排泄，食事，着替え，洗面，入浴などの日常生活動作のこと. ADLが低下する背景には，身体機能と認知機能の低下，精神面・社会環境などの影響がある.

療機能の分担と専門化を進め，医療機関同士が相互に円滑な連携を図ること．病院と診療所とが協力して患者により良い医療を提供する病診連携や，急性期の病院と後方支援の慢性期～回復期の病院とが連携する病病連携がある．

医療ソーシャルワーカー[23]などの専門職が介入して効果的な地域医療連携を目指すことにより，地域全体の医療資源を有効に活用することが可能となり，患者は持続性のある適切な医療を地域で受けられるようになる．

┣8 EBM（根拠に基づいた医療）

<u>すべての医療的な行為は，科学的根拠に基づいて適切に行われる必要がある．</u>

医業や病院などに関する広告などについては医療広告ガイドライン[24]が定められており，誇大広告や科学的根拠に乏しい情報の引用などは規制されている．科学的根拠は医療を正しく行うためのエビデンス（証拠）として重要視されており，科学的根拠に基づく医療をEvidence-based Medicine（EBM）と呼ぶ．

EBMを構成する要素	臨床研究結果
	臨床的専門性（臨床経験や環境）
	患者の価値観

┣9 医療の供給体制

a 一次・二次・三次医療

一次医療	かぜなどの軽症疾患，安定した慢性期疾患などを対象とする，かかりつけ医による医療．初期治療や健康管理を担い，地域の診療所やクリニックが担当する．入院が必要な場合などでは，二次医療・三次医療機関に紹介・転院となる．
二次医療	中等症患者に対する医療．主に急性期一般の病院（市中病院）が担当．さらに高度な検査や治療が必要な場合は，三次医療機関に紹介・転院となる．
三次医療	特殊・先進かつ高度・専門的な医療の提供が可能な特定機能病院[25]や大規模病院など．高度で特殊な機器が整備され，専門的な医療スタッフによる対応が可能である．

b 救急医療体制

救急医療とは，内因性（病気）から外因性（外傷など）まで，多岐にわたるさまざまな傷病，さまざまな緊急度の救急患者に提供される初期診療のこと．

23・医療ソーシャルワーカー：保健・医療機関などに従事するソーシャルワーカー．MSWと呼ばれる．疾病や心身障害などによって生じる患者の悩みや諸問題の解決，援助を行う．経済，職業，家庭生活などの問題を調整・解決するために，社会保障，社会福祉サービスなどの社会資源を紹介・活用して患者・家族が自立できるように支援する．

24・医療広告ガイドライン：「医業若しくは歯科医業又は病院若しくは診療所に関する広告等に関する指針」のこと．医療機関のウェブサイトや看板・チラシなどに科学的根拠に乏しい表示を行う医療機関は，この指針に基づいて各種命令や罰則が適用される．

25・特定機能病院：高度な医療の提供，高度な医療技術の開発および高度の医療に関する研修を実施する能力などを備えた病院．主要な診療科が10以上ある，病床数が400以上ある，集中治療室などの高度な医療機器・施設がある，医師・看護師・薬剤師らが特定数以上いる，などの厳しい条件をすべて満たし，厚生労働大臣によって承認される．

「急」だと思えば，救急医療の対象となるため，重症度と緊急度はさまざまである．救急車による搬送と，直接来院（walk-in受診[26]）がある．多領域の専門家と力を合わせてチーム医療を行う．

一次救急 （初期救急医療）	軽症患者（帰宅可能患者）に対する救急医療．入院が必要な場合などでは二次救急に転送される．
二次救急	中等症患者（一般病棟入院患者）に対する救急医療．高度救命救急治療が必要な場合は，三次救急に転送される．
三次救急	重症患者（集中治療室[27]入院患者）に対する救急医療．救命救急センターを有する大病院が担う．

c 災害医療体制

災害は忘れた頃にやってくる．災害が発生すると個々に対して最良の医療は提供できず，最大多数の傷病者に対して最良の医療を提供することになる．

災害時の医療の目的は根治的治療ではなく，傷病者を安定化させて病院に到着させることである．厚生労働省が指定した災害拠点病院[28]が，救命医療を行うための高度診療，被災地からの重症傷病者の受け入れ，医療救護班の派遣など，災害時の医療体制の中心を担う．

1 災害の種類

自然災害（地震，竜巻，洪水，噴火など）と人為災害がある．人為災害には，大規模事故（飛行機事故，列車事故，火災など）と複合災害（戦争・紛争，テロリズム[29]）がある．複合災害では，CBRNE災害（化学，生物，放射線，核，爆発物による災害）への対応が必要となる．大規模イベントや各種スポーツ競技会，コンサートなどではマスギャザリング災害[30]のおそれがある．

○ CBRNE災害の具体例

Chemical	化学	サリン・VX・ノビチョク（化学神経剤），塩素ガス（粘膜刺激・腐食作用）など
Biological	生物	炭疽菌，天然痘ウイルス，ペスト，コレラ菌，ボツリヌス毒素などによるバイオテロなど
Radiological	放射性物質	ダーティ・ボム（放射性物質散布），原発事故，ウランやプルトニウムによる汚染
Nuclear	核	（戦争やテロなど）核爆発による災害．原子爆弾，水素爆弾など
Explosive	爆発物	トリニトロトルエン（TNT），可燃性ガス，マグネシウム，圧力鍋，ペットボトルに入れたドライアイスなど

2 災害の規模

地域で対応可能な規模の局地災害（地域災害），ブロックレベル（指定された地域区分）での対応が必要な広域災害，全国レベルでの対応

26 • walk-in受診：徒歩や自家用車で直接来院すること．walk-in患者，walk-in症例，などという．

27 • 集中治療室：生命の危機に瀕した重症患者を，24時間を通じた濃密な観察のもとに，先進医療技術を駆使して集中的に治療を行う病院内の施設の一つ．ICU (intensive care unit) とも呼ぶ．

28 • 災害拠点病院：災害発生時に災害医療を行う病院を支援する病院．飲食料の備蓄やヘリコプターの離着陸場を備えるなど，患者数が医療の供給を上回ることが想定される場面にも対応できる能力を有する．

29 • テロリズム：広く恐怖や不安を抱かせることにより，政治的な目的を達成することを意図して行う暗殺・暴行・粛清・破壊行動などの暴力とその主義．「テロ」と略される．

30 • マスギャザリング災害：スポーツやコンサートなどのイベントで1,000人以上の多人数が集まった場合には，医療の需給バランスが崩れ，急な病気やけがが起きたときにアクセスの制限によってイベント会場内やその周囲の救急医療対応が遅れる．さらに，火災やテロなどの多数傷病者が発生するような集団災害が発生する危険性がある．

が必要な激甚災害[31]に分類される.

3 医療活動の時相

発災から72時間までの急性期, 数日～数週間の亜急性期[32], 数週間～数ヵ月の慢性期の3つに分けられる.

4 トリアージ

限られた医療資源で最大多数に最良の医療を提供するために, 正しい患者を正しい場所へ正しい時間にふるい分けて選別すること. 治療の適応とその優先順位を決定し, 効率的な治療を行うための手段である. 重症患者は分散搬送が原則である.

○ トリアージカテゴリー

I	最優先治療群	赤
II	待機治療群	黄
III	治療不要または軽処置群	緑
0	救命困難群	黒

5 DMAT

災害急性期(現場で48時間以内)に活動する災害派遣医療チームのこと. DMAT[33]の構成員は, 災害医療に特化したトレーニングを受けた医師, 看護師, 業務調整員からなる. 現場活動のほか, 広域医療搬送, 本部活動, 地域医療搬送, 病院支援・避難, 避難所活動などの任務がある.

6 DPAT

大規模災害で被災した精神科病院の患者への対応や, 被災者の外傷後ストレス障害(PTSD)などへの対応は, 災害派遣精神医療チーム(DPAT[34])が行う.

d 地域医療

地域住民が抱えるさまざまな健康上の不安や悩みをしっかりと受け止め, 適切に対応するとともに, 広く住民の生活にも心を配り, 安心して暮らすことができるように, 見守り, 支える医療活動のこと.

個々の患者の疾病治療だけではなく, 保健予防(発症予防, 一次予防), 後療法(二次予防, リハビリテーション), 更生医療[35]など, 地域全体として連携しながらさまざまな医療的課題の解決を目指す包括医療を目指す.

⑩ 先進医療

厚生労働大臣が定める高度の医療技術を用いた療養などのうち, 保険給付の対象とすべきものであるか否かについて, 適正な医療の効率的な提供を図る観点から評価を行うことが必要とされる療養のこと.

---

31 • 激甚災害：大規模な地震や台風, 豪雨など著しい被害を及ぼした災害で, 被災者や被災地域に助成や財政援助をとくに必要とするもの. 激甚災害法に基づいて政令で指定される.

32 • 亜急性期：急性期経過後に引き続き入院医療を要する状態(ポストアキュート). 重装備な急性期入院医療までは必要としないが, 在宅や介護施設などにおいて症状の急性増悪した状態(サブアキュート)という「準緊急」の意味で用いられることもある.

33 • DMAT(disaster medical assistance team)：災害急性期に活動できる機動性をもったトレーニングを受けた医療チームであり, 地域の救急医療体制では対応できないほどの大規模災害や事故などの現場に急行する医療チーム.

34 • DPAT(disaster psychiatric assistance team)：大規模災害などで被災した精神科病院の患者への対応や, PTSDをはじめとする被災者への対応, 地域精神保健活動の支援など, 専門的な心のケアに関する対応を行う.

35 • 更生医療：18歳以上の身体障害者に対し, その障害を除去・軽減する手術などの治療によって確実な治療の効果が見込まれる自立支援医療. 更生のために必要な自立支援医療費を世帯の所得に応じて助成する制度. 18歳未満の自立支援医療は「育成医療」と呼ぶ.

有効性や安全性を確保するために，医療技術ごとに一定の施設基準を設定し，施設基準に該当する保険医療機関が届け出ることにより，保険診療との併用ができる．先進医療にかかる費用は全額自己負担となるが，それ以外の通常の診療と共通する医療費については保険診療扱いとなる．個別化医療に向けたマルチプレックス遺伝子パネル検査[36]，閉塞性動脈硬化症に対する末梢血単核球移植による血管再生治療，非小細胞肺がんに対する重粒子線治療などがある．

▶⑪ 選定療養

社会保険に加入している患者が，追加費用を負担することで保険適用外の治療を保険適用の治療と合わせて受けることができる医療サービスの一つ．選定療養費扱いとなる代表的なものは，差額ベッド代，歯科治療の際の金属材料，200床以上の病院での紹介状なしの初診料，規定回数以上のリハビリテーション[37]費用などがある．選定療養は健康保険法で規定されており，保険外併用療養費制度に基づいたサービスであり，いわゆる混合診療（保険適用の治療と適用外の治療を同時に受けること）とは異なる．

4　保健医療・公衆衛生

保健医療・公衆衛生とは，国民が健康に生活できるようにさまざまな事項についての予防，衛生のための制度である．

医師・その他の医療従事者や病院などが提供する医療サービス，疾病予防・健康づくりなどの保健事業，母性[38]の健康を保持・増進するとともに，心身ともに健全な児童の出生と育成を増進するための母子保健，食品や医薬品の安全性を確保する公衆衛生などがある．

▶① 公衆衛生

公衆衛生（Public health）は，人間社会の健康に関わるさまざまな問題について集団的アプローチで対応する．地域社会や国など，一般の人々の健康を保持・増進させるために行われる組織的な衛生活動である．

世界保健機関（WHO）[39]の公衆衛生の定義	組織された地域社会の努力を通して，疾病を予防し，生命を延長し，身体的・精神的機能の増進を図る科学であり技術である．

臨床医学では個人的なレベルで健康を取り扱うが，公衆衛生では社会的な，より大きな枠組みのレベルで健康を取り扱う．

36 • 遺伝子パネル検査：同時に多数の遺伝子セット（パネル）を，高速で大量のゲノム情報を読み取る次世代シークエンサーという解析装置によって調べる検査．がんゲノム医療では，患者のがん組織や血液からDNAを抽出し，がん関連遺伝子に変異があるかどうかを解析する．

37 • リハビリテーション：能力低下やその状態を改善し，身体的，精神的，社会的に最も適した生活水準の達成を可能とするためのあらゆる手段．人間らしく生きる権利の回復や，自分らしく生きることを目指す総合的なプログラムとその考え方．

38 • 母性：妊娠中〜出産後1年以内の女性のこと．子を産み育てる母親としての性質と機能．

39 • 世界保健機関（World Health Organization：WHO）：すべての人々の健康を増進し保護するために，互いにほかの国々と協力する目的で1948年に設立された国際連合の専門機関．本部はスイスのジュネーブにある．

| 臨床医学 | 個人レベルの健康課題 | 高血圧, 肥満, 糖尿病, 不眠 [40] など |
| 公衆衛生 | 社会レベルの健康課題 | 感染症対策, 公害対策, 生活習慣病対策, ごみ収集・上下水道整備, 食品衛生, ひきこもり [41] 支援対策など |

❷ 保健予防の概念

すべての国民が健やかで心豊かに生活できる活力ある社会とし, 健康で自立して暮らすことができる期間(健康寿命 [42])の延伸を目的とした包括的な予防の概念のこと.

一次予防, 二次予防, 三次予防に分けられる.

一次予防	生活習慣を改善して健康を増進し, 生活習慣病などを予防すること
二次予防	健康診査などによる早期発見・早期治療
三次予防	疾病が発症したあと, 必要な治療を受け, 機能の維持・回復を図ること

❸ 環境保健

主として地域社会の物理・化学・生物学的環境における健康問題を扱う.

公害による大気汚染, 水質汚染, 騒音・振動・悪臭, 地盤沈下や土壌汚染, 地球温暖化や酸性雨など, 扱う範囲は広い. 伝染病対策や環境改善を通じて人々の健康の維持向上を図る.

❹ 地域保健

地域の資源を活用することを通して, 地域社会で生活する人々の健康を保持・増進するための取り組みとその努力のこと.

❺ 母子保健

次世代を担う子どもたちが心身ともに健やかに育つことを目的に行う, 思春期から妊娠・出産・育児における一連の保健支援のこと.

家族計画 [43] 指導, 妊産婦 [44] に対する健康診査, 妊娠期の両親学級, 母子保健手帳 [45] の交付, 乳幼児健康診査, 妊産婦と乳幼児への予防接種, 妊産婦・乳幼児への健康教育や保健指導, 低出生体重児の届出, 未熟児 [46] 養育医療などが含まれる.

ⓐ 新生児マス・スクリーニング

概要 ▶ 先天性代謝疾患や内分泌疾患のなかで, 確実な診断法と治療法があるにもかかわらず, 臨床症状が現れる前の早期発見が困難で,

40 • 不眠:眠れないこと. 入眠障害, 中途覚醒, 早朝覚醒, 熟眠障害に分類される. (→p.102参照)

41 • ひきこもり:仕事や学校に行かず, かつ家族以外の人との交流をほとんどせずに, 6ヵ月以上続けて自宅に引きこもっている状態を指す.

42 • 健康寿命:健康上の問題で日常生活が制限されることなく生活できる期間. 平均寿命から寝たきりや認知症など介護状態の期間を差し引いた期間を指す. 日本では健康寿命は平均寿命よりも約10年短い.

43 • 家族計画:家族の経済能力, 母子の健康などを考慮し, 出産時期や出産間隔, 産児数を計画的に調整して幸福な家庭生活の実現を図ること. 不妊症の治療も含めた望ましい出産のための計画(リプロダクティブ・ヘルス).

44 • 妊産婦:妊娠中の女性(妊婦)と出産後1年以内の女性(産婦)のこと.

45 • 母子保健手帳:妊娠中と出産前後の経過や乳幼児(0〜6歳)の健康情報, 予防接種状況などの記録を一括で管理する手帳. 医療機関で妊娠と診断されたあとに, 市町村の役所や保健センターに妊娠届を提出することで交付される. 一般に「母子手帳」と呼ばれる.

46 • 未熟児:身体の発育が未熟なまま出生した乳児. 正常児が出生時に有するさまざまな機能を得るに至るまでのものをいう.

発見や治療が遅れると重篤[47]な後遺症[48]を残したり，死亡したりする疾患を対象とした新生児スクリーニング事業のこと．

対象疾患▶アミノ酸代謝異常症・有機酸代謝異常症・脂肪酸代謝異常症・糖代謝異常症・内分泌疾患など，約20種類の病気が対象である．自治体によって対象疾患の数は若干異なる．

方法▶生後4〜6日に，新生児[49]のかかとの外側を穿刺し（足底採血），出てきた少量の血液を専用の濾紙に染み込ませる．濾紙を自然乾燥させて，検査センターに郵送する（タンデムマス法）．

ⓑ 母子感染とTORCH症候群

妊婦が感染することにより，胎児が子宮内で感染して，胎児・新生児にさまざまな症状を呈する（TORCH症候群）．

妊婦自身の母体への影響が少ないため，感染していることに気づかずに胎児に感染してしまうことが多い．

◉ TORCH症候群

Toxoplasma	トキソプラズマ[50]	先天性トキソプラズマ症：水頭症，脳内石灰化，視力障害（網脈絡膜炎），小頭症，知的能力障害，肝脾腫，皮下出血
Rubella	風疹	先天性風疹症候群：白内障，網膜症，先天性緑内障，先天性心疾患，感音難聴，小頭症，知的能力障害，髄膜脳炎，胎児発育遅延，紫斑，脾腫，骨のX線透過性，生後24時間以内に出現する黄疸
Cytomegalovirus	サイトメガロウイルス[51]	先天性サイトメガロウイルス感染症：感音難聴，低出生体重，肝脾腫，血小板減少，黄疸，網脈絡膜炎，小頭症，脳室周囲の石灰化，水頭症，知的能力障害，出血斑，紫斑
Herpes Simplex	単純ヘルペスウイルス	先天性水痘症候群（胎内感染）：四肢形成不全，皮膚瘢痕，小眼球症，白内障，小頭症・水頭症 新生児ヘルペス感染（産道感染）：発熱，皮疹，肝機能障害，出血傾向，神経後遺症，多臓器不全，死亡
Others（その他）	梅毒トレポネーマ	流産・早産．早発性・遅発性先天梅毒[52]
	ヒトパルボウイルスB19	流産・死産．伝染性紅斑[53]の原因ウイルス

ⓒ 新生児聴覚スクリーニング

概要▶先天性難聴児は1,000人の出生に対し1人の割合で認められる．音声を用いた言語能力の獲得には臨界期があり，難聴を放置すると言語発達の遅延や構音障害をきたし，社会性や学習能力に影響する．産科施設入院中，生後3日以内に実施される．睡眠中か安静時に，

47▶**重篤**：病気やけがの状態が非常に悪いこと．

48▶**後遺症**：治療を受けたにもかかわらず完治せず，将来的に回復が見込めない身体的または精神的な症状が残っていること．

49▶**新生児**：生後28日未満の乳児．

50▶**トキソプラズマ**：猫の糞や生肉・加熱不十分な肉に含まれる原虫．妊娠初期に感染すると流産・死産，出生後の知的障害や視力障害の原因となる．

51▶**サイトメガロウイルス**：TORCH症候群のなかでも最も発症者が多い病原体．感染している子どもの唾液や尿に含まれるため，子どもと接する場合は，手指衛生を徹底することで感染リスクを減らすことができる．

52▶**先天梅毒**：梅毒トレポネーマを原因菌とし，胎盤を介して胎児に伝播する多臓器感染症．早期先天梅毒〔口の周りが瘢痕化して凹む（パローの凹溝），骨軟骨炎が痛くて動かない（仮性麻痺）〕は乳児期に発症し，晩期先天梅毒〔角膜実質炎，内耳性難聴，前歯の凹み（ハッチンソン歯）〕は学童期に発症する．

53▶**伝染性紅斑**：頬に蝶形の紅斑を生じることから「りんご病」とも呼ばれ，4〜5歳の幼児や小児にみられる流行性発疹性感染症．一本鎖DNAウイルスであるヒトパルボウイルスB19が原因．

児にイヤホンなどで音を聞かせて脳波などを検査する.

目的▶ 早期に難聴児を発見して生後6ヵ月以内に補聴を開始し,成人したときに一般社会で共存共生していける聴覚と言語能力を獲得させること.

┣❻ 学校保健

学校において,児童生徒らの健康の保持・増進を図ること,集団教育としての学校教育活動に必要な健康や安全への配慮を行うこと,自己や他者の健康の保持・増進を図ることができるような能力を育成することなど,学校における保健管理と保健教育のことをいう.薬物乱用防止教育,依存症[54](行動嗜癖),に関する教育,受動喫煙[55]対策,がん教育[56],健康診断,アレルギー疾患対策,感染症対策,学校歯科保健,健康観察,心のケア,学校環境衛生などを含む.文部科学省が管轄する.

┣❼ 産業保健

産業医学を基礎とし,働く人々の生き甲斐と労働の生産性向上に寄与することを目的とした活動のこと.職場においては,産業保健専門職である産業医,産業保健師,衛生管理者,衛生推進者などのスタッフが活動し,外部機関から労働衛生コンサルタント,作業環境測定士,健康保持増進(THP[57])のスタッフなどの専門家が支援する.長時間労働・過重労働の是正,労働環境改善,メンタルヘルス[58]対策など,就労者の健康支援を目指す.

┣❽ 高齢者保健

高齢者の医療の確保に関する法律に基づく保健事業のこと.国民の高齢期における適切な医療の確保を図る観点から,都道府県では健康増進計画と調和が保たれた医療費適正化計画が定められ,特定健康診査[59]・特定保健指導[60]が行われる.対象は40歳以上と障害をもつ人である.

┣❾ 精神保健

精神保健(mental health)とは心の健康を保つこと.家庭・地域・職場などで対応しきれなくなる状態(事例化)を伴う精神障害では,精神科的治療の対象となり,本人・周囲の人の要望,社会的必要性,法律との関係などで決まる.

個人の努力だけで社会的環境の変化に適切に対処することは難しいので,精神的健康を守るためには,ライフステージに応じた社会

54●**依存症**:日々の生活や健康,大切な人間関係や仕事などに悪影響を及ぼしているにもかかわらず,特定の物質や行動をやめたくてもやめられない(コントロールできない)状態.アルコール依存症(アルコール健康障害),ギャンブル依存症,薬物依存症,インターネットゲーム依存などがある.

55●**受動喫煙**:周囲にいる喫煙者の副流煙を吸ってしまうことによる,喫煙の影響.喫煙者と同様の健康被害を被ることが知られている.

56●**がん教育**:健康教育の一環として,がんに関する正しい知識を学び,がんそのものやがん患者に対する理解を深める学習を進めるための教育.小学校,中学校,高等学校において,がん予防につながる保健教育活動が推進されている.

57●**THP**(total health promotion plan):事業場における同社の健康保持増進のための指針に基づき,厚生労働省が働く人の「心とからだの健康づくり」をスローガンに進めている健康保持増進措置のこと.

58●**メンタルヘルス**:心の健康状態のこと.心理的な問題を抱える場合に,「メンタルヘルスに問題(不調)がある」などという.

59●**特定健康診査**(特定健診):40〜74歳のすべての被保険者・被扶養者を対象に実施される.メタボリックシンドローム(内臓脂肪症候群)の予防と改善が大きな目的.

60●**特定保健指導**:生活習慣病予防健診(特定健診)を受けたあとに,メタボリックシンドロームのリスク数に応じて,生活習慣の改善が必要な人に行われる保健指導のこと.

的・組織的支援が必要である.

┠⑩ 感染症対策

　自分や患者を守るために, 血液などの感染源からの感染を防止し, 病原体の伝播を防止する.

ⓐ 標準予防策（スタンダード・プリコーション）

基本的概念 ▶ 感染症の有無にかかわらず, すべての患者の血液・体液・排泄物は感染性があると考え, 対応すること. 把握できる感染症は氷山の一角である.

標準予防策に含まれるもの	手指衛生（石けんと流水, アルコール性擦式手指消毒薬）, 個人防護具（手袋, ガウン[61], マスク, ゴーグル[62], フェイスシールド）の適切な使用, 咳エチケット, 患者ケアに使用した器具, 鋭利機材, リネン[63]　患者配置, 療養の周囲環境, 安全な注射手技・腰椎穿刺[64]

ⓑ 手指衛生

① 石けんと流水

　目に見える汚染, アルコール低感受性の病原体（ノロウイルス, クロストリジウム・ディフィシル）では抗菌石けん＋流水での手洗いを行う. 手首の上5cmまで水に濡らし, 石けんをよく泡立てて, 手のひらと手の甲, 指先や指の間, 親指の付け根, 両手首などを念入りに洗い, 流水で洗い流して, ペーパータオルで水分を取り除き, 完全に乾燥させる.

② アルコール性擦式手指消毒薬による手指消毒

　日常の医療行為にはアルコール製剤を使用する. 十分な量の薬液を手に取り, 指先・爪先を薬液につけ込み, 手背・指の間, 手掌に擦り込む. 親指をねじりながら擦り込み, 手首全周に擦り込んで, しっかりと乾燥するまで擦り込む.

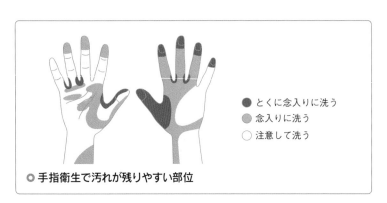

● とくに念入りに洗う
● 念入りに洗う
○ 注意して洗う

◉ 手指衛生で汚れが残りやすい部位

61 ▶ ガウン：血液や体液で汚染される可能性がある場合に, 医療従事者の衣類や体幹部の皮膚を守るための使い捨ての医療用エプロン.

62 ▶ ゴーグル：医療従事者が有害な物質や感染性の液体・エアロゾルから目を保護するために着用する医療用防護ゴーグル. フェイスシールドはその形状によるが, 眼球結膜に加えて, 鼻腔や口腔粘膜を同時に保護する.

63 ▶ リネン：病院やホテルで使用する寝具（ベッドシーツ, 包布, 枕カバー, 毛布など）やバスタオル, 宿泊着や患者衣などのこと. 感染症患者の血液・体液・分泌物・排泄物などの付着したリネンは, 感染症病棟で処理後に廃棄（一類感染症患者）, 感染症の汚染があることを明記してビニール袋に密閉してランドリーカートに入れる（一類～四類感染症以外の患者）など, 感染症の種類によって, その感染管理対策が異なる.

64 ▶ 腰椎穿刺：脊椎麻酔や診断を目的とした髄液採取の際に行われる体腔穿刺法の一つ. 腰背部の中央から脊髄クモ膜下腔に向かって針を挿入する.

c 個人防護具

血液・涙・消化液・尿・便・膿[65] などの分泌物，創傷[66]，粘膜に接触する可能性のあるときに装着する．手に触れる可能性があれば手袋，衣服に付着・飛散する可能性があればガウン，鼻・口に飛散する可能性があればマスク，目に飛散する可能性があればゴーグルやフェイスシールドを装着する．手袋をはずしたあとには手指衛生を行う（手の常在菌[67] が増殖したり，はずすときに手が汚染したりする可能性があるため）．

d 咳エチケット

飛沫感染予防啓発のための，人に向かって咳やくしゃみをしないというエチケットのこと．

e 鋭利機材

針刺し[68] や粘膜曝露[69] で最も感染リスクが高いのは血液である．患者に使用した注射針やメスは，専用の容器（感染性廃棄物[70] であることを識別できるバイオハザードマーク[71] のついたもの）に入れて安全に保管・回収する．

◯ 感染性廃棄物のバイオハザードマーク

バイオハザードマーク	例	梱包
特色：液状または泥状のもの	血液，体液，手術などで発生した廃液など	密閉容器
特色：固形状のもの	血液などが付着したガーゼなど	丈夫なプラスチック袋を二重にして使用または堅牢な容器
特色：鋭利なもの	注射針，メス，アンプル，血液の付着したガラス片など	耐貫通性のある丈夫な容器

65・膿：炎症を起こした部位が化膿して生じる黄白色または黄緑色の不透明な粘液．壊死した組織や白血球と血清，死んだ細菌，それらの分解産物が含まれる．膿汁とも呼ばれる．

66・創傷：外力により生じた体表組織（皮膚，軟部組織）の物理的な損傷のこと．狭義では，「創」は解放性損傷，「傷」は非解放性損傷を意味する．切創，割創，刺創，挫創，裂創，剥皮創などに分類される．

67・常在菌：（人体に）日常的に共生して生息している微生物．多種多様な種類があり，身体の部位，生活習慣，地域・環境によって異なる．基本的には病原性を示さない．

68・針刺し：医療従事者などが業務中に患者の血液・体液が付着した鋭利な医療器具（注射針など）によって被る外傷のこと．局所洗浄，医療事故担当責任者への報告，曝露源患者の感染状況の確認を迅速に行い，必要に応じて予防内服やワクチン接種などを実施する．

69・粘膜曝露：他者の血液・体液・分泌物（汗を除く）・排泄物により粘膜（口，鼻，目など）が汚染されること．

70・感染性廃棄物：医療関係機関などから生じた，人が感染し，または感染するおそれのある病原体が含まれ，もしくは付着している廃棄物あるいはそのおそれのある廃棄物のこと．血液・体液汚染と鋭利機材をマニュアルに沿って分別し，廃棄する．

71・バイオハザードマーク：取り扱いを注意しなければならない感染性廃棄物の種類などを示すマーク．この表示に従って感染性廃棄物を廃棄することで，保管・収集・処理に関わる人の感染リスクの抑止につながる．

f 感染経路

● 主な感染経路と代表的な感染症

接触感染 （せっしょくかんせん）	患者と直接的に接触，あるいは環境を介した間接的な接触によって伝播する．	メチシリン耐性黄色ブドウ球菌（MRSA）[74]，バンコマイシン耐性腸球菌（VRE），ペニシリン耐性肺炎球菌（PRSP），腸管出血性大腸菌（O-157），赤痢菌，疥癬（ダニ），A型肝炎ウイルス（HAV），ロタウイルス，アデノウイルス，エボラウイルスなど
飛沫感染 （ひまつかんせん）	咳嗽[72]，くしゃみ，会話，気管内吸引[73]などによる飛沫で感染．直径5μmより大きい飛沫粒子．1mの範囲内で感染の可能性が高い．	インフルエンザウイルス，風疹ウイルス，ムンプスウイルス，髄膜炎菌，溶連菌，ペスト菌（肺），ジフテリア，マイコプラズマ，百日咳菌など
空気感染 （くうきかんせん）	病原体を含んだ飛沫核によって感染．飛沫核の直径は5μm以下で長時間空気中を浮遊する．空気の流れによって広く伝播する．	水痘ウイルス，麻疹ウイルス，結核菌など

g ワクチン

ワクチンの種類には，生ワクチン，不活化ワクチン，トキソイドの3つがある．

生ワクチン （なま）	病原体は生きているが，病原体のウイルスや細菌が保有する病原性を弱めたもの
不活化ワクチン （ふかっか）	病原性をなくした細菌やウイルスの一部を使用したもの
トキソイド	細菌の産生する毒素（トキシン）[75]を取り出し，免疫能はもっているが毒性をなくしたもの（不活化ワクチンに分類されることもある）

h ワクチンとその種別

感染症	ワクチンの種別
麻疹[76]	生ワクチン
風疹[77]	生ワクチン
水痘[78]	生ワクチン
流行性耳下腺炎[79]	生ワクチン
B型肝炎[80]	不活化ワクチン
インフルエンザ	不活化ワクチン
髄膜炎菌	不活化ワクチン
百日咳	不活化ワクチン
帯状疱疹	生/不活化ワクチン
破傷風	トキソイド

＊　　は医療従事者に推奨されているワクチン接種

72 • 咳嗽：咳（せき）のこと．気道内に入った異物やたまった分泌物を気道外に排出するための生体防御反応の一つ．

73 • 気管内吸引：気管チューブや気道からカテーテルを用いて気道分泌物（痰）を吸引除去すること．気管吸引ともいう．

74 • メチシリン耐性黄色ブドウ球菌（MRSA）：院内感染の代表的な原因菌．易感染状態にある免疫力の低下した患者，高齢者・新生児では，各種の抗菌薬に抵抗性を示すため，治療に難渋することが多い．

75 • 毒素（トキシン）：生細胞や生体内で産生される有毒物質．腸管内でベロ毒素を産生して溶血性尿毒症候群や脳症（けいれんや意識障害）を引き起こす腸管出血性大腸菌，ボツリヌス神経毒素を産生するボツリヌス菌などがある．

76 • 麻疹（はしか）：麻疹ウイルスによって引き起こされる急性の全身感染症．空気感染，飛沫感染，接触感染によって感染し，感染力はきわめて強い．

77 • 風疹（三日ばしか）：風疹ウイルスの感染によって起こる急性ウイルス性発疹症．妊娠中に感染すると胎児が先天性風疹症候群を発症することがある．

78 • 水痘（みずぼうそう）：ヘルペスウイルス科の水痘帯状疱疹ウイルスに初めて感染したときに発症する急性のウイルス感染症．

79 • 流行性耳下腺炎（ムンプス，おたふくかぜ）：ムンプスウイルス感染により耳下腺が腫脹する感染症．合併症として，髄膜脳炎，膵炎，難聴，睾丸炎・卵巣炎がある．

80 • B型肝炎：肝臓にB型肝炎ウイルス（HBV）が感染して引き起こされる肝炎．持続すると慢性肝炎から肝硬変，さらには肝がん（肝細胞がん）に進展する可能性がある．HBVは血液や体液を介して感染する．

ⅰ 基本再生産数（R0）と実効再生産数（Rt）

　感染症における感染性の強さを表す指標として, 基本再生産数（R0）[81]や実効再生産数（Rt）が用いられる. R0は, ある感染症に対して全く免疫をもたない集団のなかで, Rtは, すでに感染が拡大している環境下のある時間において, 1人の感染者が平均して何人の二次感染者を発生させるかを推定した値である.

● 基本再生産数（R0）

代表的な感染症	R0
水痘	8〜10
麻疹	16〜21
流行性耳下腺炎	11〜14
風疹	7〜9
インフルエンザ	2〜3
新型コロナウイルス感染症（COVID-19）	2前後

81・基本再生産数（R0）：感染全体の平均を表している値であって, 個人レベルの感染伝播を反映したものではない. 大多数の二次感染は少数の症例から感染しており, クラスターと呼ばれる集団発生を引き起こす. またR0は病原体そのものの感染力や感染性の期間が影響するだけではなく, 同じ病原体であっても人との接触頻度など, 行動の違いによっても変動する.

5　社会保障制度

　社会保障制度は, 健康的で人間らしい生活を送るために運用されている公的相互扶助制度である. 生活上の困難がもたらす一定の出来事（保険事故）に対して, 保険料を納める者たち（被保険者）があらかじめ保険料を拠出し, 保険者が給付を行う仕組みとなっている.

❶ 社会保険

　社会保険（年金・医療・介護）は社会保障制度[82]の一つで, 国民が病気, けが, 出産, 老齢, 障害, 失業など, 生活に困難をもたらすいろいろな事故（保険事故）に遭遇した場合に一定の給付を行い, その生活の安定を図ることを目的とした強制加入の保険制度である. 多くの人が加入して互いに助け合う相互扶助の理念により, リスクの分散が図られている.

82・社会保障制度：国民の安心や生活の安定を支えるセーフティネット（安全や安心を守るための仕組み）. 社会保険, 社会福祉, 公的扶助, 保健医療・公衆衛生からなり, 人々の生活を生涯にわたって支えるもの.

● 広義の社会保険

狭義の社会保険	健康保険	病気やけが, 出産や死亡といった事態に備える公的な医療保険制度
	介護保険	介護が必要となった高齢者とその家族を社会全体で支える仕組み
	厚生年金保険	公的年金の一つ. 将来的に一定額の年金が支給される
労働保険	労災保険	業務上または通勤によるけがや病気, 障害または死亡に対して労働者やその遺族に保険給付を行う
	雇用保険	加入者は失業した場合や自己都合での退職にあたり, 失業手当を受給できる

┣❷ 健康保険

病気やけがにより治療が必要になった場合，誰もが安心して医療を受けることのできる医療保険のこと．

病院などでの医療費の一部負担（自己負担）は，70歳未満の人は3割（70歳以上は年齢と収入によって1〜3割）．

┣❸ 公的年金

老齢・障害・死亡などに伴う稼働所得[83]の減少を補填し，高齢者，障害者，および遺族の生活を所得面から保障する公的年金制度[84]のこと．日本国内に住所のあるすべての人に加入義務がある（国民皆年金）．

国民それぞれの働き方によって加入する年金が異なる．

◯ 年金の種別

国民年金	日本国内に住む20歳以上60歳未満のすべての人
厚生年金	厚生年金保険の適用を受ける会社に勤務するすべての人
共済年金	公務員・私立学校教職員など

┣❹ 公的扶助

生活に困窮する国民に対して，最低限度の生活を保障し，自立を助けようとする社会保障制度の一つである．

社会保険と並び，国民・住民の健康で文化的な最低限度の生活を保障し，その自立を助長する生活保護のための制度である．所得および資産の調査を経たうえで給付される経済的援助（救貧）のこと．

ⓐ 生活保護

生活に困窮するすべての国民に対し，その困窮の程度に応じて必要な保護を行い，健康で文化的な最低限度の生活を保障するとともに，その自立を助長するための制度である．

原則として世帯単位に支給され，生活水準（生活保護基準）は年齢，世帯構成，居住地などにより国が定め，毎年，改定される．生活扶助や生業扶助[85]など8種類の扶助のうち，必要に応じて1つ，または複数について支給される．

83●稼働所得：個人が働いて得る収入．雇用者所得，事業所得，農耕・畜産所得，家内労働所得の総称．

84●公的年金制度：「老齢年金」のほか，思わぬ事故や病気になったときの「障害年金」，一家の働き手が亡くなったときのための「遺族年金」がある．日本の公的年金制度は，「国民皆年金」（20歳以上60歳未満のすべての人に加入義務），「社会保険方式」（財源は現役世代が納める保険料と国庫負担），「世代間扶養」の三本柱からなる．

85●生業扶助：要保護者の自立を目的として，暮らしを立てるための仕事を補助する（就労支援）．

◆ 生活保護の8種類の扶助

生活扶助	食費，被服費，光熱費など
教育扶助	義務教育関連費用
住宅扶助	家賃・地代，住宅補修費用
医療扶助	傷病治療関連費用
介護扶助	介護関連費用
出産扶助	分娩関連費用
生業扶助	生業資金，技能習得費，就職支度費用
葬祭扶助	葬儀関連費用

ⓑ 生活福祉資金貸付制度

低所得世帯，障害者世帯，高齢者世帯，失業者世帯を貸付対象とし，それぞれの世帯の状況と必要に合わせた資金の貸付を行う．連帯保証人を立てる場合は無利子，立てない場合でも低利子となっている．

> **生活福祉資金の種類**
> - 総合支援資金
> - 福祉資金
> - 教育支援資金
> - 不動産担保型生活資金

⑤ 介護保険制度

加齢に伴い要介護[86]状態となった人を社会全体で支える制度である．介護が必要な人（要支援[87]者，要介護者）に介護費用の一部を給付する．その地域に住む40歳以上が加入者となる介護保険料と，税金から支払われる．

サービスを受ける場合は1割の自己負担が必要である（年収によっては，2割または3割負担のこともある）．

ⓐ 介護サービスの対象

65歳以上	要介護・要支援にある者
40〜64歳	特定疾病（末期がん，神経難病[88]，脳血管疾患[89]，関節リウマチ[90]など）と診断されており，要介護・要支援の状態になっている者

介護認定を受けるためには，各市町村の専門部署に申請し，かかりつけ医からの主治医意見書を作成してもらう．訪問調査を経て，介護がどの程度必要か（要支援1〜2，要介護1〜5）が判定され，認定の通知を受ける．必要なサービスを選択し，ケアマネジャー[91]によるケアプラン[92]作成，サービス利用開始となる．引き続きサービスを利用したい場合には，有効期間満了前に更新申請が必要である．

86 • 要介護：寝たきりや認知症などで常時介護を必要とする状態．

87 • 要支援：家事や身支度などの日常生活に支援が必要になった状態．

88 • 神経難病：脳神経系を侵す疾患のうち，根本的な治癒が難しいとされている疾患．パーキンソン病，筋萎縮性側索硬化症（ALS），脊髄小脳変性症（SCD），多発性硬化症/視神経脊髄炎，重症筋無力症（MG），進行性核上性麻痺（PSP）などがある．

89 • 脳血管疾患：脳動脈の異常が原因で起こる疾患．脳梗塞，脳出血，クモ膜下出血がある．

90 • 関節リウマチ：免疫の異常により関節に慢性の炎症を生じ，進行性の関節の破壊や変形により機能障害を引き起こす．

91 • ケアマネジャー（介護支援専門員）：介護保険法に基づき，要支援者や要介護者の相談に応じるとともに，介護サービスを利用するためのケアプランを作成し，サービス事業所との調整を行う．「ケアマネ」と略される．

92 • ケアプラン：介護保険制度で要介護認定を受けた場合，本人の希望や必要性などを踏まえて作成される介護サービスの計画のことを指し，「居宅介護サービス計画書」ともいう．

b 要支援・要介護の区分

非該当	日常生活は自立している
要支援1	日常生活はほぼ自分でできるが，現状を改善し，要介護状態予防のために少し支援が必要
要支援2	日常生活に支援が必要だが，それにより要介護に至らず，機能が改善する可能性が高い
要介護1	立ち上がりや歩行が不安定，排泄や入浴などに部分介助が必要
要介護2	立ち上がりや歩行などが自力では困難，排泄や入浴などに一部または全介助が必要
要介護3	立ち上がりや歩行などが自力ではできない，排泄・入浴・衣服の着脱など全面的な介助が必要
要介護4	日常生活能力の低下がみられ，排泄・入浴・衣服の着脱など全般に全面的な介助が必要
要介護5	日常生活全般について全面的な介助が必要，意志の伝達も困難

c 介護サービスの例

訪問介護	ホームヘルパー[93]が家庭を訪問して介護や家事を援助
訪問入浴	入浴車で家庭を訪問して，入浴を介護
訪問看護	看護師らが家庭を訪問して看護
訪問診療など	医師，歯科医師，薬剤師らが家庭を訪問して診療や医学的管理などを行う
訪問・通所リハビリテーション	理学療法士や作業療法士らによるリハビリ
日帰り介護（デイサービス）	デイサービスセンターなどで入浴，食事，機能訓練[94]などが行われる
短期入所サービス（ショートステイ）	介護施設に短期間入所
住宅改修費の支給	手すりの取り付けや段差解消などの小規模な住宅改修
その他	要介護者のためのグループホーム[95]における介護，有料老人ホームなどにおける介護，福祉用具の貸与およびその購入費の支給，特別養護老人ホーム[96]への入所，老人保健施設への入所，療養型病床群などの介護体制が整った施設への入院

93 • ホームヘルパー（訪問介護員）：高齢者や心身に障害のある人の居宅を訪問し，日常生活を送るためのサポートとして，食事の支度や部屋の掃除などの生活援助，排泄や入浴などの身体介護といったサービスを提供する．

94 • 機能訓練：デイサービス（通所介護）などにおいて，要介護状態の高齢者それぞれの心身の状態に合わせ，可能な限り自分で身の回りのことができるように訓練する．

95 • グループホーム：知的障害や精神障害，認知症高齢者などが専門スタッフの支援のもとで共同生活を行う家のこと．認知症高齢者は，認知症グループホーム（認知症対応型共同生活介護）と呼ばれる介護施設において，少人数単位の共同住宅でケアサービスを受けることにより，生活のつまづきを解消しやすく，穏やかに過ごすことが可能となる．

96 • 特別養護老人ホーム（介護老人福祉施設）：社会福祉法人や地方公共団体が運営する，原則65歳以上の高齢者が対象の老人ホーム．常時介護を必要とし，在宅での生活が困難な要介護状態（要介護3以上）の高齢者に対して，生活全般の介護を提供する．略して「特養」と呼ばれる．

6　社会福祉

　福祉とは人間生存に最適な条件を確保するためにある．社会福祉制度は，児童，母子家庭，心身障害者，高齢者など，社会生活を送るうえでさまざまな困難な状況（ハンディキャップ）を負った人々に対して，そのハンディキャップを克服して，安心して社会生活を営め

るような公的な支援を行う.

社会福祉は人々の生活を守るセーフティネットの機能をもち,救貧・防貧の機能も果たしている.高齢者,障害者などが円滑に社会生活を営めるよう,在宅サービス[97],施設サービスを提供する社会福祉,児童の健全育成や子育てを支援する児童福祉などがある.

┣1 児童福祉

保育所の整備,子ども手当,公立高等学校の授業料無償化・高等学校等就学支援金,児童相談所,地域における児童の健全育成・養護を必要とする児童の自立支援,など社会全体で子育てを支える仕組みを整備している.

┣2 母子・父子・寡婦[98]福祉

ひとり親家庭に対する児童扶養手当,母子年金,遺族年金(配偶者および子どもに対するもの)などの所得保障,自立のための支援促進事業や生活指導など,税制上の優遇措置,母子父子福祉資金貸付制度,母子生活支援施設などの支援を整備している.

┣3 高齢者福祉

介護保険の対象ではない元気な高齢者に対する施策として,高齢者の生きがい支援(老人クラブ活動への助成,高齢者健康スポーツや健康チェックに関するイベントへの助成など)や高齢者の居住環境の整備などを行っている.高齢者向け優良賃貸住宅や高齢者専用賃貸住宅などがある.

┣4 障害者福祉

身体・知的発達・精神に障害をもつ人々に対して,自立を支援する社会的サービス.障害者自立支援法に基づく障害福祉サービス(介護給付,訓練等給付,地域生活支援事業)の提供を行っている.

障害福祉サービス	目的	内容
介護給付	介護の支援	居宅介護(ホームヘルプ),重度訪問介護,児童デイサービス,療養介護,生活介護,短期入所(ショートステイ[99]),障害者支援施設での夜間ケア(施設入所支援),共同生活介護(ケアホーム)
訓練等給付	訓練等の支援	自立訓練,就労移行支援,就労継続支援
地域生活支援事業	地域生活等の支援	移動支援,手話通訳などの派遣,地域活動支援センター,福祉ホーム,精神科救急医療の整備

97・在宅サービス:在宅のまま利用できる介護サービス.宿泊型(ショートステイ,短期入所療養介護),通所型(通所介護,デイケアなど),訪問型(ホームヘルプサービス,訪問看護,訪問入浴介護など)などがある.

98・寡婦:かつて母子家庭の母として子供を扶養したことのある人.「母子及び父子並びに寡婦福祉法」に基づき,経済的自立や生活の安定と向上のための相談やアドバイス,貸付金などが受けられる.

99・ショートステイ(短期入所):利用者の心身の機能を維持するもの,さらに利用者家族の身体的・精神的負担を軽減させるための短期入所サービス.短期入所生活介護と短期入所療養介護(医療型ショートステイ)がある.

7 **関連法規**

▶① 医事法規

医療に関する法の総称であり，医療の基本に関する法と医療従事者に関する法がある．

a 医療の基本に関する法

1 医療法

医療提供体制の確保を目的に，病院[100]，診療所[101]，助産所[102]の開設，管理，整備の方法などを定める．

2 医薬品，医療機器等の品質，有効性及び安全性の確保等に関する法律

医薬品，医薬部外品[103]，化粧品，医療機器及び再生医療等製品に関する運用などを定めた法律．略して「医薬品医療機器等法」または，さらに省略して「薬機法」と呼ばれる．2014年の薬事法改正で名称変更となり，医薬品や医療機器などの製造から販売，市販後の安全対策まで一貫した規制が行われている．

b 医療従事者に関する法

- 医師法
- 保健師助産師看護師法
- 薬剤師法
- 歯科医師法
- 救命救急士法
- 理学療法士及び作業療法士法
- 言語聴覚士法
- 視能訓練士法
- 診療放射線技師法
- 臨床工学技師法
- 臨床検査技師法

▶② 保健衛生法規

a 地域保健法

地域住民の健康の保持および増進に寄与することを目的に，保健所の設置と役割，市町村の役割と事業，人材確保など，保険対策推進に関する基本となる事項を定めている．

b 精神保健及び精神障害者福祉に関する法律

精神保健福祉法と略される．

1 精神保健福祉法による入院

> 精神保健福祉法第3条
> ①精神的健康の保持及び増進に努める．
> ②精神障害者に対する理解を深める．
> ③精神障害者の自立と社会経済活動への参加に対し協力する．
> 精神保健への国民の義務として，上記①～③が明記されている．

100▸病院：医師が医業（または歯科医師が歯科医業）を行う場所であって，患者20人以上の入院施設を有する医療施設．精神科病院（精神病床のみを有する病院）と一般病院とがある．

101▸診療所：医師が医業（または歯科医師が歯科医業）を行う場所であって，患者の入院施設を有しないものまたは患者19人以下の入院施設を有するもの．歯科医業のみを行う場合は歯科診療所に分類される．

102▸助産所：助産師が公衆または特定多人のためての業務を行う場所．

103▸医薬部外品：医薬品医療機器等法によって定められた医薬品と化粧品の中間の製品．人体に対する作用が緩和なもので，機械器具などではないものをいう．厚生労働省に認められた特定の効果についてのみ謳うことができるもので，医薬品ほど改善効果も副作用も強くないもの．

精神疾患の病識がなく，治療に同意が得られず，治療をしなければ本人・周囲の不利益となる場合は，精神保健福祉法に基づいて強制的な入院が必要となる．

２ 精神保健福祉法による入院形態

任意入院	患者本人の同意により入院
医療保護入院	精神保健指定医の診察の結果，入院の必要があるが，本人の同意が得られない場合に家族等（親，配偶者，扶養義務者，市町村長など）の同意により入院
措置入院	自傷・他害[104]のおそれがあり，精神保健指定医[105]2人による診察（措置鑑定）により入院が必要と判断された場合に，都道府県知事の同意により入院
応急入院	精神保健指定医の診察により，すぐに入院させる必要があるが，家族等の同意が得られない場合（意識障害や昏迷状態で身元不明など），最大72時間の入院
仮入院	精神保健指定医の診察により，精神障害の疑いがあって，診断に相当の日時を要する場合，家族等の同意により最大1週間の入院

Ｃ 高齢者の医療の確保に関する法律

高齢者医療確保法と略される．国民の高齢期における適切な医療の確保を図るため，医療費の適正化を推進するための計画作成および，保険者による健康診査などの実施に関する措置を講ずるとともに，前期高齢者[106]にかかる保険者間の費用負担の調整，後期高齢者[107]に対する適切な医療の給付を行うために必要な制度を設けることなどにより，国民保健の向上および高齢者福祉の増進を図る．

┣❸ 福祉関係法規

- 障害者の日常生活及び社会生活を総合的に支援するための法律
- 児童福祉法
- 身体障害者福祉法
- 知的障害者福祉法
- 老人福祉法
- 障害者の雇用の促進等に関する法律
- 発達障害者支援法

104・自傷・他害：精神障害のために自身を傷つけ（自傷行為）または他人に害を及ぼす（他害）こと．

105・精神保健指定医：法律に基づいて重症の精神障害患者を強制入院，隔離などの行動制限，措置入院者の退院を判断する，などの患者の人権に関する権限をもつ医師．厚生労働大臣が指定する特別の国家資格．

106・前期高齢者：65〜74歳までの高齢者．

107・後期高齢者：75歳以上の高齢者．

8 児童虐待

1 児童虐待の種類

身体的虐待	身体に外傷が生じ，または生じるおそれのある暴行を加えること．首を締める，投げ落とす，熱湯をかける，布団蒸しにする，風呂で溺れさせる，逆さつり，異物を口に入れる，冬場に戸外に長時間放り出すなど．児童虐待のなかで最も相談件数が多い．
性的虐待	わいせつな行為をすること，わいせつな行為をさせること，わいせつな行為を見せること．性的ないたずら，性行為を強要する，性器や性交を見せる，ポルノグラフィーの被写体を強要する，子どもの目の前でポルノビデオを見せるなど．性的虐待は一般的に表面化しにくい．
ネグレクト[108]	保護者としての監護を著しく怠ること．心身の正常な発達を妨げるような衣食住に関する養育の放棄，健康や安全に配慮がなされていない状態への放置，同居人による子どもへの虐待を保護者が放置など．低年齢の場合は食事を与えないなどにより死亡につながる危険あり．
心理的虐待	著しい暴言または著しく拒絶的な対応，子どもが同居する家庭における配偶者に対する暴力，その他の子どもに著しい心理的外傷を与える言動を行うこと．言葉による脅し，大声での罵倒罵声，自尊心を傷つける言動，無視する，兄弟姉妹間での差別的扱いをするなど．

このほか，虐待には経済的虐待（高齢者の年金を搾取など）がある．日本では中学生以下の雇用は原則禁止されている．

2004年に児童虐待防止法が改正され，児童虐待[109]を受けた子どもだけでなく，虐待を受けたと思われる子どもについても通報が義務化された．

2 心身の健康への影響

身体面	身体に現れる症状	（食べ物を十分に与えられないと）栄養不良，発育・発達の遅れ，疲れやすさ，体調不良など．
	身体化症状	子どもは自分が抱える不安を言葉で表現しにくいため，心理的な問題が，身体的な症状となって現れる．頭痛，腹痛，疲労感など，さまざまな身体症状を訴えることがある．
精神面	愛着障害	虐待を受け入れると，人に対する信頼感や愛着をもてなくなる．少しでも受け入れられていないと感じると極端に関わりを避けてしまうなど，適切な人間関係を保てない．
	解離	苦しい場面の記憶を自分から切り離そうとする心の動き（心的外傷への自己防衛）．叱られても無反応，殴られても痛みを感じないなど．

108 • ネグレクト：介護・世話の放棄・放任．

109 • 児童虐待：親またはそれに代わる保護者・養育者・その他の子どもに関わる大人が，子どもに対して不適切な扱い（たまたま起こった事故ではなく，暴力・放任・無視など）をして，子どもの健全な成長や発達を妨げ，心身ともに傷つける行為．

精神面	抑うつ	抑うつ，不安，自殺企図.
	知的発達の障害	知的な発達には，子どもの健全な好奇心と適切な刺激が不可欠.
行動面	衝動性	暴力をいつ加えられるかわからないため，自分の感情・衝動をどのようにコントロールすればよいかを学べない.
	攻撃性	
	食行動の異常	拒食，過食など.
	自傷行為	リストカット[110]など.
	ためし行動	どこまで自分を受け入れてくれるか，拒絶されるのかを確かめる行動をとる.

[110] • リストカット：手首（リスト）を自分で鋭利な刃物などで傷をつける自傷行為.

❸ 児童虐待と発達障害[111]

　保護者が子どもの障害に気づいていない場合には，子どもの成長が期待どおりにみられないことから生じる不安やいらだちを，子どもへの攻撃に向けてしまう.

自閉スペクトラム症（ASD）	自閉症，広汎性発達障害，アスペルガー症候群など. 人との相互交渉，コミュニケーションおよび想像力に障害がある. 自分の興味に固執し，周囲に関心を向けることが少ない.
注意欠如・多動症（ADHD）	注意の持続が困難，多動でじっとしていられない.
学習障害（LD）	認知の限られた領域，とくに学習に関わる領域に部分的な障害がある. 書字，読字，計算などに関するものがある.

[111] • 発達障害：生まれつきみられる脳の働き方の違いにより，幼児のうちから行動面や情緒面に特徴のある状態. 自閉スペクトラム症（ASD），注意欠如・多動症（ADHD），学習障害（LD），チック症，吃音などが含まれる.

❹ 児童虐待と問題行動

非行	食事を与えられないため食べ物を万引きする 虐待による満たされない思いから，窃盗，万引きをする 教職員などの指導に従わない反抗的な態度，性の問題行動を起こす
不登校	保護者が登校を妨害，虐待のため登校の意欲が失われる

9　自殺予防の基本

自殺に追い込みかねない社会制度・慣行の見直し	再チャレンジ可能な社会の構築，働き方の見直し. 長時間労働，失業，倒産，多重債務などの制度・慣行の見直し. インターネット上の自殺関連情報対策. 相談・支援体制の整備・充実.
自殺予防に必要な知識の啓発	心身の健康増進への取り組み（職場，学校，地域），自殺のサイン，うつ病についての普及啓発.
相談機関・医療機関の連携	縦割り行政によるたらい回しの防止，かかりつけ医の診断技術・治療技術の向上. 教職員に対する普及啓発. 介護支援専門委員，民生委員・児童委員らへの研修.

事後対応の充実	自殺未遂者，遺族のサポート，救急医療における精神科医による診療体制，遺された人の心理的影響を和らげるためのケア．
マスメディアの自主的な取り組みへの期待	自殺予防に有用な情報を提供する．自殺手段の詳細な報道，短期集中的な報道，有名人の自殺のセンセーショナルな報道は，ほかの自殺を誘発するため避ける．
実態解明と中長期的な視点に立った施策の推進	社会的要因を含む自殺の背景・原因や，自殺者の心理状態などの実態解明を進める．プライバシーなどへの配慮．
施策の重点化	近年，自殺者が急増した中高年男性にターゲットを絞るなど，施策を重点化．

10 薬物乱用防止

薬物乱用による幻覚[112]や妄想[113]が殺人や放火などの凶悪な犯罪や事故を引き起こすおそれがあるため，覚醒剤，麻薬などの薬物の使用，所持などは法律により厳しく禁止されている．一方，競技能力向上を目的に薬物が使用されることにより，選手に重篤な健康被害が生じることから，国際基準により禁止薬物や濫用物質の使用が禁止されている．

1 乱用薬物

乱用薬物には，覚醒剤，大麻，麻薬（あへん，モルヒネ，コカイン，合成麻薬など），シンナーなどがある．

薬物を取り締まる法規として，覚醒剤取締法，大麻取締法，あへん法，毒物及び劇物取締法，麻薬及び向精神薬[114]取締法，医療機器等の品質，有効性及び安全性の確保等に関する法律（医薬品医療機器等法）がある．

薬物名	中枢神経への作用	法規制
覚醒剤	興奮	覚醒剤取締法
大麻	抑制	大麻取締法
コカイン	興奮	麻薬及び向精神薬取締法
ヘロイン	抑制	麻薬及び向精神薬取締法
あへん	抑制	あへん法
LSD[115]	興奮	麻薬及び向精神薬取締法
MDMA[116]・MDA[117]	興奮／抑制	麻薬及び向精神薬取締法
向精神薬	興奮／抑制	麻薬及び向精神薬取締法
有機溶剤	抑制	毒物及び劇薬取締法
アルコール	抑制	未成年者飲酒禁止法
タバコ（ニコチン）	興奮	未成年者喫煙禁止法

112 • 幻覚：対象なき知覚のこと．実際には存在しないものを，はっきりと知覚する．幻視，幻聴，幻触，幻臭，体感幻覚・幻肢などがある．

113 • 妄想：思考の乱れ．明らかに誤った内容を信じてしまい，周りが訂正しようとしても受け入れられない考えのこと．

114 • 向精神薬：中枢神経系に作用して脳の働きに影響する薬の総称．抗精神病薬，抗うつ薬，抗不安薬，睡眠薬が含まれる．

115 • LSD：リゼルグ酸ジエチルアミド．合成麻薬の一種．

116 • MDMA：3,4-メチレンジオキシメタンフェタミン．合成麻薬の一種．

117 • MDA：3,4-メチレンジオキシアンフェタミン．合成麻薬の一種．

├❷ 禁止薬物

　近年，スポーツ科学の進歩と競技技術の高度化に伴い，さまざまな薬物が乱用されるようになり，アスリートの死亡事故も多数報告されて国際的な社会問題となっている．スポーツ競技能力を向上させることを目的として，本来は病気の治療のために使われている薬物や使用が禁止されている薬物が使用されることをドーピングと呼ぶ．ドーピングによる健康被害から選手たちを守るために，オリンピックや国際競技大会では，禁止薬物検査（ドーピング・コントロール）が実施されるようになった.

◔ ドーピング指定薬物の分類および方法のリスト

ドーピング指定薬物の分類	ドーピング方法の分類	一定の規制の対象となる薬物の種類
• 興奮剤 • 麻薬性鎮痛薬 • タンパク同化剤 • 利尿薬 • ペプチドおよび糖タンパク質ホルモンとその同族体	• 血液ドーピング[118] • 薬理学的，化学的，物理学的方法	• アルコール • マリファナ（大麻） • 局所麻酔薬 • コルチコステロイド（副腎皮質ホルモン） • β遮断薬[119]

118 • 血液ドーピング：持久性を向上させる目的で，禁止薬物のエリスロポエチンを投与したり，血液を濃くして骨格筋への酸素供給量を増加させる目的で，事前に保存しておいた自己血輸血をしたりすること.

119 • β遮断薬：β受容体遮断作用による交感神経抑制により，血圧や心拍数を低下させるため，高血圧，狭心症，頻脈性不整脈（脈が速い病気）などの治療に用いられる．緊張による心臓のドキドキ（不安感）を抑えて体の揺れを少なくし，集中力を高める目的で使用されることから，アーチェリーや射撃などの競技で禁止の対象となっている.

2 診察・評価・検査の基礎知識

◉ **一般的な疾患における診断プロセスの考え方**

問診 ▶ フィジカルアセスメント ▶ 各種検査 ▶ 診断・原因特定

1 問診

┣① 自覚症状

痛み，呼吸困難・息切れ，動悸，吐血・下血・下痢・腹痛，めまい・失神[1]，背部痛，むくみ，しびれなど，患者が自覚する症状について詳細に聴取する．その症状がいつから生じたのか，どのような状況で生じるのか，どのような状態で改善するのか，最近急に症状が悪化していないか，ほかにも気になる症状がないかを確認する．

長期にわたる自覚症状がある場合，患者自らが普段から日常生活活動や運動強度を制限してしまっているために，典型的な症状を自覚できない場合もあるため，慢性的な経過には注意が必要である．

┣② 病歴聴取

ⓐ 現病歴

上記①の自覚症状がいつから生じたのか，その前に関連する前駆症状や体の異変はなかったのかを確認するとともに，現在内服している薬剤や治療中の疾患，最近の健診結果や普段の血圧値についても尋ねる．感染症にかかっている可能性についても確認する．

ⓑ 既往歴

過去の治療歴やけがの有無についても，できるだけ詳細に聴取する．とくに入院治療を要した既往歴について確認するとともに，各種アレルギー[2]の有無を聴取する．

ⓒ 服薬歴

現在あるいは過去に内服していた薬剤の有無（服薬歴[3]）について聴取する．薬のアレルギーについても確認する．通院歴のある場合にはお薬手帳[4]を所持していることが多いため，内服薬の種類や用

1 • 失神：血圧が異常に低下するなどの理由で，脳全体の血流が一時的に低下するために引き起こされる意識消失のこと．失神の主な原因には，反射性，起立性低血圧，心原性の3つがある．（→p.91 参照）

2 • アレルギー：体内に入った異物（抗原＝アレルゲン）に対してそれを除去しようとする免疫反応が過剰に起こった状態．

3 • 服薬歴：現在処方されている薬については，お薬手帳で確認するとよい．過去に定期的に内服していた薬，アレルギーや肝機能異常などで中止となった薬剤があれば，それについても診療録に記載しておく．

4 • お薬手帳：病院やクリニックで発行された処方箋に対して，調剤薬局において調剤年月日，処方医療機関・薬局名，処方薬剤名・投与法・日数，服薬の注意事項などを記録する手帳．過去の副作用歴やアレルギー歴についての貴重な情報源となる．

法・用量⁵を確認する．お薬手帳にはかかりつけの医院名や処方医の名前，処方日が記載されているため，正確な一次資料として有用であり，診療録に情報を保存する．

d 現在の体調

自覚症状として訴える主訴⁶以外にも，高血圧・糖尿病・脂質異常症などの生活習慣病⁷の有無とその管理状況，（女性では）妊娠・授乳の有無，食欲低下の有無，よく眠れるか，運動習慣の有無，血圧手帳など体調管理の記録について聴取する．

❸ 業務歴

職業や就業内容が疾患に深く関わりがある場合が多いため，現在の仕事やその内容，過去に有機溶媒⁸や放射線を扱う仕事に従事したことがあるかどうか（曝露歴）を聴取する．

❹ 家族歴

たとえ遺伝性の疾患ではなくても，体質や生活環境などによって罹患しやすい病気の傾向があることから，血のつながった家族が罹患していた疾患についての情報を聴取する．血のつながった家族に，心臓病や，がんの人がいるか，突然死⁹した人はいるかなどを尋ね，「いる」と答えた場合には，わかる範囲で病名を聞いておく．

❺ 生活歴

生活歴として，喫煙歴，飲酒歴，暮らしの状況などについて聴取する．

a 喫煙歴

喫煙歴なし，過去に喫煙（何歳から，過去に何本/日を何年），現在も喫煙習慣あり（何歳から，1日に何本，何を吸っているか）など詳細を聴取する．

例）65歳から禁煙（20本/日×45年）

ブリンクマン指数（喫煙指数）＝1日の喫煙本数×喫煙年数

ブリンクマン指数が400以上で肺がんを発症する危険性が高くなり，600以上は肺がんの高度危険群である．700を超えると慢性閉塞性肺疾患（COPD），1,200以上だと咽頭がんになる危険性が高い．

b 飲酒歴

飲酒歴なし，機会飲酒程度（普段家で晩酌はしない），飲酒習慣あり（何を，どのくらいの量，どの頻度で）など詳細を聴取する．

例）ビール350mL/日，週6日

5 用法・用量：医薬品を使用するときの使用方法と使用量のことであり，薬の添付文書や処方箋に記載されている．患者の年齢や体重，病態や併用薬などを考慮したうえで決められる．

6 主訴：患者が医療機関を受診する際に訴える症状のうち，主なもの．

7 生活習慣病：食習慣，運動習慣，休養，喫煙，飲酒などの生活習慣が，その発症・進行に関与する疾患群．高血圧，糖尿病，脂質異常症，高尿酸血症，肥満，メタボリックシンドロームなどが含まれる．かつては「成人病」と呼ばれていた．

8 有機溶媒：水に溶けない物質を溶かす液体である有機化合物の総称．エタノール，ベンゼン，アセトン，クロロホルムなどがある．

9 突然死：外見上健康と思われる人に生じた急性発症の24時間以内の予期せぬ死であり，事故，自殺，他殺などの外因死を除いた内因性の原因により生じたもの．

c 暮らしの状況

独居（一人暮らし）かどうか，利用している地域サービス，余暇の過ごし方，日常生活における社会活動への参加状況について確認する．同居家族がいる場合，キーパーソン[10]となるのは誰なのかを考えながら，暮らしの状況について把握する．

2 フィジカルアセスメント

フィジカルアセスメントは，問診，視診，触診，打診，聴診を組み合わせて行う患者の身体的評価のことをいう．触診や聴診などの詳細な身体診察を行う前であっても，注意深く患者を観察することで多くの重要な情報が得られる．

視診と呼ばれる「見た目の評価」は，病気の診断ばかりではなく，患者の病状や重症度を評価するうえでも，大変重要な手がかりを与えてくれる．顔貌（顔つき），表情，形態的な異常（左右非対称，浮腫や腫れ），皮膚の色調や発汗の状態，体格・栄養状態，姿勢，歩様（歩くときの様子），爪の所見などが参考となる．

外見からわかる所見のうち，典型的なものを示す．

顔貌	満月様顔貌[11]（ステロイド薬の投与，クッシング症候群），眼球の突出（バセドウ病），仮面様顔貌[12]（パーキンソン病）．先天性疾患では特有の顔貌を認めることもある．
表情	無表情（統合失調症），表情減少（認知症，パーキンソン病），不安（精神・心理的ストレス），苦悶様（痛み）．
皮膚の色調	紅潮（発熱，炎症性皮膚疾患），顔色不良・顔面蒼白・チアノーゼ（血圧低下，先天性心疾患），さらに冷汗を伴う場合は重篤な疾患，ショック状態． 眼球結膜や手掌の黄染（黄疸），眼瞼結膜の蒼白（貧血）などは，色調変化の程度が重症度と関連する． 慢性疾患においても皮膚の黒ずみや色素沈着を認めるものがある（慢性腎不全，アジソン病など）．膠原病では，蝶の羽のように両頬に広がる蝶形紅斑（全身性エリテマトーデスの急性期），顔の紅斑（皮膚筋炎）など．その他，抗がん剤の使用により皮膚が黒ずんだり，抗不整脈薬（アミオダロン）で皮膚が紫色を帯びたりすることもある．
胸部外観・姿勢	漏斗胸（マルファン症候群），円背[13]（高齢，骨粗鬆症），ビア樽状胸郭[14]（COPD）など．
体幹・四肢の動き	歩く様子（歩様）や不随意運動は，神経難病などの疾患の診断に重要な手がかりを与える．
体格	マルファン症候群では，やせ型長身，長い四肢の両手を広げた長さは身長より長く，細長く過伸展する指趾（くも指）を認める． 自然気胸はやせ型の高身長に多い． 一部の先天性疾患では低身長などもみられる．

10 • キーパーソン：意思（意志）決定や問題解決にとくに大きな影響を及ぼす「鍵となる人物」のこと．医療・介護の領域においては，療養方針の決定や介護の担い手として強い影響力をもつ家族や親族，後見人を指す．

11 • 満月様顔貌：顔に脂肪が沈着して満月のように丸くなった状態．ステロイドの内服，クッシング症候群などでみられる．ムーンフェイスとも呼ばれる．

12 • 仮面様顔貌：顔面筋の緊張亢進により表情が乏しくなり，視線が固定した状態．パーキンソン病などでみられる．

13 • 円背：猫背からさらに背中が丸まった状態．高齢者や骨粗鬆症などでみられる．誤嚥性肺炎や転倒・圧迫骨折のリスクとなる．

14 • ビア樽状胸郭：肺の過膨張が慢性的に生じることで胸郭の前後径が長くなり，横隔膜が下がり，心臓が圧迫される状態．慢性閉塞性肺疾患（COPD）などでみられる．

やせ（るいそう）	極端なるいそう[15]を悪液質（あくえきしつ）と呼ぶ．るいそうがあるのに，胸鎖乳突筋に肥厚がある場合はCOPD（慢性閉塞性肺疾患）（まんせいへいそくせいはいしっかん）を疑う．最近，数ヵ月間に急激な体重減少がある場合には，悪性疾患（がん）の存在を疑う．	
肥満	肥満の程度はBMI[16]（体格指数）で評価し，BMI 25以上を肥満とする．同じ肥満でも脂肪のつく部位によって皮下脂肪型肥満と内臓脂肪型肥満があり，健康への危険性が異なる．とくに中年の男性に多い，腹部が張り出した肥満は内臓脂肪型肥満と呼ばれ，高血圧・糖尿病・脂質異常症・高尿酸血症などの生活習慣病を伴うことが多い．	
その他の所見	匙状爪（スプーンネイル）（鉄欠乏性貧血），ばち指[17]（チアノーゼ性心疾患，慢性肺疾患，肝硬変など），皮膚の硬化・レイノー現象（全身性強皮症），手指の紅斑（ゴットロン徴候：皮膚筋炎，全身性エリテマトーデス）．	指先が膨らみ，爪が丸く大きくなる． ばち指　　正常な指

15 • るいそう： やせの程度が著しい状態．標準体重よりも体重が20％以上減少し，脂肪組織が病的に減少した状態．

16 • BMI（body mass index）： 体重と身長から算出される肥満度を表す指標．ボディマス指数，体格指数．BMI＝[体重（kg）]÷[身長（m）の2乗]で求められる．BMI 22となる体重が標準体重でありBMI 25を超えると肥満，30を超えると高度肥満に分類される．

17 • ばち指： 手指が太鼓のばち状に変形して，指先が膨らみ爪が丸く大きくなる．チアノーゼ心疾患，慢性呼吸器疾患，肝硬変などでみられる．

3 バイタル[18]測定と報告のポイント

患者の重症度を評価するバイタルサインでは，血圧，呼吸，脈拍，体温，意識レベルの評価が重要である．救急の現場では，急変患者の状態を報告する際には，この5つについて報告することで，患者のおおまかな全身状態と緊急度が推測できる．それに加えて，浮腫（ふしゅ）[19]や尿量，瞳孔（どうこう）所見に関する評価は，より詳細な患者の病態評価に役立つ．

➊ 血圧

測定 ▶ 非観血的測定法（上腕にマンシェットを巻いて測定）と，観血的測定法（動脈内にカテーテルを入れて圧力を連続的に測定）がある．非観血的測定法には，聴診器（ちょうしんき）（ステート）を用いる聴診法と，センサー付きのマンシェットを用いる方法がある．

ポイント ▶（収縮期血圧）/（拡張期血圧）mmHgと表す．単位（mmHg）の読み方は，ミリメートル水銀柱（すいぎんちゅう），またはミリメートルマーキュリー．マンシェットの空気は完全に抜いてから，肘関節（ちゅうかんせつ）を伸展させて上腕（じょうわん）に巻く．

正常値 ▶ 診察室血圧は120/80mmHg以下が正常，140/90mmHg以上は高血圧．

評価 ▶ 急性腹症（きゅうせいふくしょう）[20]などの急変（きゅうへん）[21]患者の低血圧は予後不良（よごふりょう）[22]（重篤（じゅうとく）な状態で

「予後不良」の例
・救命できない（死亡する）（えんめい）
・延命が困難
・根本的な治療法がないために回復が望めない
・病気の進行や悪化が抑えられない
・再発する
・重篤化しやすい（こういしょう）
・後遺症が残る

18 • バイタル：「バイタルサイン」の略称．生命徴候．

19 • 浮腫： 皮下組織に余分な水分がたまった状態．「むくみ」のこと．

20 • 急性腹症： 急に発症した激しい腹痛の中で，緊急手術を含む迅速な対応を要する腹部疾患の総称．

21 • 急変： 患者の容態が急に悪化すること．急変時の初期対応には，安全の確認・ドクターコール，救急処置の準備・情報収集，バイタルサイン測定が含まれる．突然の心停止など，死亡に直結する緊急事態のため，迅速かつ適切な対応が求められる．

22 • 予後不良： 治療後の経過やその後の見通し（予後）が良くないこと．病気やけがの状態，種類によって意味する内容が異なる．

あり，死亡する危険性がある）．敗血症での低血圧は死亡の可能性が高いことを示唆する．

注意！ ▶ 麻痺している腕，血液透析のためのシャント造設[23]を行っている腕，乳がん術後でリンパ節郭清[24]を行った側の腕では，血圧測定は行わない．

╟② 脈 拍

測定 ▶ 検脈は橈骨動脈の拍動を手の4本の指（示指〜小指）で縦に触れて測定する．15秒間に脈打つ回数を計測して4倍した数（あるいは30秒間に脈打つ回数を2倍）を，1分間の脈拍数として，（脈拍数）/分で表す．単位はbpm（beats per minute）．脈不整[25]の有無についても表記する（整 or 不整）．

ポイント ▶ 脈拍が弱い場合には，頸動脈や大腿動脈（鼠径部）で脈を数える．橈骨動脈や足背動脈を触知（脈拍の触れを感じる）

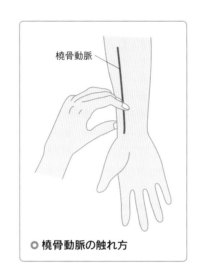

橈骨動脈

◎ 橈骨動脈の触れ方

することで，両手・両足の血流が確認できる．

正常値 ▶ 60〜80/分，整．

評価 ▶ 頻脈[26]は合併症の増加や生存率低下と関連する．意識のない状態で体の向きなどにより脈が急に増加した場合は，体内での急性失血（大動脈瘤破裂や血管損傷に伴う大出血など）を疑う．

注意！ ▶ 脈拍は，発熱，脱水[27]，緊張状態，甲状腺機能亢進症[28]などで速くなる．測定体位による違いでは，寝た状態よりも座位[29]で，座った状態よりも立った状態での脈拍数がやや多くなる．

╟③ 呼吸数

　成人の安静時の呼吸数は12〜18回/分だが，低酸素状態や発熱，運動などにより増加する．頻呼吸は，肺炎，心不全，呼吸不全，敗血症などでみられ，脳幹障害や低体温，甲状腺機能低下症で呼吸回数は減少する．

　呼吸数を測定する際に，呼吸の乱れや，呼吸の様式（胸式 or 腹式），呼吸パターンについても観察する．呼吸リズムの異常には，中枢性疾患や心不全[30]，各疾患の終末期などでみられる**チェーン・ストークス呼吸**がある．呼吸回数は正常でも，1回の換気量が増大する**過呼吸**は貧血や甲状腺機能亢進症でみられる．

---

23 ▪ シャント造設：継続的な血液透析のために，透析用の血管を手術で作成すること．透析を行うのに十分な血流が得られるようにするために，血流の豊富な動脈と静脈を手術でつなぎ（吻合），自己血管使用皮下動静脈瘻あるいは人工血管を使ってシャントを造設する．

24 ▪ リンパ節郭清：がんの手術の際に，がんを取り除くだけでなく，がんの周辺にあるリンパ節を切除すること．がんのリンパ行性転移に対する処置として行う外科的治療法．乳がん，子宮がん，卵巣がんのリンパ節郭清を行った手術では，術後にリンパ浮腫の副作用が多い．

25 ▪ 脈不整：脈飛びなどがあり，脈を打つ間隔が規則正しくない状態．不整脈のために，脈がばらついている状態．

26 ▪ 頻脈：1分間の脈拍数が100以上となること．健康な状態でも運動や緊張・興奮時に脈が速くなるが，安静にしても脈が速い状態をいう．脈の乱れる発作（発作性の不整脈），発熱，貧血，甲状腺機能亢進症などでみられる．

27 ▪ 脱水：多量の発汗や下痢・嘔吐，利尿薬などにより体液が失われ，体にとって必要な水分と電解質が不足している状態．中等度以上の脱水では，吐き気，全身脱力感，感情鈍麻が出現し，ときに傾眠傾向となる．

28 ▪ 甲状腺機能亢進症：甲状腺の疾患により，甲状腺から甲状腺ホルモンが過剰に分泌され，全身の代謝が異常に高まった状態となる．動悸・息切れ，手足のふるえ，疲れやすさ，不眠，体重減少，多汗などの症状が出現する．

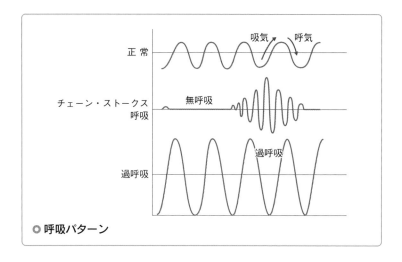

○ 呼吸パターン

29・座位：上半身を起こして座っ
た状態．長座位（脚を伸ばし
て座る），端座位（ベッドの端
に座り，両足を垂らす），起
座位（枕やクッションを抱え
て座る），半座位（背もたれを
45°にして座る），椅座位（椅
子に座る）などがある．

30・心不全：何らかの心機能障
害，すなわち，心臓に器質
的・機能的異常が生じて心
ポンプ機能の代償機転が破
綻した結果，呼吸困難・倦
怠感や浮腫が出現し，それ
に伴い運動耐容能が低下す
る臨床症候群のこと．

┼④ 体温

体温は，通常は腋窩[31]検温で測定する．麻痺がある場合は，でき
れば非麻痺側[32]で測定する．正常の腋窩体温は35.5〜36.9℃である．
経時的[33]に測定することで，病態の変化を把握するとともに，感
染症や炎症性疾患などの異常を早期に発見する．歩行などの運動後，
入浴直後，食後では体温が上がり，気温の低いところに長くいると
体が冷えて低めの体温となる．

体温は日内変動を認めるため，測定した時間帯も考慮する．

31・腋窩：左右の腕の付け根の
内側のくぼみ．わきの下．

32・非麻痺側：麻痺のある側と
反対の健側のこと．麻痺側
の上肢では体温計を挟んで
固定することが難しいた
め，正しく計測できないだ
けでなく，麻痺側の腋窩や
四肢の体温は健側よりも低
いことが知られている．

33・経時的：時間の経過に伴っ
て変化が進んでいくさま．
時系列に沿って繰り返し測
定していく場合に「経時的
に測定」などと表現する．

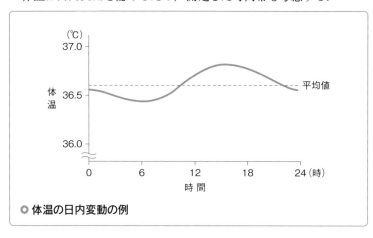

○ 体温の日内変動の例

┼⑤ 意識レベル

意識障害[34]は大脳皮質または皮質下の広範な障害，視床下部の病
変，脳幹の上行性網様体賦活系の障害により起こる．
急性期意識障害の指標として，JCS（Japan Coma Scale）やGCS
（Glasgow Coma Scale）がある．このうち，JCSは頭部外傷や脳血管

34・意識障害：意識が混濁し，
外側からの刺激や呼びかけ
に無反応であったり，状況
を正しく認識できなかったり
する状態．

障害（クモ膜下出血[35]）の急性期における脳ヘルニア[36]の進行を評価することを目的としている．GCSは外傷性脳障害による意識障害を評価することを目的とし，外傷性脳障害，クモ膜下出血，細菌性髄膜炎，蘇生後脳症[37]などの疾患の予後[38]推定に有用である．

a JCS（Japan Coma Scale）

Ⅰ 刺激しないでも覚醒している状態	
0	清明である
1	だいたい清明であるが，今ひとつはっきりしない
2	見当識障害[39]がある
3	自分の名前，生年月日が言えない
Ⅱ 刺激で覚醒するが，刺激をやめると眠り込む状態	
10	普通の呼びかけで容易に開眼[40]する
20	大きな声または体を揺さぶることにより開眼する
30	痛みや刺激を加えつつ呼びかけを繰り返すことにより開眼する
Ⅲ 刺激しても覚醒しない状態	
100	痛み刺激に対し，払いのける動作をする
200	痛み刺激に対し，少し手足を動かしたり，顔をしかめる
300	痛み刺激に反応しない

　3-3-9度方式とも呼ばれ，意識レベルを9段階で表す．0点は意識清明，数字が大きいほど意識障害の程度が深刻であることを示す．さらに，不穏[41]（R），失禁[42]（I），自発性喪失[43]（A）の状態があれば，これらを付記して「JCS＝20R」のように表記する．乳児から幼児には，乳児用JCSを用いる．

35 ● クモ膜下出血：脳を保護する3層の膜（外側から硬膜，クモ膜，軟膜）のうち，クモ膜と軟膜の間にある隙間（クモ膜下腔）に出血が起きた状態．脳動脈瘤破裂による出血が多い．突然の激しい頭痛や嘔吐，意識障害などを生じる．（→p.121参照）

36 ● 脳ヘルニア：脳浮腫や血腫により頭蓋内圧が上昇し（頭蓋内圧亢進），脳組織の一部が圧迫されて隙間に向かって押し出されること．押し出された脳が脳幹を圧迫すると，呼吸や心臓の機能を損ない，生命の危機を招く．

37 ● 蘇生後脳症：心肺停止の蘇生後に生じる脳障害のこと．低酸素脳症ともいう．

38 ● 予後：病気にかかった患者について，その病気の経過や最終的にいきつく状態（転帰）に関する医学上の見通しのこと．

39 ● 見当識障害：自分がいる場所や時間，誰と何をしているかが理解できないこと．

40 ● 開眼：目を開けること．救急外来において刺激に応じて開眼するかどうかにより意識障害の程度を判断する．

41 ● 不穏：落ち着きがなく興奮し，周囲への警戒心が強い状態．薬剤によるもの，統合失調症などの精神疾患が関与するもの，電解質異常や感染症による発熱などの身体的要因によるもの，せん妄などの意識障害で引き起こされるものなどがある．

42 ● 失禁：大小便を抑制できずに漏らしてしまうこと．尿失禁，便失禁．

43 ● 自発性喪失：特別な刺激のない状態において，自ら何かの動作をすることがない，無動無言の状態．自発的開眼や自発的運動のないこと．

b GCS（Glasgow Coma Scale）

1. 開眼（E：eye opening）	
自発的に	4
音声により	3
疼痛により	2
開眼せず	1
2. 発語（V：best verbal response）	
見当識良好	5
会話混乱	4
言語混乱 [44]	3
理解不明の声	2
発語せず	1
気管挿管 [45]/気管切開 [46]	T
3. 運動機能（M：best motor response）	
命令に従う	6
疼痛部位認識可能	5
四肢屈曲逃避	4
四肢屈曲異常	3
四肢伸展	2
まったく動かず	1

　開眼（E），発語（V），最良の運動機能（M）の3項目を合計した点数（3〜15点）でスコア化する．15点は意識清明 [47]，一般的に合計8点以下を重症とする．数字が小さいほど意識レベルが低下していることを表す．合計点数が7点の場合，「GCS 7（E3 V2 M2）」のように表記して，各項目のスコアがわかるようにする．気管切開や気管挿管中の場合は発声ができないため，発語の項目には「T」と表記する．

　言語機能 [48] などが未熟なことを考慮し，小児の評価には小児用GCSを用いる．

44 • 言語混乱：発語はみられるが会話は成立しない状態．

45 • 気管挿管：口または鼻から喉頭を経由して気管内に直接チューブを挿入して気道を確保すること．心肺蘇生時の気道確保，全身麻酔管理，人工呼吸管理などで用いる．経口気管挿管と経鼻気管挿管がある．

46 • 気管切開：肺に空気を送ったり，痰を吸引しやすくするために，前頸部の気管軟骨（通常は第2〜4気管軟骨）を切開し，のどから気管に孔を開ける手術．気管切開チューブや気管カニューレを挿入して気道を確保する．

47 • 意識清明：刺激しないでも覚醒しており，周囲の状況を認識できる状態であること．開眼・動作・言葉などで外界からの刺激や情報に反応できる意識レベルである．

48 • 言語機能：聞く，話す，読む，書く，といった言語に関する機能．

├ ⑥ 年齢別のバイタルサイン（正常値のめやす）

	成 人	学 童	幼 児	乳 児	新生児
呼吸数（回/分）	12～18	14～20	20～30	25～45	30～60
	胸式呼吸			腹式呼吸	
脈拍（回/分）	60～80	80～90	70～110	80～140	90～180
収縮期/拡張期血圧（mmHg）	100～135/60～85	100～110/60～70	90～100/60～65	80～90/50～60	60～90/30～50
体温（℃）	35.5～37.0			36.5～37.5	
意識レベル	JCS＝0，GCS 15		乳児用JCS＝0，小児用GCS 15		
尿量（mL/日）	1,000～2,000	800～1,400	500～1,000	350～550	30～300

├ ⑦ 浮 腫

評価 ▶ 浮腫は下肢に出現しやすいため，その評価は前脛骨面を母指で5～10秒間，5mmほどの深さで圧迫して離す．離したあとのその部位を指で触ってみてへこみがあれば，圧痕性浮腫（pitting edema）を疑う．

　圧痕性浮腫が指を離して40秒未満で元に戻るようであれば，fast edemaであり，肝硬変[49]や低栄養，ネフローゼ症候群[50]などの低アルブミン血症による浮腫を疑う．40秒以上のslow edemaでは，心不全，肺水腫[51]，腎不全，静脈閉塞，薬剤性浮腫などを疑う．母指で押してもへこまない浮腫（非圧痕性浮腫）は，間質の浸透圧上昇やリンパ管閉塞による浮腫でみられる．

49● 肝硬変：慢性肝疾患により肝臓内に線維組織が増え，肝臓が固くなる病気．原因には，B型肝炎，C型肝炎，脂肪肝，アルコール性肝障害などがある．

50● ネフローゼ症候群：腎糸球体から尿に大量のタンパク質が漏出し，低アルブミン血症をきたし，むくみ，体重増加，免疫力の低下，脱水などを生じる．

51● 肺水腫：左房圧の上昇や血管の透過性亢進により肺の間質への水分漏出量がリンパ管への排出量を超えると肺に水がたまった状態となり，肺水腫を生じる．

4 身体診察所見

　身体診察所見は医療従事者からみた客観的な症状（他覚症状）をいう．患者との円滑なコミュニケーションをとりながら，必要な所見が素早く得られるようなトレーニングが必要となる．

├ ① 身体診察のポイント

眼球・眼瞼の結膜	黄疸[52]，貧血，充血
口腔～咽頭	口腔粘膜，扁桃，舌，歯と歯肉の状態
頸 部	リンパ節，甲状腺
前胸部，背部	心音，心膜摩擦音・胸膜摩擦音，呼吸音
腹 部	視診・聴診・打診・触診
四 肢	脛骨浮腫，足背血流，麻痺の有無

52● 黄疸：胆汁色素であるビリルビンの血中濃度が高くなることにより，眼球結膜（白目の部分）や皮膚が黄色くなること．

┣➋ 胸部所見

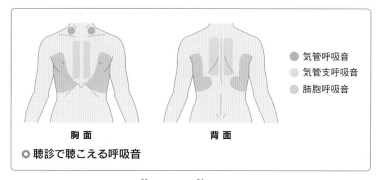

○ 聴診で聴こえる呼吸音

● 気管呼吸音
● 気管支呼吸音
● 肺胞呼吸音

胸面　　　背面

所見▶胸郭の異常（鳩胸⁵³，漏斗胸⁵⁴），胸部の皮膚の異常（クモ状血管腫：肝硬変など），女性化乳房（内分泌疾患，薬剤性など），乳房のひきつれ・へこみ（乳がん）．

聴診▶異常な呼吸音（副雑音：気管支喘息，肺炎，肺水腫，胸膜炎，肺線維症など），呼吸音の左右差（片側性の胸水貯留・気胸・肺炎など），心雑音（心臓弁膜症，先天性心疾患），心膜摩擦音⁵⁵（心膜炎），心拍の乱れ（不整脈）．

┣➌ 腹部所見

所見▶腹部全体の膨満（腹水・血液の貯留，腸管内ガス貯留），局所の膨隆（ヘルニア嵌頓⁵⁶），発熱（腹膜炎，絞扼性腸閉塞），皮下の青紫色の内出血（膵炎，子宮外妊娠），手術痕の有無，血圧低下・ショック（腹部大動脈瘤，子宮外妊娠，外傷などによる大量の腹腔内出血）．

聴診▶金属性有響音（機械的腸閉塞），腸管蠕動音低下（麻痺性腸閉塞），グル音⁵⁷亢進（下痢），血管雑音の聴取（動脈の狭窄や乱流：大動脈炎症候群，腎動脈狭窄）．

打診▶肝濁音界（肺肝境界が不明瞭：消化管穿孔），鼓音⁵⁸（腸閉塞），濁音域の拡大（腹腔内出血，腹水貯留）．

腹部触診（仰向けに寝て両膝を立てた状態で）▶反跳圧痛・筋性防御⁵⁹→板状硬（汎発性腹膜炎），腹部腫瘤（拍動性腫瘤：腹部大動脈瘤，非拍動性腫瘤：大腸がん，子宮筋腫，卵巣腫瘍など）．

┣➍ 四肢の所見

所見▶上腕血圧の左右差（大動脈解離，大動脈炎症候群），手のふるえ（甲状腺機能亢進症，パーキンソン病），下肢の浮腫（両側：心不全，肺高血圧，腎炎，薬剤性など．片側：深部静脈血栓症，蜂窩織炎⁶⁰など），足背血流の左右差（閉塞性動脈硬化症），爪の肥厚・白濁（爪白癬）．

53・鳩胸：前胸壁が前方に突出した先天性の胸郭変形疾患の一つ．

54・漏斗胸：胸壁の中央部がへこんでいることにより胸郭が変形している状態をいう．肋軟骨の形成異常が原因とされる．

55・心膜摩擦音：炎症を起こした心膜がこすれ合うことによって生じる音．引っ掻くような，擦れて軋むような音が聴取される．

56・ヘルニア嵌頓：鼠径部（脚の付け根）などから腸などの内臓が外側に脱出して嵌まり込んでしまい，膨らんでお腹の中に戻らなくなってしまった状態．

57・グル音：腸の蠕動運動に伴って腸管の中をガスや内容物が移動するときにゴロゴロ，グルグルと聞こえる音．

58・鼓音：患者の体の表面を指先のスナップをきかせるように叩いて振動を与え，それにより音を聞く打診において，ポンポンと響く音．腸内にガスが充満した状態で認められる所見．

59・反跳圧痛・筋性防御：反跳圧痛は手のひらで腹部を少し圧迫してから手を離すと強い痛みを感じ，筋性防御は手のひらで腹部を軽く圧迫すると腹壁が緊張して固くなること．

60・蜂窩織炎：皮下組織で細菌が増殖して起きる急性感染症．下腿，とくに膝下に好発し，多くは黄色ブドウ球菌によって起こる．

■⑤ その他

所見 ▶ 前頸部の腫れ（甲状腺腫大），皮膚の紅斑・痂皮 [61]・鱗屑 [62]（アトピー性皮膚炎，脂漏性皮膚炎など）．

5　臨床検体検査

■① 血液ガス分析検査（血ガス，BGA）

項目 ▶ 血液pH，PaO_2，$PaCO_2$，HCO_3^-，Base Excess（BE），SaO_2．
わかること ▶ 代謝性アシドーシス [63]，呼吸性アルカローシス [64]，混合性酸塩基平衡障害など（p.46参照）．

項　目	動脈血液ガスの正常値
pH	7.35〜7.45
動脈血酸素分圧（PaO_2）	80〜100mmHg（Torr） 80mmHg未満 → 低酸素血症 60mmHg以下 → 呼吸不全
動脈血炭酸ガス分圧（$PaCO_2$）	35〜45mmHg（Torr [65]）
重炭酸イオン（HCO_3^-）	22〜26mEq/L
塩基過剰（BE）	−2〜＋2mEq/L
動脈血酸素飽和度（SaO_2）	95〜98％以上

■② 血液生化学検査

ⓐ 血球検査

　白血球，赤血球，血小板の数などを調べる．血算ともいう．血液疾患の診療においては必須である．

血球検査 ▶ 赤血球，ヘモグロビン（Hb），ヘマトクリット（Ht），平均赤血球容積（MCV），平均赤血球ヘモグロビン（MCH），平均赤血球ヘモグロビン濃度（MCHC），網赤血球，白血球，白血球分画，血小板，赤沈，末梢血・骨髄血の塗抹検査 [66]．

①赤血球数・ヘモグロビン値・ヘマトクリット値は，貧血や脱水の程度の指標となる．

②感染症では，白血球数や白血球分画検査が診断や重症判定に有用である．悪性腫瘍・肝疾患・腎疾患では，貧血や血小板減少をきたす．

③血小板数が低下すると出血傾向 [67]となる．播種性血管内凝固症候群（DIC）[68]では低下傾向，肝硬変では低値となる．

④再生不良性貧血や骨髄異形成症候群，薬物の副作用や膠原病，重篤な感染症では汎血球減少 [69]に注意する．

61 ● 痂皮：俗に「かさぶた」と呼ばれる．創傷などの上に滲出した線維素，白血球，固まった滲出液が変化して痂皮を形成する．

62 ● 鱗屑：剥離した角質が皮膚表面に蓄積した状態．

63 ● 代謝性アシドーシス：代謝のバランスが崩れて体内の酸と塩基のバランスが酸性に傾いている状態．腎不全や敗血症，糖尿病性ケトアシドーシスなどで生じる．

64 ● 呼吸性アルカローシス：深く早い呼吸（過換気）により多量の二酸化炭素が血液から放出され，体内の酸と塩基のバランスがアルカリに傾いている状態．

65 ● Torr：圧力の単位．1 Torr ≒ 1mmHgとして用いられる．水銀柱の実験をしたイタリアの物理学者Evangelista Torricelliにちなんでつけられた単位．

66 ● 塗抹検査：血液などの検体をスライドガラスの表面に薄く伸ばすように塗抹し，染色を行い，顕微鏡を用いて観察する．

67 ● 出血傾向：血管や止血・凝固機能の異常により，出血しやすく，いったん出血すると血が止まりにくくなる状態．紫斑（皮下出血），歯茎の出血，鼻血，血便，血尿，月経過多，関節内出血などの症状が出現する．

68 ● 播種性血管内凝固症候群（DIC）：外傷や重度の細菌感染症，がん，急性白血病などの疾患をきっかけとして，全身の細い血管に血栓が生じたり，過度の出血症状が見られたりする重篤な合併症．

69 ● 汎血球減少：血液中の白血球，赤血球，血小板のすべてが減少する疾患．

b 凝固・線溶・血小板機能検査

血液疾患や重症疾患，手術前の評価などにおいては必須である．心房細動や人工弁置換術[70]後などで抗凝固療法としてワルファリンを内服している場合には，定期的なPT-INR測定と薬物用量調節が必要になる．

出血時間，プロトロンビン時間（PT），活性化部分トロンボプラスチン時間（APTT），血漿アンチトロンビン，血清FDP，Dダイマー，血小板凝集能などを調べる．

c 輸血関連検査

血液型	A/B/AB/O 型，Rh ＋/－
交差適合試験[71]	クロスマッチ

d 生化学検査

タンパク質	総タンパク，アルブミン，フェリチンなど
肝臓・胆嚢機能	ビリルビン，AST，ALT，LDH，ALP，γ-GTP
膵酵素	アミラーゼ
含窒素成分	BUN，クレアチニン，尿酸，アンモニア
電解質	Na，K，Clなど
糖代謝関連	血糖値，HbA1c
栄養指標	アルブミン，リンパ球数，総コレステロール
脂質代謝関連	LDL-C，HDL-C，中性脂肪
ビタミン	ビタミンB_1，ビタミンB_{12}，葉酸など
ホルモン	コルチゾール，甲状腺刺激ホルモン，テストステロン，エストロゲンなど
腫瘍マーカー	AFP，CEA，CA19-9，CA125，PSAなど
線維化マーカー	KL-6（肺），ヒアルロン酸・Ⅳ型コラーゲン（肝）など
心不全マーカー	BNP[72]，NT-proBNP[73]

e 腎機能検査

血清クレアチニン（Cr） ▶ クレアチニンは筋肉でつくられる老廃物の一つで，そのほとんどが腎臓の糸球体から排泄される．血清クレアチニンの増加は，糸球体の濾過機能が低下していることを意味する．筋肉が多いと高めに，筋肉が少ないと低めになる．

糸球体濾過量（GFR） ▶ 24時間蓄尿でのクレアチニンや，イヌリンのクリアランス検査（腎臓での除去能力を定量的に示す指標）のこと．臨床的には，血清クレアチニン値，年齢，性別から推算する推算糸球体濾過量（eGFR）が用いられる．基準値は60mL/分/1.73m^{2}以上である．

70 • 人工弁置換術：機能不全のある心臓弁を切除し，人工弁を同じ位置に縫着する手術．僧帽弁狭窄症や大動脈弁狭窄症などに行われることが多い．

71 • 交差適合試験（クロスマッチ）：患者の血液と輸血用血液製剤（ドナーの血液）との適合性を確認するための輸血前の検査．不適合輸血を防ぐためにABO血液型の適合性を再確認するとともに，37℃で反応する不規則抗体や低頻度抗原に対する抗体を検出することを目的とする．

72 • BNP：脳性ナトリウム利尿ペプチド．心不全のリスク評価，重症度評価，治療効果判定などの指標として用いる．BNP 100pg/mL以上は心不全を疑い精査を進める．ネプリライシン阻害薬内服中は，その分解抑制作用によりBNP高値となる．

73 • NT-proBNP：N末端プロ脳性ナトリウム利尿ペプチド．NT-proBNP 400pg/mL以上は心不全を疑い精査を進める．加齢，腎機能障害，貧血に伴い上昇し，肥満では低下する傾向にある．

f 免疫血清学的検査

炎症マーカー	CRP[74]
感染マーカー	プロカルシトニン
感染の抗原・抗体	梅毒血清反応，ASO，ウイルス血清反応，HBs抗原・HBs抗体・HBc抗体，HCV抗体など
自己抗体[75]	リウマトイド因子，抗CCP抗体，抗核抗体，抗サイログロブリン抗体，抗インスリン抗体など
免疫タンパク質	免疫電気泳動，ベンス・ジョーンズタンパク
アレルギーに関する検査	アレルゲン検査，特異的IgE，皮膚反応など
補体	血清補体価，免疫複合体
細胞免疫・食菌能検査	リンパ球表面抗原検査，CD4/8比，リンパ球刺激試験，ツベルクリン反応[76]など
移植免疫	組織適合検査

g リキッドバイオプシー

　血漿や尿，唾液などの体液に含まれる遺伝子を解析すること．がん遺伝子パネル検査など，プレシジョンメディシン[77]に用いられる．

├ 3 尿検査

　尿検査では，肉眼的所見，尿量，一般尿検査，尿沈渣，細菌検査などを行う．尿検体を用いて妊娠反応，レジオネラ抗原，肺炎球菌抗原などの検査や，微量アルブミン定量検査などが行われる．

a 一般尿検査

項目 ▶ 尿pH・尿タンパク・尿潜血・尿糖・ウロビリノゲン・ビリルビン・ケトン体・尿比重など．試験紙法では尿タンパクはアルブミンを，尿潜血はヘモグロビン中のペルオキシダーゼ様作用による活性酸素遊離を検出する．顕微鏡的血尿やビリルビン尿などが検出できる．

検体の取り方 ▶ 早朝第1尿の中間尿[78]（尿道や陰部の雑菌混入を防ぐ），採取4時間以内の試験紙法が望ましい．

検査結果 ▶ 定性検査のため，陰性（−），偽陽性（±），陽性（＋）〜強陽性（4＋）などと表示される．尿検査試験紙法で異常が出た場合は，蓄尿による定量検査や尿沈渣[79]を行う．

b 尿タンパク（定量検査）

基準値 ▶ 150mg/日以下（24時間蓄尿）．

病的タンパク尿 ▶ 糸球体性タンパク尿（主にアルブミン），尿細管性タンパク尿（β_2ミクログロブリン，NAGなど），ベンス・ジョーンズタンパク（形質細胞・B細胞の腫瘍性疾患などで産生される）．

---

74 • CRP：C反応性タンパク質．主に肝臓から産生される炎症性タンパク質の一つ．全身性の炎症を反映するバイオマーカーとして用いる．

75 • 自己抗体：本来は異物を認識して排除するための免疫系が，自分自身の細胞や組織を抗原とみなして誘導される抗体．さまざまな自己免疫疾患の原因となる．

76 • ツベルクリン反応：結核感染のスクリーニング検査．腕の内側に結核菌培養濾液から精製した抗原を皮内注射し，48時間後に接種部位の発赤や硬結などの反応をみる．

77 • プレシジョンメディシン：個別化医療，テイラーメイド医療，精密医療とも呼ばれる．一人ひとりの遺伝子情報や，体質，生活環境，ライフスタイルにおける違いを考慮して，疾病予防や治療を行うこと．

78 • 中間尿：出はじめの尿や最後の尿ではなく，排泄途中の尿のこと．尿検査の採尿では中間尿をとるのが原則である．

79 • 尿沈渣：尿検体を遠心分離機にかけて，沈殿した赤血球や白血球，結晶，細胞，細菌などの固形成分を調べる検査．

c 尿潜血

尿に赤血球が混じると血尿となり，70％は下部尿路の障害が原因である．ビタミンCは，試験紙法の尿潜血反応を阻害するため偽陰性となる．試験紙法にて尿潜血陽性であっても，ヘモグロビン尿（血管内溶血）やミオグロビン尿（横紋筋融解症[80]）など，血尿（赤血球尿）ではないこともある．

d 尿 糖

血糖値が160〜180mg/dLを超えると尿中に糖が出るため，糖尿病のスクリーニング検査[81]として用いられる．基準値は定性検査で陰性（−）であり，定量検査で1日1g以下である．

e 尿沈渣

細菌，白血球や赤血球，円柱の有無が確認できる．円柱は尿細管腔が一時的に閉塞され，尿の再流があったことを意味する．円柱の種類（赤血球円柱，上皮円柱，顆粒円柱，ろう様円柱，幅広円柱など），出現数や形態から，糸球体・尿細管の病態や障害の程度を把握できる．

f 感染所見

尿路感染症では，尿中白血球が増加することで，尿が泡立つことが多い．尿は混濁し，尿中細菌が検出される．感染の程度が強くなって尿道が障害されると，尿潜血を認める．

┣④ 糞便検査

糞便検査には，便検体の肉眼的所見，寄生虫[82]などの虫卵を検出する顕微鏡検査，便潜血反応・免疫学的便潜血検査，便細菌検査（塗抹検査，培養検査）などが含まれる．

①便潜血
②便培養

┣⑤ 微生物検査

病原体の種類により検査方法が異なる．

微生物の種類
•細菌 　一般細菌 　結核菌・抗酸菌 　スピロヘータ 　リケッチア 　クラミジア 　マイコプラズマ •真菌 •原虫 •ウイルス •寄生虫

80・横紋筋融解症：骨格筋細胞の壊死・融解により筋細胞内の成分が血液中に流出し，筋肉痛，筋力低下，赤褐色尿を生じる．流出した大量のミオグロビンやヘム鉄，それらにより活性化されたマクロファージなどが尿細管を詰まらせて急性腎不全を引き起こす．薬の副作用や外傷によるクラッシュ症候群（挫滅症候群）が原因となる．

81・スクリーニング検査：特異度が高く，迅速に実施可能な試験や検査などにより，無症状の疾患や異常のある可能性が高い人を識別するための検査．スクリーニング検査だけでは疾患の診断はできないため，精密検査により最終診断を確定し，早期治療に役立てる．

82・寄生虫：ほかの生物（宿主）の体表や体内に住み着き，栄養を摂取するなど宿主を利用して生きている生物のこと．アニサキス，サナダムシ，クドア，エキノコックスなどが知られる．

◎ 細菌検査の流れ

塗抹検鏡検査	検体に含まれる細菌を染色し，顕微鏡で観察する検査
培養検査	検体に含まれる細菌を増殖させ，肉眼で観察可能な集落（コロニー）を形成させる検査
同定検査	培養検査で形成させた原因菌のコロニーを用いてさまざまな性状を確認し，どのような細菌かを決定する
薬剤感受性検査	培養検査で形成させた原因菌のコロニーを用いて，いずれの抗菌薬が治療に適しているのかを調べる
遺伝子検査	微生物の遺伝子を検出し，どのような微生物かを決定する検査

┣❻ 病理組織学的検査・細胞診

　さまざまな検体や，病巣から採取した組織の光顕[83]標本，電顕[84]標本を作成して観察し，確定診断を行う．

　最も一般的な染色法は，ヘマトキシリン・エオジン染色（HE染色）．好塩基性組織（細胞核，骨組織，軟骨組織の一部，漿液成分など）はヘマトキシリンにより青紫色に染まり，好酸性組織（細胞質，軟部組織の結合組織，赤血球，線維組織，内分泌顆粒など）はエオジンの赤色に染まる．組織や細胞の形態的な変化を調べるために用いられる．

　その他，疾患特有のタンパク質の発現や蓄積，構造上の変化などに応じた染色方法を用いる．

病理組織学的検査や細胞診に用いられる検体
• 喀痰 • 尿 • 気管支肺胞洗浄液 • 血液 • 子宮頸部擦過検体 • 脳脊髄液

代表的な染色	調べたいもの
HE染色	細胞核・骨組織（青藍色），細胞質・線維・赤血球（赤）
PS染色	グリコーゲン[85]・多糖類（赤紫） ＊細胞内異生物，グリコーゲン変性，血管内皮の検出などに用いる
マッソントリクローム染色	核（黒），細胞質（赤），膠原線維・骨基質（青，緑）
PAM染色	腎糸球体基底膜，アルツハイマーの老人斑（黒）
スダンⅢ染色	中性脂肪（オレンジ） ＊脂肪が溶け出るため凍結切片のみ
コンゴーレッド染色	アミロイド[86]沈着（赤）
グラム染色	グラム陽性菌（青藍・青紫），グラム陰性菌（赤・ピンク）

83・光顕：光学顕微鏡のこと．観察したい検体（標本物体）に光（可視光線）を当てて拡大する．検体の光の透過率や，検体が光に及ぼすさまざまな効果を利用し，レンズと集中光を用いて観察する．

84・電顕：電子顕微鏡のこと．観察したい対象に電子線を当てて拡大する．分解能に優れるため，光学顕微鏡では観察できないウイルスなどの微細な対象が観察可能である．

85・グリコーゲン：肝臓や骨格筋などに蓄えられており，急激な運動を行う際のエネルギー源や空腹時の血糖維持に利用される．動物における貯蔵多糖として知られることから，糖原質や動物デンプンとも呼ばれる．

86・アミロイド：線維構造をもつ異常タンパク質であり，全身のさまざまな臓器に沈着して機能障害を起こす．

チール・ネールゼン染色	結核菌，非結核性抗酸菌（赤）
グロコット染色	真菌，放線菌（黒〜黒褐色）
メイギムザ染色	核（赤紫），細胞質（青），赤血球（赤〜ピンク），好酸性顆粒（赤），好塩基性顆粒（青）
免疫組織化学	さまざまな抗体を用いて，切片上の特定の抗原のみを染める

6 生理機能検査

➊ 心電図検査

安静時に仰臥位にて12誘導心電図検査を行う．心拍リズムや波形の異常を詳細にとらえることができる．とくに以前に検査したときの心電図との比較が大切である．ST異常を伴う左室高電位（肥大型心筋症[87]）を，異常Q波やR波増高不良（陳旧性心筋梗塞[88]），脚ブロックなど，さまざまな心電図の異常所見が判別できる．

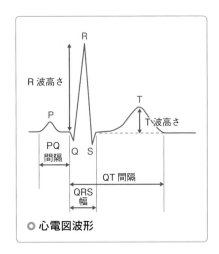

◎ 心電図波形

➋ ホルター心電図検査

前胸部の4ヵ所に心電図の電極を貼り，携帯型の長時間心電図機器を装着したまま帰宅してもらい，症状があれば，記録用紙に記録するよう指示する．翌日（24時間後）に来院してもらい，装置を外して得られた長時間心電図の記録を解析する．検査中に記録された自覚症状が，心電図の波形の変化や脈の乱れと一致するかどうかを確認する．発作性の不整脈（発作性心房細動，心室頻拍など）や睡眠中の高度徐脈（洞不全症候群など），心筋虚血を示唆するST-T変化（労作性狭心症[89]），早朝のST上昇（冠攣縮性狭心症[90]）などが記録されることがある．

➌ 運動負荷心電図検査

冠動脈に狭窄を認める場合，安静時には症状や心電図変化がなく

87・肥大型心筋症：高血圧や弁膜症などの心肥大を起こす明らかな原因がないにもかかわらず，左室ないしは右室の心筋に異常な肥大を起こす疾患．

88・陳旧性心筋梗塞：冠動脈が閉塞して心筋壊死を起こした急性心筋梗塞から30日以上経過した状態．不安定な時期を過ぎ，壊死した心筋組織（心筋梗塞巣）の炎症は鎮静化し，線維化が進み左室の再構築（リモデリング）が生じる．

89・労作性狭心症：動脈硬化により冠動脈が狭くなり，労作時に一時的に心臓が虚血状態となり胸痛を生じる狭心症．運動したり，重いものを持ったり，階段を駆け上がったりしたときに発作が起こり，労作をやめて静かに休むと5分以内に楽になることが多い．

90・冠攣縮性狭心症：冠動脈が発作期に攣縮（スパズム）を生じ，一時的に狭窄を生じるために，心臓が虚血状態となり胸痛を生じる狭心症．夜間・早朝の安静時に発作が起きることが多い．

ても，運動負荷によって心電図に虚血性の変化を認めたり，胸痛や胸の圧迫感などの自覚症状を生じたりする．このため，冠動脈疾患の心筋虚血の検査として，心電図と血圧をモニターしながら，自転車こぎ（エルゴメータ）やベルトコンベアの上を歩く（トレッドミル）多段階の運動負荷試験を行い，運動負荷誘発性の心筋虚血の有無を評価する．虚血があると，狭心痛が生じるとともに，心電図にST-T低下を認め，心室性期外収縮などの不整脈が散発する．

④ 心肺運動負荷検査（CPX）

CPX[91]は，心臓病の患者でも心臓に負担をかけすぎずに，安心して長時間運動が続けられるような運動の強さ（嫌気性代謝閾値：AT）を調べる検査である．心臓リハビリテーションの運動処方，心不全における心機能分類，治療効果の判定，運動耐容能測定に用いる．心電図と血圧をモニターしながら，顔に連続呼気ガス測定のマスクをつけた状態で，エルゴメータによる運動負荷（Ramp負荷[92]）を行う．

⑤ 動脈硬化検査（ABI/PWV）

外来で簡易に測定できる動脈硬化検査の一つ．血管の詰まり具合をみるための足関節上腕血圧比（ABI）と，血管の硬さを調べる脈波伝播速度検査（PWV）が同時に測定できる．ABI低値は閉塞性動脈硬化症（ASO）[93]の診断や評価指標として用いられる．

⑥ 血管内皮機能検査（FMD，RH-PAT）

動脈硬化のごく早期から血管内皮機能が低下することから，この検査によって動脈硬化性疾患のハイリスク群を層別化できる．FMDは前腕動脈径を超音波機器で測定し，マンシェットで駆血したあとの血流依存性の反応性血管拡張を，RH-PATは指尖脈波での反応性充血を測定し，その変化率から血管内皮機能を算出する．2012年より保険診療として算定可能である．

⑦ 呼吸機能検査

ⓐ 動脈血ガス分析（BGA）

ヘパリンコーティングされた血液ガス分析専用の採血キットを用いて，大腿動脈や橈骨動脈などから動脈血を採取し，救急外来や集中治療室などに設置されている専用の機器を用いて，その場で分析することが可能である．酸素化状態，換気状態，酸塩基平衡の状態がわかる．「血液ガス分析検査（血ガス検査）」ともいわれる．

91 • CPX：心肺運動負荷試験．CPXによって得られる指標のなかで，最大運動能の指標である最大酸素摂取量（peak VO₂）は心疾患患者の強力な予後規定因子．ATは有酸素トレーニングの客観的な指標であり，ATを基にして運動を行うことにより，安全に運動療法を行うことができる．

92 • Ramp負荷：エルゴメータによる漸増負荷に用いられる．安静時4分間のデータを確認してから，0〜20ワット（W）の定常負荷でウォーミングアップを3分間行い，Ramp負荷を開始する．1分間に15Wずつ負荷量を増加させていき，自覚的最大運動強度まで負荷を継続して終了し，負荷終了後は0〜10Wでのクールダウンを行う，といったプロトコールが用いられる．

93 • 閉塞性動脈硬化症（ASO）：動脈硬化により足の血管が細くなったり，詰まったりして，十分な血流が保てなくなる進行性の疾患．歩行時の足の痛みやしびれ，足の冷たさを感じる．進行すると安静時にも痛みを自覚する．

代表的な検査項目	正常値
pH	7.35〜7.45
動脈血酸素分圧（PaO$_2$）	80〜100mmHg（Torr）
動脈血炭酸ガス分圧（PaCO$_2$）	35〜45mmHg（Torr）
重炭酸イオン（HCO$_3^-$）	22〜26mEq/L
塩基過剰（BE）[94]	−2〜＋2mEq/L
動脈血酸素飽和度（SaO$_2$）	95〜98％以上

b スパイロメトリ

　肺の大きさ（肺活量），気管支の異常・肺の弾力性など，肺の働き（換気量）を測定する．

1 肺機能検査の評価項目

	測定項目
肺活量	肺活量（VC）
	％肺活量（％VC）
努力性呼出試験	1秒量（FEV$_1$）
	1秒率（FEV$_1$％）
	努力性肺活量（FVC）

2 換気障害の区分

	基準値	主な病態
拘束性換気障害	％肺活量（％VC）80％未満	肺結核後遺症，肺線維症，胸膜疾患，胸郭異常
閉塞性換気障害	1秒率（FEV$_1$％）70％未満	気管支喘息[95]，気管支拡張症[96]
混合性換気障害	％VC 80％未満 ＋ FEV$_1$％ 70％未満	肺気腫[97]

3 スパイロメトリによる肺気量分画

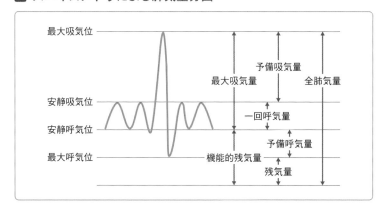

94 • 塩基過剰（BE）：血液1Lを37℃，O$_2$で飽和，PaCO$_2$＝40mmHgのもと，強酸で滴定してpHを7.40まで戻すのに必要な酸の量．正の場合は塩基過剰，負の場合は塩基の欠乏を意味する代謝指標．

95 • 気管支喘息：空気の通り道（気道）のアレルギー性炎症に伴い気管支が敏感になってけいれんを起こして狭くなり，息が吐きづらくなる発作を引き起こす．呼気に伴う喘鳴，呼吸困難，痰の増加などがみられる．

96 • 気管支拡張症：何らかの原因により，気管支の壁と肺が破壊され，次第に肺の機能が低下する疾患．気道の感染と炎症を繰り返すことにより，脆弱な血管が増加し，喀血をきたす．

97 • 肺気腫：長期間にわたる肺や気管支の炎症により，肺胞が破壊されて息を十分に吐くことが難しくなり，呼吸困難を生じる疾患．最大の原因は喫煙習慣とされる．（→p.161参照）

┝❽ 脳波検査

　頭皮上に電極を装着し，脳の神経細胞から出る微弱な電気活動を記録することにより，脳の機能を調べる検査である．てんかん[98]の診断・病型判定，意識障害やけいれんの評価，脳の器質性疾患や睡眠障害の診断などに用いられる．安静時だけではなく，睡眠，光刺激（フラッシュの点滅），過呼吸（3分間の深呼吸），音刺激などにより誘発される異常波形がないかを調べる．

98 • てんかん：脳内の神経細胞の過剰な電気的興奮に伴って，意識障害やけいれんなどを発作性に起こす慢性的な脳の疾患．（→p.286参照）

┝❾ 筋電図検査

　筋電図検査は筋線維の電気的活動を記録して，末梢神経や筋肉の疾患の有無を調べる検査である．表面筋電図検査や針筋電図検査がある．

　針筋電図検査は細い電極針を筋肉内に刺して，力を入れたり，力を抜いたりして，そのときの筋電図を記録し，解析する．針を刺すので痛みを伴う検査である．表面筋電図は，四肢や顔面などに不随意運動が起こる場合に有用である．痛みは伴わない．

┝❿ 簡易アプノモニタ検査

　睡眠時無呼吸症候群[99]を調べる簡易検査である．10秒以上呼吸が止まることを無呼吸といい，睡眠中に無呼吸が1時間に5回以上（または7時間の睡眠中に30回以上）ある場合に，睡眠時無呼吸という．

99 • 睡眠時無呼吸症候群：睡眠中に何度も無呼吸を繰り返す疾患．いびき，不眠，日中の強い眠気，高血圧などを引き起こす．

7　画像検査

┝❶ 超音波検査（エコー検査）

利点	被曝せず，非侵襲的にベッドサイドで実施可能．反復検査が可能なため経過観察が容易である．治療的診断として廃液（ドレナージ）のドレーン管挿入時のガイドとしても用いられる．心エコー検査には経胸壁心エコー検査と，上部内視鏡検査のようなプローブを口から入れる経食道心エコー検査がある．
欠点	術者の技量に左右される．腸管内ガスの多い患者では画像の描出が困難である．体位変換・体位保持が困難な患者，痛みが強いときの検査では画像描出が難しい．

a 頸部超音波検査

　頸動脈の動脈硬化の状態を調べる．動脈硬化の初期では，頸動脈の内膜中膜複合体厚[100]（IMT）の肥厚を認め，進行すると動脈硬化性プラークが増大し，ときに狭窄をきたす．そのほか，甲状腺や頸部リンパ節などについても，異常所見の有無を同時に観察できる．

100 • 頸動脈の内膜中膜複合体厚：頸動脈は粥状動脈硬化の動脈硬化巣（プラーク）の好発部位であり，IMT計測は動脈硬化の重要な指標となる．

b 心臓超音波検査（心エコー検査）

心エコー検査では，カラードプラによる血流を詳細に解析することで，心臓の形態異常（先天性心疾患，心拡大）や左室収縮機能・拡張機能のみならず，心臓弁膜症や心室や心房の間の小さな欠損孔（穴）からの異常血流などを調べることができる．通常の経胸壁心エコー検査のほかに，内視鏡のように口から挿入して，心臓の裏側からより詳細に観察できる経食道心エコー検査がある．

c 腹部超音波検査

肝臓疾患（肝膿瘍，肝がん[101]），胆道疾患（胆道の拡張，胆道壁の肥厚，胆嚢内結石[102]，総胆管結石），子宮外妊娠（腹腔内血液貯留，子宮外の妊娠嚢の描出），急性膵炎（膵臓の腫大が低エコーで描出される），急性虫垂炎（腫大した虫垂が低エコーで描出される），イレウス（拡張腸管，Keyboard sign[103]），胸腔内・腹腔内液体貯留などを描出できる．

d 乳房超音波検査

マンモグラフィは，ごくわずかに放射線の被曝があるが，乳房超音波検査は被曝せずに，妊娠中や授乳中であっても受けることができる．若い世代では乳腺が発達しており，張っている乳房をマンモグラフィの撮影の際に平らに押しつぶすことで強い痛みを生じるが，乳房超音波検査では痛みはない．乳腺嚢胞，乳腺線維腺腫，乳腺症などのほか，腫瘤や乳管拡張症などの所見を認めることがある．

e 前立腺経直腸超音波検査

前立腺の検査では，肛門から挿入し，直腸側から観察する前立腺経直腸超音波検査を行う．前立腺がんが疑われる場合，前立腺肥大[104]や前立腺炎との鑑別が難しいため，前立腺経直腸超音波検査ガイド下に前立腺組織の生検を行い，詳しく調べることにより確定診断が可能となる．

② 放射線検査

放射線画像検査の分類には，X線撮影，X線造影撮影，CT，MR，核医学検査がある．

X線撮影	頭部X線撮影，胸部X線撮影，軟X線撮影，マンモグラフィ，脊椎X線撮影，四肢X線撮影，産科的骨盤X線撮影など
X線造影撮影	上部消化管造影検査，小腸造影検査，注腸造影検査，内視鏡的逆行性胆管膵管造影検査（ERCP），静脈性尿路造影検査，逆行性尿路造影検査，子宮卵管造影検査（HSG），血管造影検査，選択的動脈造影検査，ディジタルサブトラクション血管造影検査など
CT	単純・造影CT，3D-CT
MR	単純・造影MRI，MRA，磁気共鳴胆管膵管撮像（MRCP）
核医学検査	ポジトロンエミッション断層撮像（PET），シングルフォトエミッションCT（SPECT），腎動態シンチグラフィ（レノグラム）など

101 • 肝がん：肝臓にできる悪性の腫瘍．肝臓から発生する原発性肝がんと，ほかの臓器から転移してできる転移性肝がんがある．

102 • 胆嚢内結石：胆嚢の機能が低下し，胆汁に含まれるコレステロールや胆汁色素などが胆嚢内で結晶となり，石のように固まったもの．激しい腹痛発作や胆嚢炎を繰り返す場合には，胆嚢摘出術が必要となる．

103 • Keyboard sign：鍵盤徴候．単純性イレウスでは，Kerckring襞が浮腫状に肥厚してピアノの鍵盤状（keyboard）に類似した像を呈する．（→p.182参照）

104 • 前立腺肥大：加齢に伴って前立腺が大きくなり，尿道を圧迫して尿が出にくくなるなど，排尿に関連する症状を呈する疾患．頻尿，排尿困難，残尿感などの自覚症状がみられる．

a 放射線管理区域

　放射線画像検査装置のある場所は管理区域と呼ばれ，放射線障害[105]のおそれのある場所として遵守事項が定められており，放射線管理室員が巡視する.

　①個人被曝線量計の装着

　②飲食・喫煙の禁止

　③管理室員などの指示の遵守

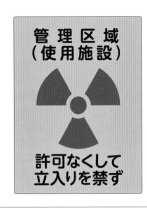
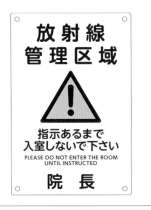

b 外部被曝の3原則で被曝を低減

　①時間（近くにいる時間を短くする）

　②遮蔽（間に重い物を置く）：鉛，鉄，コンクリートなど

　③距離（離れる）

c 各種放射線検査

1 胸部単純X線検査

　心陰影の拡大（心不全，心筋梗塞），上縦隔陰影の拡大（胸部大動脈瘤），肺野の異常所見（肺がん，肺炎），肺門リンパ節腫脹（サルコイドーシス[106]），胸水[107]貯留，鎖骨・肋骨骨折などの所見が得られる.

胸水貯留部位	疑われる疾患
両側	心不全，敗血症など
右	肝炎，胆嚢・胆管炎など
左	膵炎など

　心胸郭比（CTR） ▶正常値50%未満. 心陰影の拡大（CTR 50%以上）などの異常所見がある場合には，さらに鑑別疾患に応じた精密検査を追加する.

105 ● 放射線障害：電離放射線の被曝により生じた組織の損傷のこと. 大量照射では造血障害や脳血管障害，消化管損傷による下痢，皮膚障害，発がん，放射線肺炎など，さまざまな疾患を引き起こす.

106 ● サルコイドーシス：肉芽腫と呼ばれる炎症細胞の集積する結節が全身に出現する原因不明の疾患.

107 ● 胸水：胸腔に液体が異常にたまること，あるいはその液体. 原因は，感染症，悪性腫瘍，外傷，心不全，腎不全，肝不全，肺血栓塞栓症などさまざまである.

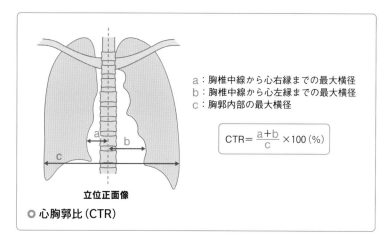

a：胸椎中線から心右縁までの最大横径
b：胸椎中線から心左縁までの最大横径
c：胸郭内部の最大横径

$$CTR = \frac{a+b}{c} \times 100\,(\%)$$

立位正面像

○ 心胸郭比（CTR）

2 腹部単純Ｘ線検査

　腹部立位（腹背）像・腹部仰臥位 [108] 像が原則である．立位保持が困難なときは，左側臥位 [109] で撮影する．腹腔内遊離ガス像，消化管内異常ガス像，腹腔内液体貯留像，石灰化像などの異常所見が得られる．

3 上部消化管造影検査

　バリウムと呼ばれる白い液体と発泡剤を飲んで胃を膨らませ，食道，胃，十二指腸をくまなく観察できるように，体を左右に動かしたり，検査台を上下斜めに動かしたりして，いろいろな角度からＸ線透視装置での撮影を行う．粘膜にバリウムが付着するため，Ｘ線撮影に粘膜の状態が写る．

4 コンピュータ断層撮影（CT）/造影CT

利点 ▶ すべての臓器と実質臓器の内部変化が描出でき，腹腔・骨盤腔の全体として描出可能である．
欠点 ▶ 機器の性能の差により画像の質が異なる．体位保持や息止めが難しい高齢者や，疼痛の強い人には難しい．

CT/MRI検査の確認事項
体内金属，アートメイク・入れ墨，ペースメーカー植込み，腎機能低下，閉所恐怖症などの有無について事前に確認が必要．

5 磁気共鳴画像（MRI）/磁気共鳴血管造影（MRA）

　MRIは強い磁石と電磁波を利用して，人体のさまざまな断面（縦断，横断，斜めなど）を撮像することができる検査である．放射線を使わないため，放射線被曝の心配がない．MRAでは血管の構造を立体化し，太い血管が詰まったり細くなったりしていないか血管の状態を調べる．撮像に時間がかかることや，息を深く吸ったり吐いたり，息を止めたりといった指示に従う必要があること，狭いドーナツ状の機器の中に長時間入る必要があるため，体動を抑制できない場合や狭いところに長時間入ることができない場合は検査できない．

108● 仰臥位：仰向けに寝ること．

109● 側臥位：横向きに寝ること．

6 血管造影

　血管造影検査は，細い管（カテーテル）を使って造影剤を血管に流し込み，X線撮影装置を使用して血管の状態や血液の流れを調べる．検査はカテーテル施行医（放射線科，循環器内科・心臓血管外科，脳神経外科・脳神経内科などの医師）のほか，カテーテル担当看護師，臨床工学技士，診療放射線技師などさまざまなスタッフが協力して検査を行う．

7 心臓カテーテル検査

　手首や肘の内側，足の付け根などからカテーテルと呼ばれる細い管を，心臓に血液を供給している冠動脈の入り口まで通して，冠動脈内に造影剤を流し込み，X線透過装置で撮影をする（冠動脈造影）．カテーテルが拍動する心室の筋肉を突き刺すことがないように，ブタの尾のようにまるまったカテーテル（ピッグテールカテーテル）を左心室内に入れて左心室の大きさや形，局所壁運動異常をみる（左室造影）．冠動脈の閉塞部位をバルーンで拡張し，ステント[110]を広げる治療法を経皮的冠動脈形成術（PCI）という．

　動画を撮像することで，血液の流れが悪くなっている部分や，血管が詰まっている部分を正確に把握することができる．狭心症や心筋梗塞などの虚血性心疾患，心不全では右心カテーテル検査や心内圧測定などの血行動態評価を行う．原因不明の心機能低下や確定診断のために，小さな心臓の組織片を専用の器具で採取する心筋生検を行うこともある．原因不明の失神や不整脈の精査には，心内心電図を記録し，電気的刺激による不整脈誘発試験を行う心臓電気生理

110◦ステント：血管や尿管，膵管など狭くなった管状の部分を内側から広げるために使う金属の網目状の筒のような器具．

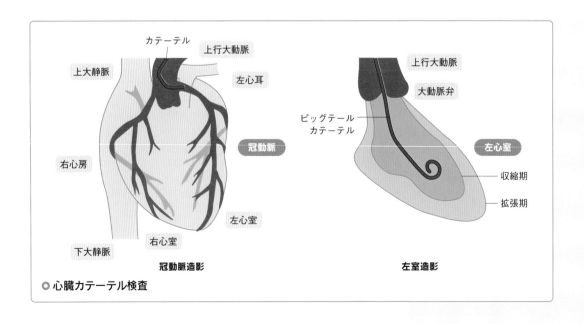

冠動脈造影

左室造影

◦ **心臓カテーテル検査**

学的検査（EPS）[111]を行う．薬物療法が難しい不整脈では，カテーテルアブレーション[112]（電気的焼灼術）が行われる．冠動脈病変のより正確な診断と治療方針の決定には，冠血流予備量比（FFR）[113]の測定や，血管内超音波検査（IVUS）[114]や光干渉断層法（OCT）[115]などの血管内イメージングデバイスを用いた画像診断が行われる．

① 左室造影
② 心内圧測定
③ 右心系カテーテル検査
④ 冠動脈造影
⑤ 心臓電気生理学的検査（EPS）
⑥ IVUS，OCT，FFR

❸ 内視鏡検査

　内視鏡はファイバースコープともいい，先端に高性能のカメラがついた細い管（チューブ）を用いて，消化管の内部など外からは観察できない部分について，直接映像を見ながら，検査や処置・治療をするための医療機器である．口や鼻から挿入して食道・胃・十二指腸などを検査する上部消化管内視鏡検査，肛門から挿入する大腸内視鏡検査，直径3mmの細い内視鏡を鼻から挿入する喉頭内視鏡検査などがある．

　カプセル内視鏡は高性能の画像センサーを搭載したカプセル型の機器で，水分と一緒に飲むことで，通常の内視鏡では観察が難しい小腸などにおいて，消化管を通過しながら内部の画像を撮影していく検査である．画像データは携帯型の記録装置に転送され，カプセルが排便時に体外に排泄されたのを確認後に終了となる．

　そのほか，気管支鏡検査，子宮鏡検査，膀胱鏡検査など，臓器ごとにさまざまな検査がある．

① 上部消化管内視鏡検査
② 下部消化管内視鏡検査
③ カプセル内視鏡検査
④ 小腸内視鏡検査
⑤ 喉頭内視鏡検査
⑥ 気管支鏡検査

❹ 骨密度検査

骨粗鬆症[116]の有無とその程度を判定する．

ⓐ DXA法（二重エネルギーX線吸収測定法）

腰椎，大腿骨頸部，橈骨などに，微量なX線を当てて正確な骨密

111・心臓電気生理学的検査（EPS）：電極カテーテルを用いて，心腔内の微細な電位を記録し，電位刺激を与えるなどしてさまざまな不整脈の確定診断を行うための検査．

112・カテーテルアブレーション：経皮的心筋焼灼術．治療用の専用のカテーテルを太ももの付け根から血管を通じて心臓に挿入し，カテーテルの先端から高周波電流を流して不整脈の原因となる部位を焼灼（焼く）する治療手技．

113・冠血流予備量比，心筋血流予備量比（FFR）：冠動脈に狭くなってしまった部分があるときに，その狭窄病変によってどのくらい血流が阻害されているのかを推測する指標．冠動脈治療が必要かどうかの判断材料になる．

114・血管内超音波検査（IVUS）：専用カテーテルの先端についている超音波プローブを用いて血管壁の断面の画像をリアルタイムで見ることができる血管内画像診断法．

115・光干渉断層法（OCT）：冠動脈内画像診断機器．波長の変化する近赤外線を放射し，その反射を測定することにより冠動脈内組織の断面図を高解像度で構築することが可能．

116・骨粗鬆症：骨の強度が低下して，骨折しやすい状態になること．

度を測定する骨塩定量検査のスタンダードである.

b 定量的超音波法（QUS法）

踵骨を測定する.

c MD法

アルミニウムの数値を基準にして，手の骨（第2中手骨）のX線撮影のデジタルデータを解析する.

⑤ 眼底・眼圧検査

a 眼底検査

眼底カメラを用いて瞳孔の奥にある眼底を撮影し，眼底の血管，網膜，視神経などの状態や出血，変性の有無などを調べる. 乳頭陥凹拡大（緑内障[117]疑い），豹紋状眼底（強い近視，高齢者），硬性白斑（高血圧，糖尿病），出血，網脈絡膜萎縮，水晶体混濁（白内障[118]の疑い），などの所見が得られる.

糖尿病性網膜症や緑内障などの目の病気を早期発見できるだけでなく，高血圧性変化や動脈硬化性変化など全身性慢性疾患の合併症評価にも用いられる.

b 眼圧測定

眼圧[119]が高いと緑内障を，低いと網膜剥離や外傷を疑う. 正常眼圧緑内障が増加傾向にあるが，視野[120]欠損から失明に至るため，疑い症例は積極的に精密検査を行う.

8 各種機能検査

① 身体機能検査

① 握力
② 関節可動域[121]
③ 膝関節伸展筋力（下肢筋力）
④ バランス機能
- 開眼片脚立ち時間（静的バランス）
- ファンクショナルリーチ[122]（動的バランス）
- 重心動揺[123]
⑤ Timed Up and Go Test（機能的移動能力）
⑥ 6分間歩行距離（運動耐容能）

[117] 緑内障：何らかの原因により視神経に障害が起こり，見える範囲（視野）が狭くなったり，部分的に見えなくなったりする疾患. 眼圧の上昇や視神経の血流障害などが原因となる. 進行すると失明に至る.

[118] 白内障：目の中のレンズの役割を担う水晶体が白く濁ることにより，光が網膜に届きにくくなり，見えづらくなる疾患. 高齢者に非常に多く，年齢とともに発症者が増加する.

[119] 眼圧：目の中の（内側から外側にかかる）圧力. 正常値は10〜21 mmHg.

[120] 視野：物が見える範囲.

[121] 関節可動域：関節がとりうる最大限の運動範囲のこと. 自然に立っている状態で体幹や四肢のとる位置を解剖学的肢位0°とし，関節角度計を用いて関節の運動範囲を5°刻みで測る.

[122] ファンクショナルリーチ：バランス機能を評価する方法. 転倒の危険性を予測する指標として臨床的によく用いられる.

[123] 重心動揺（検査）：体のふらつきや，めまい・平衡機能障害を診断するための検査. 直立姿勢に現れる体の揺れを記録・解析して，体のバランス機能を評価する.

┣② 認知機能評価

ⓐ 改訂 長谷川式簡易知能評価スケール（HDS-R）

スクリーニング検査として用いられる認知機能の評価法である．所要時間は6〜10分．年齢，見当識，3単語の即時記銘と遅延再生，計算，数字の逆唱，物品記銘，言語流暢性の9項目について，30点満点で評価する．HDS-Rは20点以下で認知症を疑う．

No.	質問内容	配 点
1	年齢（2歳までの誤差は正解）	0（不正解），1（正解）
2	日時の見当識 （年，月，日，曜日）	0, 1（それぞれ正解で1点）×4
3	場所の見当識	0, 1（ヒントあり），2（自発的）
4	3つの言葉の記憶	0, 1（それぞれ正解で1点）×3
5	計算（100−7，さらに7を引く）	0, 1（それぞれ正解で1点）×2
6	数字の逆唱 （即時記憶：682，3529）	0, 1（それぞれ正解で1点）×2
7	3つの言葉の想起	0, 1（ヒントあり），2（自発的）×3
8	5つの物品を記憶	0, 1, 2, 3, 4, 5
9	野菜の名前をできるだけ多く言う （言葉の流暢さ）	0（5つ以下），1（6つ），2（7つ）， 3（8つ），4（9つ），5（10以上）

ⓑ MMSE（ミニメンタルステート検査）

MMSEは時間と場所の見当識，3単語の即時再生と遅延再生，計算，物品呼称，文章復唱，3段階の口頭命令，書字命令，文章書字，図形模写の11項目から構成される30点満点の認知機能検査である．所要時間は6〜10分．MMSE 23点以下で認知症を疑う．27点以下は軽度認知障害（MCI）[124]が疑われる．

◯ 認知症の重症度

	軽 度	中等度	重 度
MMSE	21〜23点	11〜20点	0〜10点

ⓒ MoCA（Montreal Cognitive Assessment）

日本語版MoCA（MoCA-J）は，MCIのスクリーニングに用いられる．所要時間は10分程度．視空間・遂行機能，命名，記憶，注意力，復唱，語想起，抽象概念，遅延再生，見当識からなり，MoCA 25点以下がMCIとされる．

┣③ 日常生活動作（ADL）評価

ADL[125]評価法には，機能的自立度評価法（FIM）とバーサルインデックス（BI）が用いられている．

124・軽度認知障害（MCI）：正常と認知症の中間であり，記憶力や注意力などの認知機能に低下がみられるものの，日常生活に支障をきたすほどではない状態を指す．

125・ADL：日常生活動作．一人の人間が独立して生活するために行う基本的な，しかも各人ともに共通して毎日繰り返される一連の身体的動作群のこと．

a FIM（機能的自立度評価表）

FIMは日常生活動作（ADL）評価の指標であり，実際の生活の場で「しているADL」を評価することから，<u>介助量の評価に用いられる</u>．13の運動項目（セルフケア，排泄^{はいせつ}，移乗^{いじょう}，移動）と5つの認知項目（コミュニケーション[126]，社会認識）で構成される．1点（全介助）〜7点（完全自立）の7段階評価である．最低18点，満点126点．リハビリテーションの初期と最終評価などで使用される．

○ FIMの段階評価

自立	7点	完全自立
	6点	修正自立
部分介助	5点	監視，指示，促し，準備
介助あり	4点	最小介助（75％以上自分で行う）
	3点	中等度介助（50〜75％自分で行う）
完全介助	2点	最大介助（25〜50％自分で行う）
	1点	全介助[127]（25％未満しか自分で行わない）

b バーサルインデックス（BI）

BIは国際的に広く用いられているADLの評価法であり，「できるADL」を評価することから，<u>自立度の評価に用いられ</u>，高齢者の総合評価などに使用される．評価項目は10項目（食事，移動，整容，トイレ動作，入浴，歩行，階段昇降，着替え，排便コントロール，排尿コントロール），各項目を自立度に応じて0点，5点，10点，15点で採点する．最低0点，満点100点．

┠❹ QOL評価

QOLの評価では，ひとが人間らしく満足して生活しているか，自分らしい生活が送れているか，といった観点から「生活の質」を多元的に評価する．心身の健康，良好な人間関係，満足いくやりがいのある仕事，充実した教育環境，楽しみや余暇，快適な住環境など，多岐にわたる評価項目を含む．

なお，評価表の使用には使用登録申請が必要な場合があるため，要注意である．

a SF-36

SF-36® は，非疾患特異的に健康関連QOL[128]（HRQOL）を測定するための尺度^{しゃくど}である．36項目の質問からなり，結果から8分野の尺度について評価する．所要時間は5分程度．最低0点，満点100点．得点が高いほどQOLが高いと判断される．自己評価，電話調査，インタビュー形式で用いることが可能である．

126・コミュニケーション：気持ちや意見などを，言葉などを通じて相手に伝えること．相手とスムーズに意思疎通を図ること．

127・全介助：ある特定の行動に対して，サポートがあったとしても自分ではできない状態を指す．介助には「自立」「一部介助」「半介助」「全介助」の4段階がある．

128・健康関連QOL（HRQOL）：医療評価のためのQOLとして，個人の健康に由来する事柄に限定した概念．

b SF-8

SF-8^{TM}は, 日本でも広く使用されている健康関連QOLを測定する包括的尺度である. 質問は8分野, 8項目だけで構成されており, 所要時間は2分程度. 国勢調査[129]のような大規模調査や, サンプル数[130]の大きい集団レベルでの比較調査に有用とされる.

○ SF-36やSF-8で評価される8分野

身体機能	身の回りの動作や, 激しい運動が可能か
日常役割機能(身体)	身体的な理由で, 仕事や活動などが妨げられたか
体の痛み	体の痛みが理由で, 仕事や活動が妨げられたか
社会生活機能	身体的・精神的な理由で, 人との付き合いが妨げられたか
全体的健康感	自分の健康状態は良いか, 悪いか
活力	疲れ果てているか, 活力にあふれているか
日常役割機能(精神)	精神的な理由で, 仕事や活動が妨げられたか
心の健康	神経質で憂鬱か, 穏やかで楽しいか

129●国勢調査:日本に住んでいるすべての人と世帯を対象とし, 5年に1度実施される, 国の最も重要な統計調査. 国や地方公共団体において生活に直結する施策などに活用される.

130●サンプル数:アンケート調査などにおける標本のデータ数のこと.

3 臨床医学総論

　臨床医学の各論を学ぶうえでは，さまざまな疾患の発症原因（病因）やその機序について，系統的な理解を深めておく必要がある．ここでは，多くの疾患の成り立ちを考えるうえで共通する病因，検査や治療によって生じる医原性疾患[1]，西洋医学的な臨床医学と異なる漢方医学のとらえ方について，その大まかな枠組みを紹介する．さらに，多くの疾患に共通する疾病管理教育や治療法についても概説する．

1 ● 医原性疾患（iatrogenic disease）：医療行為が原因で生じる精神・身体上の不具合のこと．合併症，副作用，不可抗力によるもの，過失（不注意や怠慢などのためにおかした失敗）のあったものなどが広く含まれる．

1 病因

1 病因論

　臨床医学では，疾患の原因を明らかにし，その成り立ち（発生病理）に基づく診断と治療が行われる．この疾病を引き起こす原因を病因と呼び，ゲノム[2]の異常（遺伝子の突然変異や染色体異常[3]に基づく）によるもの（内因性）と，病原微生物，化学物質などによる中毒，ビタミンの欠乏などの外的な要因によるもの（外因性）とがある．生活習慣病をはじめとする多くの疾患は，この両者の影響を受け，遺伝的な素因に，何らかの環境因子が誘因として働いて発症する（多因子性）と考えられている．また，疾病の発症・増悪のみならず，回復過程や治癒においても個人差があり，生活習慣病などの基礎疾患[4]の有無や回復力などが影響する個人の反応性の差が，これらの違いに関与すると考えられている．

2 ● ゲノム：染色体に含まれるすべての遺伝子と遺伝情報のこと．DNA分子の塩基配列（GATCの並び）により構成される．

3 ● 染色体異常：染色体の量的変化や形の変化（染色体数の増減などの変異や欠失・逆位・転座・重複などによる構造の変化），およびそれが原因で起こる先天性の疾患．

4 ● 基礎疾患：高血圧，糖尿病，気管支喘息，肥満，心筋梗塞，心不全，腎臓病などの持病．定期的な通院や入院が必要な疾患．

2 病理学的変化

　生体の組織を構成する細胞の構造や機能は，さまざまな原因によって障害される．その障害が不可逆的な場合，組織を構成する細胞はアポトーシスをきたして脱落し，臓器の萎縮や低形成を生じる．また，血流が途絶えた部分では，組織は壊死を引き起こし，機能障害の原因となる．

　ダメージを受けた細胞・組織の修復過程においては，元の細胞が再生する場合と，別の細胞によって置き換わる場合（化生）とがある．創傷が治癒する際には，線維芽細胞などの幼弱な細胞の増殖が活性

化され，肉芽組織[5]が形成されることもある．修復の状況や組織によっては，組織の肥大[6]や過形成を伴う場合がある．

　細胞や組織に生じる病変とメカニズムには，循環障害，炎症，自己免疫[7]，代謝障害などさまざまなものがある．

a 循環障害

　循環障害は局所における血液循環の障害をいい，血液のうっ滞[8]，虚血，低灌流によって生じる．循環不全ともいう．循環不全が急性に全身性に及ぶ場合は，ショック状態[9]を引き起こす．

○ 循環不全の起こる原因とその機序および組織の病理学的変化

代表的な原因	機 序	組織や細胞の病理学的変化
血管の狭窄・閉塞	虚血・梗塞	虚血性臓器障害，変性，壊死
体液貯留	うっ血	浮腫，胸水・腹水貯留
心機能低下，血圧低下	低灌流	組織の変性，萎縮
出血，脱水	循環血液量減少	変性，壊死
アナフィラキシーショック[10]	血液分布異常	血管透過性亢進，間質の浮腫，炎症

b 炎 症

○ 炎症の5徴候

熱 感	組織の損傷や血流増加により熱をもつ
発 赤	毛細血管の損傷により内出血，赤くなる
腫 脹	組織の炎症性浮腫，内出血[11]による腫れ
疼 痛	滲出液による圧迫，発痛物質産生
機能障害	その部位の運動が障害されるため，動かなくなる

c その他

　①感染症

　②免疫・アレルギー

　③腫瘍

　④代謝障害

2 医原性疾患

　診断や治療のための医療行為が，病気や障害の要因になることがある．医療行為[12]によって引き起こされた合併症，薬物などの副作用，医療過誤や過剰な医療により生じた疾患，不可抗力によるものなどを総称して医原性疾患という．

---

5 • 肉芽組織：組織が損傷を受けたあと，その創傷治癒過程において形成される炎症性の細胞や小さな血管などにより構成される組織．肉芽組織はやがて実質組織に置き換えられ，炎症組織の再生修復が完了する．

6 • 肥大：組織のサイズが増加すること．心臓の壁が厚くなる場合は，心肥大と呼ぶ．

7 • 自己免疫：本来は外からの異物を認識し，排除するための役割をもつ免疫が，自分自身の細胞や組織に対してまで過剰に反応して攻撃を加えてしまうこと．

8 • うっ滞：血流が静脈やリンパ管などに滞り，血行障害を引き起こした状態．

9 • ショック状態：急激に血圧が低下するなど，循環不全の状態から重要臓器の機能障害を引き起こし，生命の危機を伴う状態．放置したり，対応が遅れると死に至る可能性が高い．

10 • アナフィラキシーショック：外来抗原に対する過剰な免疫応答が原因で，好塩基球表面の免疫グロブリン（IgE）がアレルゲンと結合して血小板凝固因子が全身に放出され，毛細血管拡張を引き起こしてショックに陥る．薬物・食物のアレルギー，ハチ毒，ラテックスアレルギー，食物依存性運動誘発アナフィラキシーなどがある．（→p.276参照）

11 • 内出血：体内で血管が破裂するなどして出血が起こり，血液が組織や皮下にとどまり，痛み，腫れ，皮膚の色調変化などを生じる．

12 • 医療行為：傷病の診断・治療・予防のために，医学的知識に基づいて医療従事者により行われる治療や処置のこと．法律用語では医行為と呼ぶ．

① 薬の副作用

薬剤の投与によって生じる，生体にとって有害な反応を薬の副作用と呼び，薬疹[13]，悪心・嘔吐，下痢，発熱，肝機能障害，腎機能障害，胃潰瘍，血球減少，血圧低下，浮腫などが知られている．全身性の重症型薬疹にはスティーヴンス・ジョンソン症候群（SJS）[14]があり，さらに中毒性表皮壊死症（TEN）[15]で生じるTEN型薬疹は急速に進行し，死亡率が高い．

② 院内感染

病院滞在中に新たに感染した疾患であり，以前にかかっていた感染症の再燃や，病院に来る前に感染して潜伏していた感染症は含まない．医療機関には多くの感染症患者が受診し，治療のために使用する抗菌薬の種類が多いことから薬剤耐性の微生物が発生しやすい環境にあり，手術や重症の疾患で免疫力の低下した易感染宿主[16]（コンプロマイズド・ホスト）の患者が多いため，院内感染を起こしやすい．医療従事者が病原微生物の運び屋になってしまうことを防止するため，通常時からの感染予防対策（手指衛生の徹底，適切な防護具の着用，環境整備，医療器具や機器の洗浄・消毒・滅菌，院内の感染症発生状況の把握，職員への感染防止教育）が重要である．

③ 医療過誤

過失によって生じた医療事故のこと．医療行為に過失があり，患者に身体障害が発生し，過失とその身体障害に因果関係があるものをいう．安全管理の視点から，人は間違いを起こすこと（ヒューマンエラー[17]）を前提にシステムを改善し，エラーの成因を多面的にとらえて再発予防策を講じることが重要とされる．

3　漢方医学における病態のとらえ方

現在の臨床医学が西洋医学を基盤とするのに対し，漢方医学は治療に対する身体の反応を上台に体系化された日本独自の自然科学的な伝統医学である．

① 漢方医学の特色

原因が特定できないものや，検査に現れにくい不定愁訴[18]や虚弱体質，西洋医学で改善しにくい慢性的な疾患，未病[19]の状態でも治療が可能であり，先人の治療経験の集積から導き出された治療方法として漢方薬を使用する．

13・薬疹：内服や注射，造影剤など薬剤の投与に伴って生じるアレルギー反応によって引き起こされる発疹のこと．発赤，膨らみ，水疱，蕁麻疹，かゆみ，皮膚の脱落，痛みなどの症状が出る．疑わしい薬剤はすぐに中止する．

14・スティーヴンス・ジョンソン症候群（SJS）：皮膚粘膜眼症候群．口唇，口腔，眼，鼻，外陰部などを含む全身の粘膜に紅斑，びらん（ただれ），水疱が多発し，表皮の壊死性障害を認める疾患．

15・中毒性表皮壊死症（TEN）：高熱や全身倦怠感などの症状を伴って，口唇・口腔，眼，外陰部などを含む全身の皮膚や粘膜に紅斑，びらんが広範囲に出現する重篤な疾患．

16・易感染宿主（compromised host）：免疫力の低下により，通常では感染症を発症しない（感染しても症状が出ない）微生物によって，容易に感染症を引き起こし，臓器の機能障害や症状が出やすい状態にある人．

17・ヒューマンエラー：意図しない結果を引き起こす人間の行動を意味する．あらゆる場面で発生しているヒューマンエラーは完全にはなくせないが，適切な対策をとることで事故やトラブルを低減できる．

18・不定愁訴：明確な原因がないのに，なんとなく体調がすぐれない，疲れやすい，気分がすっきりしないといった自覚症状があること．医学的に体の病気として説明が難しい症状のことをいう．

19・未病：病気ではないが，病気に向かいはじめている段階を指す．自覚症状はないが検査では異常がある状態と，自覚症状はあるが検査では異常がない状態とを含む概念．

⊢② 舌診

　舌診は身体の状態を表す証[20]をとらえる際に，簡便かつ重要な診察手段の一つである．舌の全体の状態，色調，大きさ，形態，乾湿，舌苔の状態などを評価する．舌の辺縁に歯形がつく「歯痕」は，体内に水分の偏りが起きた水毒の状態と考える．

　東洋医学[21]における診察では，舌診，脈診，腹診の3つが重要であり，患者の現在の病態を把握する，すなわち，証を診る．

脈診	脈の深さ・速さ・緊張状態から身体の状態を判断
舌診	舌の形・色・苔の状態から身体の具合を診断
腹診	全身状態としての「虚実」と漢方医学的な病態を把握

⊢③ 体質判断

　漢方医学[22]の基本概念に基づく体質判定を行い，その結果に沿って漢方薬を選択する．

虚実	病気に対する抵抗力・反応力が充実している状態を「実」，低下している状態を「虚」と判断
寒熱	身体の状態が「寒」なのか，「熱」なのかを判断
気血水	心身の健康な状態を維持するのに欠かせない3要素のバランスを判断

⊢④ 虚実

　虚実は漢方医学の重要な概念であり，慢性的な疾患における治療薬選択の基準となる．

実証	評価のポイント	虚証
筋肉質	体型	やせ，水太り
活発	活動性	消極的
良好	栄養状態	不良
光沢・つや	皮膚	さめ肌・乾燥
発達良好	筋肉	発達不良
大食	消化吸収	小食
季節に順応	体温調節	夏バテ，冬は疲れる
力強い	声	弱々しい
寝汗はない	寝汗[23]	寝汗をかく

　虚実のほか，寒熱，気血水といった漢方医学の概念から総合的に診断して治療を行う．

4　疾病管理としての生活指導

さまざまな疾患の発症予防，治療，増悪予防，再発予防において，効果的な疾病管理が重要である．疾病管理は多職種による包括的な管理とセルフケア[24]教育が必須であり，行動学的理論に基づく生活習慣の改善，疾患に関する患者や家族への十分な情報提供，理解と実践を助けるための個別サポートが有効である．

① 禁煙指導
② 減塩指導
③ 節酒[25]指導
④ 血圧・体重管理指導

24 • セルフケア：健康を増進し，病気を予防し，健康を維持するために，自分自身の身体面・精神面の健康状態を認識してリスクを減らすなど，適切な対処をすること．

25 • 節酒：飲酒量を減らすこと．節度ある適度な飲酒量（1日平均純アルコールで20g）にとどめること．

5　輸血

輸血は，十分に血液をつくれない場合や，大量出血のために生命の危機にあるときに，赤血球や血小板などの血液成分（血液製剤[26]）を体内に入れることをいう．術前に採血したものを輸血する自己血輸血もあるが，多くは提供者の血液成分を静脈から注入するため，臓器移植の一つと考えられている．貧血には赤血球成分製剤が輸血され，出血症状には血小板成分製剤や新鮮凍結血漿が輸血される．

血液製剤には，輸血用血液製剤のほか，アルブミン製剤，免疫グロブリン，血液凝固因子などの血漿分画製剤がある．

26 • 血液製剤：ヒトの血液に含まれる成分を原料に製造された薬．血液を各成分に分離して，それぞれを医薬品として用いる．全血製剤，血液成分製剤，血漿分画製剤がある．

6　透析

腎臓の働きの一部を人工的に補い，血液中の有害物質を取り除く治療（人工透析）である．透析療法には血液透析と腹膜透析の2つがある．高齢者の増加に伴い，世界的に透析が必要となる患者が増えている．透析患者の97％は血液透析である．

❶ 血液透析

半透膜（透析膜）を介して2つの液体が接するときに，物質が拡散および限外濾過[27]で移動する現象を利用したものである．一般的には1週間に2～3回程度，透析を行う施設に通い，4時間以上かけて行う．血液透析をするにはバスキュラーアクセスと呼ばれるシャントや，中心静脈カテーテルが必要である．かつては慢性糸球体腎炎[28]を原因とするものが多かったが，近年は糖尿病性腎症，動脈硬化を原因とする腎硬化症などが増加している．

27 • 限外濾過：血液側から透析側へ圧力をかけて，血液中の水分を取り除く仕組みのこと．

28 • 慢性糸球体腎炎：腎糸球体の炎症によって，血尿やタンパク尿が出る症状が，少なくとも1年以上持続する状態．

● 血液透析が必要となる腎不全症候

体液貯留	浮腫，胸水，腹水，心膜液貯留，肺水腫
体液異常	高度の低ナトリウム血症，高カリウム血症，低カルシウム血症，高リン血症，代謝性アシドーシス
消化器症状	食欲不振，悪心・嘔吐，下痢
循環器症状	心不全，不整脈
神経症状	中枢神経障害（意識障害，不随意運動，睡眠障害）末梢神経障害（かゆみ，しびれ）
血液異常	高度の腎性貧血，出血傾向
視力障害	視力低下，網膜出血症状，網膜剝離[29]

　血液透析導入初期の合併症として，細胞内への水移動に伴う脳浮腫など不均衡症候群（失見当識，頭痛，血圧低下，こむら返り）が出現する．

　長期の血液透析患者に起きやすい合併症として，動脈硬化に伴う心血管系合併症，高血圧もしくは低血圧，二次性副甲状腺機能亢進症，透析アミロイドーシス[30]，腎性貧血[31]，感染症，栄養障害，後天性腎囊胞，腎がんなどがある．

▶ ❷ 腹膜透析

　腹腔内に1.5～2.5Lの透析液を注入し，1日2～5回程度，透析液の注入と排出を繰り返す．腹膜の濾過機能による老廃物除去と，浸透圧による水分量調節を利用した透析方法である．残存腎機能を生かしながら緩やかに透析を行い，月1～2回の通院ですむため在宅医療や社会復帰の点で血液透析より優れる．透析患者の3％程度が含まれる．

　合併症としては，透析液を出し入れするカテーテル出口部や皮下トンネルの細菌感染，腹膜炎，腹膜がびまん性に肥厚し腸管癒着や腸閉塞をきたす．
　被囊性腹膜硬化症（EPS）[32]があるため，5～8年経過したら，ほかの腎代替療法に変更する必要がある．

7　移植医療

　病気や事故によって臓器が機能しなくなった人に，ほかの人の健康な臓器を移植して機能を回復させる医療を臓器移植という．移植医療の対象となる臓器には，心臓，肺，肝臓，腎臓，膵臓，小腸，眼球などがあり，高度な医療技術と医薬品，善意による臓器の提供

29 ● 網膜剝離：さまざまな原因により，目の奥にある網膜がはがれること．視力が低下し，最悪の場合は失明してしまう．

30 ● 透析アミロイドーシス：人工透析によって除去しきれずに体内に残った老廃物（β2ミクログロブリンなど）が体に蓄積し，骨関節領域（骨，靱帯，腱など）や心臓などにアミロイド線維の沈着を引き起こす．手根管症候群，ばね指，肘部管症候群，心不全，不整脈などを発症する．

31 ● 腎性貧血：慢性腎臓病（CKD）に伴う貧血．腎臓からのエリスロポエチン産生低下によって引き起こされる．

32 ● 被囊性腹膜硬化症（EPS）：長期的な腹膜透析により，腹膜が劣化し，腹膜全体が厚くなり，腸管腹膜が癒着するなどして，腸管の動きが低下する．進行すると腸閉塞を発症しやすくなる．

によって成り立つ医療である.

●1 臓器移植の対象となる臓器と主な疾患

心臓	拡張型心筋症[33]などにより，補助人工心臓を使用している
肺	肺高血圧などにより，酸素療法などを受けている
肝臓	原発性硬化性胆管炎などにより，肝臓の機能が低下している
膵臓	1型糖尿病などにより，インスリン注射などをしている
腎臓	慢性腎不全などにより，人工透析を受けているか，その予定
小腸	短腸症候群[34]などにより，吸収機能障害がある

●2 脳死

　脳のすべての働きがなくなった状態のこと．どのような治療をしても回復することはなく，人工呼吸器などの助けがなければ心臓は停止する．回復する可能性がある植物状態[35]とは全く別の状態である．日本では，脳死での臓器提供を前提とした場合に限り，脳死は人の死とされる.

●3 脳死判定

　脳死後に臓器を提供する場合，法に定められた厳格な脳死判定を行い，脳死であることを確実に判定する.

●4 脳死の判定基準

　深昏睡（JCS Ⅲ-300の状態），瞳孔固定・瞳孔散大（両側瞳孔径4mm以上），平坦脳波，脳幹反射（対光反射，角膜反射，毛様脊髄反射，眼球頭反射，前庭反射，咽頭反射，咳反射の7つ）の消失，自発呼吸の消失．これらの5つが6時間以上継続することが条件である.

●5 レシピエントの選択基準

　臓器移植を受ける人をレシピエントという．移植希望登録をしている人のなかで，提供される臓器に最も適合した人が公平に公正に選定される．各臓器のレシピエント選択基準には，血液型，サイズ（体の大きさ），抗体反応，虚血許容時間[36]などの適合条件が定められており，日本臓器移植ネットワーク内で公平に選ばれる．臓器提供者（ドナー）が親族優先提供の意思表示をしている場合，医学的な緊急度，術式，年齢，施設の所在地，待機時間などにより優先順位が決められている.

33 • 拡張型心筋症（DCM）：心臓の働きが低下し，心臓が拡大して，息切れや疲れやすさ，不整脈による動悸やめまいなどが出現する進行性の心疾患.

34 • 短腸症候群（SBS）：腸管の大量切除や先天性の欠損などにより著明な消化吸収障害に陥り，日常生活および社会生活に支障をきたす重篤でまれな病態.

35 • 植物状態：長期にわたる昏睡状態（意識障害）を示す状態．脳血管疾患や頭部外傷，低酸素脳症，薬物中毒などによって引き起こされる遷延性意識障害．「脳死」と異なり，回復する可能性がある.

36 • 虚血許容時間：ドナーから臓器を摘出して，レシピエントの体内に移植し，血流再開までに許される時間のこと．心臓で4時間，肺で8時間，肝臓や小腸で12時間，膵臓や腎臓で24時間といわれる.

┣❻臓器移植の流れ

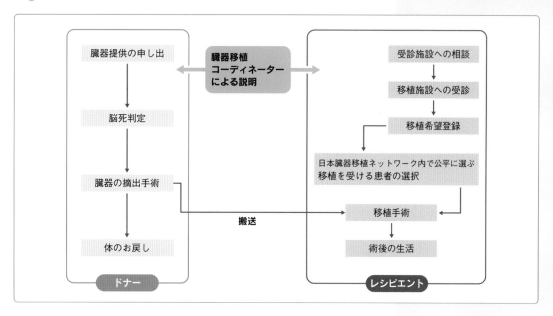

┣❼移植免疫

　臓器移植でしか救えない命がある一方で，移植後の免疫拒絶反応を抑えて移植臓器の生着を図るため，移植後も生涯にわたって免疫抑制剤[37]を飲み続ける必要がある．免疫抑制剤は移植臓器の拒絶反応を抑えるだけでなく，体の恒常性維持に必要な免疫反応まで抑制してしまうため，副作用として，感染症，糖尿病，腎臓病，がんなどのさまざまな合併症を引き起こす．現在，免疫寛容[38]の誘導による免疫抑制剤からの離脱に関する臨床研究が進んでいる．

37・免疫抑制剤：体内で起こっている過剰な免疫反応や炎症反応を抑える薬剤.

38・免疫寛容：有害物質だけを排除し，自己に対する細胞を傷つけない免疫の仕組み.

第**2**章

疾患学と症候学

患者の訴え（主訴）や症状（自覚症状[1]）およびそれらと関連する所見（他覚症状，現症）を症候と呼ぶ．臨床では，多岐にわたる症候を構造的に整理し，その優先度を考慮したうえで問題点を抽出し，中心となる疾患と併存する疾患などを区別しながら，患者の病態を総合的に理解する．そのためには，既往歴や危険因子などを正確に把握するとともに，その疾患の典型的な症候や関連する疾患との関係を理解する疾患学と症候学の基礎知識習得[2]が不可欠である．

ここでは，横断的な疾患概念を理解し，患者からのさまざまな訴えや診察の所見を定義・分類して解釈する方法論を学ぶとともに，各専門領域で必要な臨床医学の基礎力を養成する．

1・自覚症状：慢性的に機能が低下している患者では，普段から日常生活動作や運動強度を無意識に制限してしまっていることが多い（主観的評価の限界）．多くの臨床所見や検査結果などから客観的なデータを積み上げていくことで評価を行う．

2・基礎知識習得：基礎的な知識の土台がなければ，専門知識は習得できない．どの範疇に入る概念なのかを整理することにより，専門知識を取り込むための大枠が形成される（「引き出し」の構築）．知らないことは気づけない，言葉がわからないと理解できない，誤った理解は医療事故の元である．

1 疾患学

疾患学では，診療科の枠組みにあてはめた各専門領域の概論を学ぶため，疾患を分類するうえで必要な基礎知識，臓器や領域別に限定されない横断的な疾患概念とその病態の理解，さまざまな徴候（ちょうこう）から鑑別すべき疾患名を列挙する．領域別の各論がどの診療科の専門性と重なるかを理解し，臨床医学の幅広い知識を習得するための「引き出し」を構築する．

1 疾患学総論

┣❶ 内科学概論

a 内科的診断

内科的診断は，病歴の聴取，診察所見，臨床検査によって導き出される．病歴では，現病歴，既往歴，家族歴，職業歴，喫煙歴・飲酒歴，生活環境などについて聴取する．臨床検査には，血液・尿検査や生理検査，種々の画像検査などが含まれる．

b 内科的診断のプロセス

内科的診断のプロセスにおいては，内科診断学的な基礎知識を理解することが必要である．患者の話をじっくりと聞き（問診），丁寧に観察・評価（診察）し，複数の鑑別診断（かんべつしんだん）を思い浮かべながら必要な臨床検査や画像検査を行う．これらの検査結果を総合的に判断し，患者の症状や経過を説明できることを確認して，最終的な診断に至る．

診断のプロセスにおいて，併存疾患[1]（へいぞんしっかん）の有無についても十分に検討すべきである．とくに高齢の患者では，複数の併存疾患を有していることが多く（多疾患有病者（しっかんゆうびょうしゃ）），それらが治療の対象となる主要な疾患（現病）（げんびょう）の危険因子として残存している場合，現病の

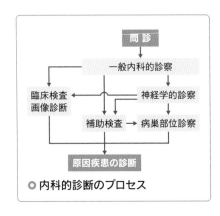

◎ 内科的診断のプロセス

1・併存疾患：現在の疾患とは関係なく，以前から併存している病気のこと．高血圧，糖尿病，脂質異常症，気管支喘息，てんかん，白内障，肝機能異常，足白癬（はくせん），変形性関節症，歯科的問題など多岐にわたり，とくに高齢の患者では，複数の医療施設や診療科にかかっている場合も少なくない．

悪化や再発の原因となってしまうため，併存疾患を評価し，必要があれば適切に治療の手立てを講じる必要がある．

C 臨床推論

　患者の訴えから医師が疾患を診断するまでの思考過程を臨床推論（りんしょうすいろん）という．疾患を特定するためには，さまざまなパターンを想起できる豊富な臨床経験，疾患鑑別に関する知識や技術が必要である．

　医療現場におけるチーム医療では，各医療職種がそれぞれの専門的な見地からアセスメント[2]を行い，得られた情報を提供・共有する．メディカルスタッフが臨床推論の考え方を理解することにより，根拠をもって情報収集にあたり，患者の情報や検査・評価結果を総合的に考え，緊急度[3]や重症度[4]の判断に役立てることができる．

　ただし，必ずしも典型的な症例ばかりではないため，パターン認識にとらわれすぎないことも重要である．

臨床推論の思考パターンの例 ▶「胸が痛い」から考えられるあらゆる疾患を思い浮かべ，そのなかから可能性が高い疾患3つ（ここでは例として，急性心筋梗塞（しんきんこうそく），急性大動脈解離（だいどうみゃくかいり），気胸（ききょう））を思い浮かべながら，問診・診察を行い，関連する検査を実施する．検査の所見から，最も考えられる疾患を念頭に置き，否定する根拠を確認していく．検査や診察の結果から，肺うっ血を伴う広範前壁心筋梗塞（こうはんぜんぺき）によるうっ血性心不全の病態と診断する．緊急性の高い疾患かつ重篤な状態と判断し，すぐに治療を開始する．

2・アセスメント：患者を取り巻く医療上の問題点を理論的に分析すること．

3・緊急度：ある時間内に適切な治療を行うことで，生命や臓器，身体部位の障害や損傷の危機を回避または減少できる時間的な余裕の程度のこと．

4・重症度：治療によって得られる予後の程度のこと．軽症・中等症・重症に分けられる．

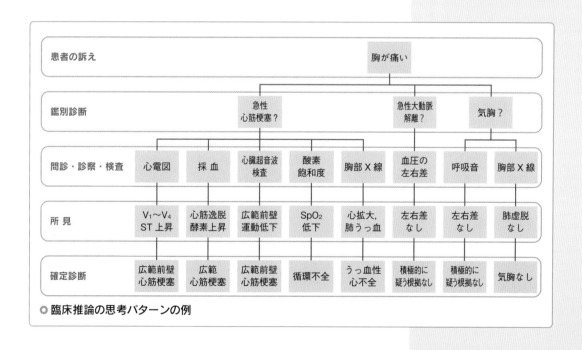

◉ 臨床推論の思考パターンの例

d 内科的治療学

治療は，原因の除去により治癒を目指す原因療法と，疾患による症状を緩和してQOLを高める対症療法とに分けられる．内科的治療法は保存的治療法とも呼ばれ，手術などの外科的治療法や放射線治療と組み合わせて治療することも多い．

◉ 内科的治療法

疾病管理教育		疾病に関する知識や情報を提供することにより，患者自身のセルフケア能力を向上させ，服薬や生活上の注意点について理解し，実践することにより，病気の悪化や再発を防ぐ．とくに慢性疾患においては薬物療法と同等かそれ以上に重要である
生活指導	禁煙指導	あらゆる疾患において禁煙指導は重要である
	食事指導	食事指導は各疾患の特徴，患者の状態により最適化する
	運動指導	どのような運動をどの程度，どのくらいの強さで，どのくらいの頻度でやるのかを具体的に指導する．重篤疾患の超急性期など運動が禁忌[5]となる疾患や病態に注意する
薬物療法		原因除去や，症状の改善に最適な薬剤をさまざまな方法で投与する．患者に薬剤を投与するにあたって，薬剤の作用機序，適応，用法用量，副作用について熟知する必要がある
	内服薬	錠剤・カプセル剤・散剤・顆粒剤・液剤などを決められたタイミングで内服する
	注射薬	皮下注射，皮内注射，筋肉注射，静脈注射など
	外用薬	塗り薬，坐薬，点眼薬，点鼻薬など
	頓服薬	不定期に，症状が出たときなどに使用する内服薬や外用薬
栄養療法		食事が十分に摂取できない状態の患者に対し，経口栄養，経腸栄養，経静脈栄養において，その食形態や種別，摂取カロリーや成分の割合などについてきめ細やかに対応する
輸液療法		体内の水分量や組成を正常に保つために，水分や電解質，糖分などを静脈内に注入する．経口摂取できないとき，脱水，手術中，広範熱傷などで行う
輸血療法		他人あるいは自己の血液成分（赤血球，血小板，血漿，血液凝固因子など）を輸注する補充療法（成分輸血）．同種血輸血と自己血輸血がある．手術や外傷などの大量出血により生命に危険が生じる場合や，造血不全を伴う貧血などで行われる

▶ ② 外科学概論

a 外科手術概論

手術は術者（外科医）と助手だけではなく，麻酔科医，看護師，臨床工学技士など多くのメディカルスタッフとの共同作業であり，チームワークが大切である．

1 手術の種類

開腹手術，開胸手術[6]，腹腔鏡[7]下手術（傷が小さく，痛みが少ない．炭酸ガスで腹部を膨らませるので圧が高くなり出血しにくい．回復が早い）などがある．

5 ● 禁忌：患者の予後を悪化させてしまう危険性が予測されるため，薬物の投与や看護ケア・検査・治療などの何らかの医療行為などを禁止し，厳格に避けなければならない状態．

6 ● 開胸手術：心臓や大血管，肺がんや食道がんなどの進行がんに対し，胸骨や肋骨を切開して胸を大きく開けて行う手術法．

7 ● 腹腔鏡：腹部に小さな穴を開けて細い内視鏡カメラを挿入し，腹腔内の画像をモニターに映し出して観察することができる．腹部に4ヵ所ほど小さな穴を開けて内視鏡や手術のための鉗子やハサミを挿入して行う手術を腹腔鏡下手術（内視鏡手術）と呼ぶ．

2 手術の基本手技

切開	メス，電気メス（高周波電流により止血しながら切る），超音波メス（熱の影響はなく超音波振動で切る）などを用いて切り開くこと
縫合	縫合（腸の縫合，血管縫合，皮膚縫合）は縫い合わせること．結紮は糸でしばること
切除と再建	切除後の欠損組織に対する手術を再建術と呼ぶ．切除した腸管の端端吻合・端側吻合・側側吻合，腫瘍摘出後の再建術，乳がん切除後の乳房再建，顕微鏡下に微小血管吻合を伴う遊離組織移植による再建術などがある

b 創傷治癒

1 創傷の治癒過程

①～④の治癒過程が順調に推移したものを急性治癒，②と③が障害されて治癒が遷延したものを慢性創傷と分類する．

①	止血期	血小板などの血液凝固関連成分が止血に働く
②	炎症期	創内の細菌や創傷治癒遅延因子を排除するため，白血球炎症を起こす
③	増殖期	線維芽細胞，血管内皮細胞が増殖してコラーゲン[8]を産生し，肉芽[9]で覆う
④	安定期	コラーゲンが丈夫になり，皮膚のバリア機能を取り戻す

2 褥瘡の治癒過程

褥瘡（床ずれ）では，色の分類で治療の経過を追う．

①	黒色期	感染予防のための外用薬を使用
②	黄色期	感染を予防する薬剤，死んだ黄色組織を切除か溶かす外用薬を使用
③	赤色期	肉芽を盛り上げ，皮膚ができるのを促す外用薬を使用
④	白色期	経過観察．体位変換や体圧分散寝具による除圧を徹底する

c 滅菌，消毒

滅菌	すべての微生物を対象として，それらをすべて殺滅または除去する方法	酸化エチレンガス滅菌，乾熱滅菌，高圧蒸気滅菌，電子線滅菌，高周波滅菌，濾過滅菌
消毒	対象微生物の数を減らすために用いる処置法．感染症を惹起しえない水準にまで病原微生物を殺滅または減少させる	薬液消毒，オゾン殺菌，煮沸消毒，熱水消毒，紫外線殺菌

d 麻酔

意識のない状態にする全身麻酔[10]と，意識がある状態の区域麻酔（硬膜外麻酔[11]，脊髄クモ膜下麻酔，末梢神経ブロック[12]など）がある．時間のかかる大きな手術や小児では全身麻酔を用いることが多く，

8・コラーゲン：皮膚や腱・軟骨などを構成する繊維状のタンパク質で，人体のタンパク質全体の約30％を占める．

9・肉芽：創傷治癒の過程で生じる血管，線維芽細胞などから構成される組織で，傷を治すために増殖して赤く盛り上がる．

10・全身麻酔：手術などを行う際に，手術中の痛みやストレスを取り除き，手術が安全に行えるように全身状態を維持するために行う麻酔方法．吸入麻酔と静脈麻酔がある．全身麻酔では意識だけでなく自発呼吸が消失するため，人工呼吸管理を行う．

11・硬膜外麻酔：背中を丸くして腰のあたりの中央の皮膚から針を刺し，細い管（カテーテル）を脊髄を覆っている硬膜外腔に留置し，持続的あるいは繰り返し薬剤を注入する．術後の痛みを抑えることにも利用できる．全身麻酔と併用することがある．

12・末梢神経ブロック：痛みを伝える神経を，手術をする場所から離れた部位に局所麻酔薬を投与して痛みを止める麻酔法．全身麻酔と併用することがある．

小手術では区域麻酔を用いることが多いが，全身麻酔と区域麻酔を併用することもある．

─❸ 集中治療医学概論

集中治療とは，生命の危機にある重症患者を，24時間の濃密な観察のもとに，先進医療技術を駆使して集中的に治療すること．集中治療室（ICU）[13]は，疾患を限定せず，集中治療のために濃密な診療体制とモニタリング用機器，ならびに生命維持装置などの高度な診療機器が整備された診療部門（ユニット）である．

a 集中治療

ICUでは手厚い看護師配置基準（患者2人に対して看護師1人），24時間体制で重篤な患者の管理を行う．ICUよりは重症度が低いが，一般病棟の看護師配置基準（7対1や10対1）で看護するには厳しい状態の患者は，HCU[14]（高度治療室）での患者管理を行う．HCUではICUと同様に疾患を限定せずに集中的な患者管理ができるが，患者4人に対して看護師1人の配置基準となっている．

b 院内緊急対応システム（RRS）

院内緊急対応システム（RRS）[15]とは，患者の状態が通常と異なる場合に，現場の看護師などが定められた基準（バイタルサインなどの具体的な数値）に基づき，直接専門チームに連絡し，早期に治療・介入を行うことで，ショックや心停止といった致死性の高い急変に至ることを防ぐシステムである．患者が急変した際に，主治医に連絡し，院内放送などで応援を集結して，ICUに入室するコードブルー，BLS（一次救命処置）やACLS（二次救命処置）は，すでに起きてしまった重篤な状態に対応することを目的としているのに対し，RRSは緊急事態を未然に防ぐ先手を打つシステムである．おおむね300床以上の急性期病院がRRSを導入している．

RRS導入により，院内心停止率の低下や入院日数の削減だけでなく，医療安全管理レベルが向上する．

─❹ リハビリテーション医学概論

a リハビリテーション医学

さまざまな疾患や外傷，病態により生じた障害を最小化し，残存能力を最大化するための治療と予防の医学のことをいう．神経疾患，骨関節運動器疾患，呼吸・循環器疾患，小児疾患，がん，加齢などに伴って起こる生活機能上の問題を診断・治療する．

人としての活動を支え，個人のQOLを高める医療を目指し，患者やその家族を含めたチーム医療を医学的見地から管理する．また，

13 ● 集中治療室（ICU）：病院内の施設の一つで，重篤な急性機能不全の患者を24時間体制で管理し，より効果的な治療を目指す．

14 ● HCU：ICUと一般病棟の中間に位置する患者管理を行うための診療部門であり，高度治療室や準集中治療管理室などと呼ぶ．

15 ● 院内救急対応システム（RRS）：状態が通常と異なり，定められた基準を逸脱する患者を発見したら，すぐに専門チームに連絡し，救急治療を開始する．

定期的なカンファレンスを開いて目標や方針を確認しながら，評価・計画に基づいてリハビリテーションプログラムを実施し，社会資源の活用を含めた総合的アプローチを展開する．

b 機能障害の評価

リハビリテーション医学で行う機能障害の評価は多岐にわたる．日常生活上の問題の聞き取りや，補助的な検査などを通じて，各障害の特徴を明らかにする．

○ 高次脳機能障害の機能障害評価

記憶障害	全般的記憶検査	WMS-R（ウィクスラー記憶検査）
	言語性記憶検査	三宅式記銘力検査
	視覚性記憶検査	ベントン視覚記銘力検査，REY図形テスト
	日常記憶検査	RBMT（リバーミード行動記憶検査）
注意障害	神経心理学的検査	CAT・CAS（標準注意検査法・標準意欲評価法）
	行動観察	面接，生活場面の観察
遂行機能障害	神経心理学的検査	BADS（遂行機能障害症候群の行動評価） WCST（ウィスコンシンカード分類課題） FAB（簡易前頭葉機能検査） TMT（トレイルメイキングテスト） WAIS（ウェクスラー成人知能検査）
	行動評価	具体的課題（ペーパークラフト，手芸，木工など）
社会的行動障害	行動観察	生活や訓練場面の観察
	神経心理学的検査	ABS適応行動尺度
		S-M社会生活能力検査

c リハビリテーション実施計画

疾患別リハビリテーションを実施するにあたっては，リハビリテーション実施計画書を作成する．

リハビリテーションの機能障害評価に基づく実施方針，リハビリテーションの必要量とその内容，禁忌事項などの具体的事項を記載する．

リハビリテーション実施計画書の作成にあたり，日常生活動作（ADL）項目としてBI[16]またはFIM[17]のいずれかを用いる．リハビリテーション開始後7日以内，遅くとも14日以内に作成し，内容について患者・家族に説明のうえ，交付するとともに，その写しを診療録に添付する．

16 • BI：疾患によらず日常生活動作（ADL）を評価する．10の評価項目について0〜15点でできるADLを評価する．介護分野でよく用いられ，BI利得は通所介護事業のアウトカム評価で使用される．

17 • FIM：機能的自立度評価法．疾患によらず，しているADLを評価する．主に医療分野でよく用いられ，FIM利得やFIM効率などのアウトカム評価に用いられる．介助度の程度がわかる．

1 疾患別リハビリテーション

疾患別リハビリテーション	代表的な対象疾患
心大血管疾患リハビリテーション	急性心筋梗塞，狭心症，開心術後，大血管疾患，慢性心不全で左室駆出率40％以下，など
脳血管疾患リハビリテーション	脳梗塞，脳腫瘍，脊髄損傷，パーキンソン病，高次脳機能障害，など
廃用症候群リハビリテーション	急性疾患などに伴う安静による廃用症候群
運動器リハビリテーション	上下肢の複合損傷，脊椎損傷による四肢麻痺，運動器の悪性腫瘍，など
呼吸器リハビリテーション	肺炎・無気肺，肺腫瘍，肺塞栓，慢性閉塞性肺疾患であって重症度分類Ⅱ以上の状態，など

2 リハビリテーションの改善度を示す指標

FIM利得	退院時FIM総得点－入院時FIM総得点
FIM効率	FIM利得÷入院日数
BI利得	事後BI－事前BI

d リハビリテーション治療

リハビリテーションにおける治療は，機能障害そのものへのアプローチと代償的アプローチとに分けられる．

機能障害へのアプローチ	麻痺や言語障害など，病気によって生じた機能障害を回復させる
代償的アプローチ	生活を送るうえでの障害の軽減を目指す．残った機能の活用，補助具の活用，環境の調整など

治療手段としては，薬物療法，神経ブロック[18]，運動療法，疾病管理指導，温熱・電気刺激などの物理療法，作業療法，言語療法，装具療法[19]，義肢作成などがある．

18・神経ブロック：局所麻酔薬を痛みがあると考えられる神経およびその周囲に注射して痛みを緩和させる治療法．ペインクリニックや整形外科，脳神経内科やリハビリテーション科などで用いられる．

19・装具療法：靴底のインソールや膝のサポーターなどによって痛みを和らげる治療．

2 疾患学各論

疾患学各論では，臓器や領域別に限定されない横断的な理解が必要な病態について，その大枠を理解する．

1 外傷

疾患概念	外的な要因によって生じた損傷．出血，打撲，骨折，切創，挫傷，あるいは，これら複数の組み合わせからなる
原因	交通事故（交通外傷），転落（転落外傷），頭部外傷，出血，打撲，骨折，多発外傷
症状	出血，疼痛，機能不全など，外傷の種類や程度によって大きく異なる
検査	バイタル測定，出血量の確認（貧血の有無：血液検査など），画像診断（障害の範囲と程度を確認：X線検査，超音波検査，CT，MRI）
治療	消毒，異物除去，止血，縫合．骨折の場合は整復・固定，ときに手術．消炎，鎮痛

┼② 脱水

疾患概念	体内の水分量が少なくなること．乳幼児と高齢者は口渇（のどの渇き）を感じにくかったり，自分で水分補給をすることができないため，脱水になりやすい
原因	夏の暑い時期に運動で大量の汗をかく，入浴やサウナで大量に汗をかく，下痢や嘔吐などにより体内の水分量が減少する
症状	口渇，尿量減少・濃縮尿（濃い黄色の尿）→ 頻脈，めまい，意識障害（ぼーっとする）
評価	ツルゴール低下（手の甲や前胸部の皮膚を軽くつまんで離したときに，皮膚が元の状態に戻るまでに2秒以上かかる），血圧低下 → 悪化するとショックに陥る
検査	血液検査：赤血球数（RBC）上昇，血色素（Hb）上昇，ヘマトクリット（Ht）上昇，尿素窒素（BUN）上昇
治療	軽症ではスポーツ飲料などの水分摂取．中等症～重症では，点滴による水分補給

┼③ 熱中症

疾患概念	大量発汗による体内の水分・塩分の喪失や循環不全により，異常に体温が上昇して重要な臓器が高温にさらされたことにより発症する障害．ときに死に至るため，予防することが重要である
原因	激しい運動や労働，暑さによって体温が上昇し，体温調節がうまくいかない状態で起こる．高温多湿，風が弱い環境で起こりやすい
症状	大量の発汗，頭痛，倦怠感 → 筋肉硬直，悪心・嘔吐，めまい，失神 → 意識障害，けいれん
注意！	炎天下での長時間の屋外作業や運動は避ける．高齢者，乳幼児，肥満者で起こりやすいため，こまめな水分補給で予防する
治療	涼しい場所に避難し，服をゆるめて体を冷やす．脱水があれば水分・塩分補給

┼④ 熱傷（やけど）

疾患概念	熱性液体，火焔，熱性個体に触れるなどした際の，熱エネルギーによる生体への損傷．放射線，化学物質，日光（日焼け），電気による類似の損傷のことをいう場合もある．損傷の広さと深さによって重症度を分類．真皮までのⅡ度熱傷であっても，損傷範囲が体表面積の30％以上に及ぶと生命に危機が生じる（広範囲熱傷）
原因	火，熱湯，熱した油，水蒸気，爆発による爆風，暖房器具・調理器具・アイロン，など
症状	痛み，発赤，腫脹 → 水疱 → 皮膚の剥離 → 瘢痕形成，瘢痕拘縮（ひきつれ）
重症度	熱傷深度，熱傷面積，年齢により規定された重症度を判定し，初期より適切な治療を行う
重症熱傷	熱傷深度や熱傷面積の重症に加えて，顔面熱傷，手・関節部の熱傷，気道熱傷を伴う 重症熱傷では，大量に体液を喪失して脱水から熱傷ショック → ショック離脱期には心不全，肺水腫など，重篤な合併症を引き起こす
治療	保存療法として，温浴療法（水治療），抗菌薬クリーム塗布（軟膏療法），外科的切開（減張切開） 手術療法では，外科的壊死組織除去（デブリードマン），皮膚移植 広範囲熱傷は輸液療法と全身管理．そのうえで，熱傷創の管理を行う
合併症	二次的な細菌感染 → 敗血症．カーリング潰瘍（ストレス性潰瘍），腎不全，呼吸器合併症（喉頭浮腫からの気道閉塞，化学肺炎，無気肺）
注意！	熱傷患者は基礎代謝量の1.5～2倍のカロリーが必要（NSTとの連携が不可欠）
機能障害	筋萎縮と関節拘縮，瘢痕（可動域制限，手指巧緻性低下，開口障害 → 摂食障害，下眼瞼の外反 → 角膜炎，整容的問題 → 心理的問題），異所性仮骨（肘に多い．関節変形，可動域制限），切断（機能低下，整容上の問題，幻肢痛），末梢神経障害，瘙痒感・疼痛，心理・社会的問題（外傷後ストレス障害，うつ状態，睡眠障害）

a 熱傷面積の算定

熱傷面積の概算法として，9の法則，5の法則，手掌法，Lund & Browder の表などがある.

1 9の法則

成人の熱傷患者に対して大まかな熱傷面積を把握するために用いる.

2 5の法則

小児の熱傷患者に対して大まかな熱傷面積を把握するために用いる.　小児は頭部の占める面積が広い.

3 手掌法

外来などで狭い範囲の熱傷面積の算定に用いる.

4 Lund & Browder の表

詳細な面積の算定に用いる.

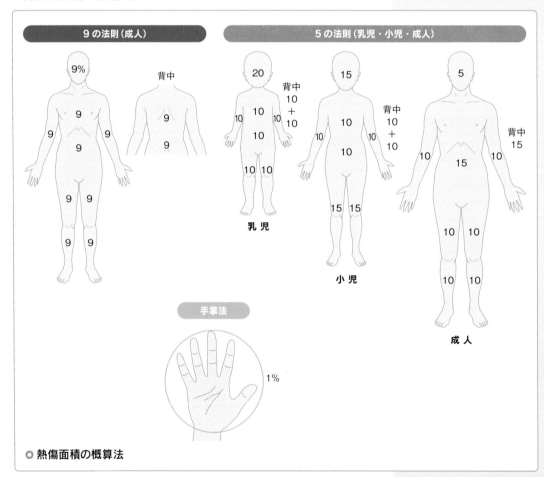

◯ **熱傷面積の概算法**

b 熱傷の深達分類

Ⅰ度熱傷	表皮レベルの熱傷		発赤・紅斑. 治療しなくても数日間で瘢痕を残さずに治る
Ⅱ度熱傷	真皮レベルの熱傷 (水疱形成が特徴)	浅達性Ⅱ度熱傷 (SDB)	水疱の下の真皮は赤色. 1〜2週間で肥厚性瘢痕にならずに治癒
		深達性Ⅱ度熱傷 (DDB)	水疱の下の真皮は蒼白. 3〜4週間で治癒. 肥厚性瘢痕を残す
Ⅲ度熱傷	皮膚全層(以上)の 障害		受傷部位の辺縁から上皮化. 保存的治療では1〜3ヵ月以上を要するため, 植皮術など手術療法が一般的. 瘢痕拘縮をきたす

c 熱傷指数と熱傷予後指数の算定

熱傷の深達度と熱傷面積が決まると重症度が評価できる.

1 熱傷指数

○ Burn Index(BI)

$$熱傷指数(BI) = Ⅱ度熱傷面積(\%) \times \frac{1}{2} + Ⅲ度熱傷面積(\%)$$

熱傷指数と予後の関係 ▶ 10〜15以上を重症として扱う.

熱傷指数(BI)	予後の目安
40〜70	死亡率が60%を超える
70以上	救命は非常に困難

2 熱傷予後指数

○ Prognostic Burn Index(PBI)

$$熱傷予後指数(PBI) = 熱傷指数 + 患者年齢$$

熱傷予後指数と臨床的予後の関係 ▶

熱傷予後指数(PBI)	臨床的予後
80以下	重篤な合併症は既存症がなければ, ほとんど救命可能
80〜100	重症熱傷であり, 死亡例もありうる
100〜120	救命は可能であるが, 非常に困難
120以上	致命的熱傷

3 Artzの基準

対応すべき医療機関を選定するための基準である. 一次救急, 二次救急, 三次救急医療機関や救急隊が使用する.

● Artzの基準

重症度	治療場所	判断基準
軽症熱傷	一次救急医療機関	Ⅱ度熱傷が15％未満，Ⅲ度熱傷が2％未満（顔面・手・足の熱傷を除く）
中等度熱傷	二次救急医療機関	Ⅱ度熱傷が15％以上30％未満，Ⅲ度熱傷が2％以上10％未満（顔面・手・足の熱傷を除く）
重症熱傷	三次救急医療機関	Ⅱ度熱傷が30％以上，Ⅲ度熱傷が10％以上．顔面・手・足の熱傷．気道熱傷の疑いあり，軟部組織損傷や骨折を伴う

＊意識障害や神経学的異常がある場合，年齢が5歳以下や60歳以上，基礎疾患（呼吸器・循環器疾患，肝機能障害，腎機能障害など）あり，抗血栓療法を受けている患者などは，重症と判断する．

┣❺ 咬虫症（こうちゅう）

疾患概念	虫刺されのこと．虫刺症（ちゅうし），刺咬症（しこう）とも呼ばれる．昆虫に刺されたり咬（か）まれたりして生じる皮膚炎のことをいう．かゆみ，発疹（ほっしん），痛み，腫れ，まれに急激に全身状態が悪化することがある
原因	蚊（か），蜂（はち），毒蛾（どくが），毛虫，ムカデ，クモ，ブユ，アブ，マダニ，イエダニなどにより刺される（咬まれる）ことにより，虫のもつ毒や，虫の唾液成分が皮膚に注入されて生じるアレルギー反応
症状	虫に刺されたり，咬まれたりしたときに，局所的に生じる皮膚のかゆみ，痛み，発赤，腫脹．ときに蕁麻疹（じんましん）のように広がる．まれにアナフィラキシー（短時間で全身に強いアレルギー症状が出る）
注意！	掻き壊すと，二次的な細菌感染のおそれあり．アナフィラキシーでは，血圧や意識レベルの低下（ショック）から死に至ることがあるため，疑う場合にはすぐに救急要請
治療	患部を流水で洗い流してステロイド外用薬を塗布（とふ）

┣❻ 感染症

疾患概念	細菌，ウイルス，真菌，寄生虫などの病原体（微生物）が体内に侵入して増殖し，発熱や下痢，咳などの症状が出る疾患の総称．伝染性のあるものとないものがある．全身性と局所性に分けられる．重度の全身性感染症ではときに死に至る
原因	微生物の侵入と増殖，感染に対する宿主の防御機能低下．正常の宿主には病原性を発揮しないが，免疫力が低下した状態では日和見感染症（ひよりみ）[20]を発症（易感染性（いかんせんせい））．防御のための激しい免疫応答が感染症の重症化に関与することもある
症状	局所性：蜂窩織炎（ほうかしきえん），膿瘍（のうよう）[21]形成．全身性：発熱，複数の器官の炎症 → 敗血症，脳症 → 敗血症性ショック，ときに毒素性ショック
検査	喀痰（かくたん），血液，尿，髄液（ずいえき），滲出液（しんしゅつ） → 顕微鏡検査，培養検査，免疫学的検査，PCR検査[22]
注意！	日和見感染症 ＋ 多剤耐性菌 → 院内感染 パンデミック[23] → 多くの医療機関における院内クラスター[24]形成と医療崩壊[25]
治療	原因微生物によって異なる．ウイルス感染症に抗菌薬は無効

20 • 日和見感染症：免疫力が低下し，健康な人では発症しない病原性の弱い細菌やウイルスによって引き起こされる感染症のこと．

21 • 膿瘍：感染などによる炎症によってできた膿だまり．腫れや痛みが強い場合は，切開・排膿を行う．

22 • PCR検査：PCRにより，検査したいウイルスなどの遺伝子（DNA：デオキシリボ核酸）を増幅させて検出する方法．

23 • パンデミック：感染症や伝染病が広範囲に大流行し，非常に多くの感染者が発生すること．世界的大流行．

24 • クラスター：小規模な集団感染や，それによってできた感染集団のこと．

25 • 医療崩壊：安定的で継続的な医療提供体制が成り立たなくなる状況．医療を提供するために必要な人や物資が絶対的に不足することで起こる．

┣❼ 生活習慣病

疾患概念	不健康な生活習慣に関連して発症・進行する疾患の総称. 高血圧, 脂質異常症, 糖尿病, 肥満・メタボリックシンドローム[26], 高尿酸血症などが含まれ, その多くは生活習慣の改善により予防可能. 放置すると, 心血管病や脳卒中, 慢性閉塞性肺疾患(COPD)[27], 歯周病[28]などの疾患を発症する
原 因	好ましくない生活習慣(過食・偏食, 運動不足, 喫煙, 飲酒, ストレス, 睡眠不足, など)
症 状	とくになし
検 査	問診, 体重・腹囲測定, 血圧測定, 血液生化学検査・尿検査
注意!	早期発見には, 定期的な健康診断が重要. 異常を指摘されても放置していては, 意味がない
治 療	食事・運動・禁煙などの生活指導. 改善が不十分であれば, 薬物療法を開始する

┣❽ 動脈硬化性疾患

疾患概念	動脈の弾力性が失われて硬くなり, 血管の内側がもろくなって粥腫(プラーク)を形成して, 血管が狭くなったり(狭窄), 詰まったり(閉塞)することによって生じる疾患の総称. 動脈は全身のあらゆる臓器に行き渡っているため, 全身にさまざまな影響を与える
原 因	冠危険因子(動脈硬化を引き起こす主要因):喫煙, 糖尿病, 高血圧, 脂質異常症. そのほかに, 肥満, 運動不足, 高尿酸血症, 加齢, 男性・閉経後の女性, 心疾患の家族歴, など
症 状	かなり進行するまでは, とくに症状はなし 狭窄が強くなったり, 閉塞を認める場合には, 虚血[29]に伴う痛みや機能低下を各臓器・各部位に認める
検 査	血液生化学検査・尿検査, 心電図, 心エコー検査, 脈波伝播速度検査, 頸動脈エコー検査
注意!	高齢者では, 動脈硬化による大動脈弁狭窄症が増えている. 突然死のリスクがあるため, 心雑音の有無を確認
治 療	冠危険因子の是正と, 生活習慣病の疾病管理

26●メタボリックシンドローム:内臓脂肪型肥満により, 高血圧・脂質異常症・高血糖を呈する病態. 動脈硬化が進行しやすく, 心臓病や脳卒中の発症リスクが高い.

27●慢性閉塞性肺疾患(COPD):長期にわたる喫煙などにより肺に炎症が起こり, 肺胞が破壊されて息が吐き出しにくくなる疾患.

28●歯周病:歯や歯の周囲についたプラーク(歯垢)により, 歯の周囲の組織(歯肉)が炎症を起こし, 歯を支える骨(歯槽骨)が溶けていく慢性的な歯科口腔疾患. 歯周病を放置しておくと, 歯が抜けてしまうほか, さまざまな全身疾患の発症や悪化に関与すると考えられている.

29●虚血:血流の低下や途絶により, 臓器に酸素や栄養が十分に届かなくなり, 臓器の働きが障害されること.

┣❾ 機能性消化管疾患

疾患概念	慢性的な消化器症状を有するが，器質的な病変を認めない，機能的消化管障害．非びらん性胃食道逆流症（NERD）[30]，機能性ディスペプシア（FD）[31]，過敏性腸症候群（IBS）[32]，IBS関連疾患群（機能性便秘，機能性下痢，機能性腹部膨満）を含む
原　因	内臓過敏症，消化管運動障害，微生物叢の変化，粘膜および免疫機能の異常，食事や飲み物の刺激，精神的ストレス，寒冷などの温度変化，など
症　状	NERD：胸やけ，胸のつかえ．FD：上腹部痛，胃もたれ，腹部膨満感．IBS：下腹部痛，便通異常（便秘や下痢）
検　査	大腸内視鏡検査，画像検査，糞便・血液・尿による検体検査
注　意！	IBSは診断から最初の2〜3年は，がんのリスクが高いため，定期検査を行う
治　療	便秘型IBSに粘膜上皮機能変容薬（リナクロチド），心理療法

┣❿ 老　化

疾患概念	加齢に伴う生体機能の低下であり，遺伝的な要因や外界からのストレスに対して適応力が低下することで起こる変化．加齢に伴う虚弱状態（フレイル[33]），慢性疲労，認知機能低下，うつ状態，末梢循環障害，誤嚥性肺炎，骨粗鬆症・骨折，せん妄，摂食・嚥下障害など老化関連疾患は多方面に及ぶが，個人差が大きい
原　因	加齢，酸化ストレス（活性酸素），紫外線，大気汚染物質，糖化，化学物質
症　状	さまざまな臓器の機能低下．しみ・しわ，白髪・脱毛，難聴，老眼・白内障，不眠，記憶力低下，歩行機能低下，頻尿[34]・尿もれ，円背 → 椎体圧迫骨折，老人性うつ，気力低下，認知機能低下，味覚低下，嚥下困難 → せん妄[35]，徘徊[36]，興奮・易怒性
検　査	認知機能検査，歩行機能検査，骨密度検査
治　療	塩分控えめ，適度な運動，好奇心を忘れずに行動力を保つ，社会参加，適切な栄養摂取による標準体重の維持（やせすぎない），歯と歯茎の健康を保つ，噛む力や舌の動きを良好に保つオーラルフレイル[37]の予防

30・非びらん性胃食道逆流症（NERD）：胸やけなどの逆流症状はあるが，内視鏡検査では食道にびらんがない病態．

31・機能性ディスペプシア（FD）：症状の原因となる器質的な異常がないにもかかわらず，上腹部症状を引き起こす消化器疾患．

32・過敏性腸症候群（IBS）：検査では明らかな原因を認めないにもかかわらず，下痢や便秘などの便通異常と，腹痛，腹部不快感，腹部膨満感，腹鳴などの腹部症状が続いている状態．排便によって腹部症状は軽快する特徴がある．

33・フレイル：健康と介護の中間．身体機能，精神心理，社会性の衰えが進むことで自立度がだんだんと落ちていく状態．

34・頻尿：排尿のためにトイレに行く回数が多い状態．

35・せん妄：身体疾患や薬物などの影響により，一時的に意識障害や認知機能の低下，興奮，錯乱などが起きている状態．

36・徘徊：認知症の周辺症状の一つ．記憶障害や見当識障害により，どこに行こうとしていたのかがわからなくなったり，自分の部屋や自宅のある場所がわからなくなったりして，帰宅できなくなる状態を指す．

37・オーラルフレイル：口の健康への意識が低下し，噛んだり，飲み込む機能が衰えて，滑舌が悪くなったり，食べこぼしが増えたり，誤嚥性肺炎を起こしやすくなる．

┤⑪ がん

疾患概念	かつては不治の病と恐れられていたが，今では発症しても6割以上が完治するとされる一方で，膵がんなどいまだに予後不良のがんも少なくない
原 因	さまざまな要因によって発症．喫煙，細菌感染やウイルス感染に，職業性曝露，飲酒，肥満，運動不足，野菜や果物の摂取不足などとの関連が指摘されている
症 状	がんの種類によって異なるが，多くは初期に症状なし．進行すると体重減少，痛み，さまざまな機能低下を認める．末期には，さまざまな機能や活力が大幅に低下し，死期を迎える
検 査	腫瘍マーカー，画像診断（超音波検査，CT，MRI，シンチグラム，血管造影検査）
対 策	がんの種類によって異なるが，可能な場合は予防対策をとる．基本的には健康診断による早期発見・早期治療が重要
治 療	手術，抗がん剤治療・化学療法，放射線治療，緩和治療

パフォーマンスステータス ▶ 全身状態の指標の一つで，患者の日常生活の制限の程度を示す．

0	全く問題なく活動できる．発症前と同じ日常生活が制限なく行える
1	肉体的に激しい活動は制限されるが，歩行可能で，軽作業や座っての作業は行うことができる
2	歩行可能で，自分の身の回りのことはすべて可能だが，作業はできない．日中の50％以上はベッド外で過ごす
3	限られた自分の身の回りのことしかできない．日中の50％以上をベッドか椅子で過ごす
4	全く動けない．自分の身の回りのことは全くできない．完全にベッドか椅子で過ごす

⊦⑫ 急性腹症

疾患概念	急激に発症する腹痛を主訴とし，緊急手術や救急処置の要否を決定すべき急性腹部症候群．非特異的腹痛，急性虫垂炎，胆道疾患，腸閉塞，婦人科疾患などが多い
診断の流れ	全身状態・バイタルサインの把握 → 問診（既往歴など）・腹部理学的所見 → 一般検査・画像検査など → 総合的な診断・手術の要否の決定 ＊頻脈，低血圧を伴う場合，より重症度が高く，予後不良のことが多い
原因	食道破裂，胃・十二指腸潰瘍（穿孔），虚血性腸炎，腸閉塞，胃がん・大腸がん（穿孔），急性虫垂炎，大腸憩室炎（穿孔），肝がん破裂，急性肝炎，胆石発作，急性胆嚢炎・胆管炎，急性膵炎，脾破裂，腎・尿路結石，腎梗塞，腹部大動脈瘤破裂・大動脈解離，腸間膜動静脈閉塞症，子宮外妊娠，骨盤腹膜炎，卵巣茎捻転，急性心筋梗塞（下壁），膠原病，急性副腎不全，急性ポルフィリン症，尿毒症，糖尿病性ケトアシドーシス，急性鉛中毒
症状	急激な腹痛，出血・貧血（吐血，下血，腹腔内出血，後腹膜出血） 確認を要する随伴症状：呼吸・循環器症状（呼吸困難，動悸，息切れ），消化器症状（嘔吐，下痢，便秘，腹部膨満），泌尿器科的症状（頻尿，残尿，血尿），産婦人科的症状（月経不順，不正性器出血）
所見	腹部全体の膨満（腹水・血液の貯留，腸管内ガス貯留），局所の膨隆（ヘルニア嵌頓），発熱（腹膜炎，絞扼性腸閉塞），皮下の青紫色の内出血（膵炎，子宮外妊娠），手術痕の有無，血圧低下・ショック（腹部大動脈瘤，子宮外妊娠，外傷などによる大量の腹腔内出血） 腹部聴診：金属性有響音（機械的腸閉塞），腸管蠕動音低下（麻痺性腸閉塞），血管雑音の聴取（動脈の狭窄や乱流） 打診：肝濁音界（肺肝境界が不明瞭 → 消化管穿孔），鼓音（腸閉塞），濁音域の拡大（腹腔内出血，腹水貯留）
検査	血液生化学検査，単純腹部X線，腹部エコー，腹部CT，上部・下部内視鏡検査，など
治療	全身管理：点滴ルート確保・循環動態の管理，気道確保・呼吸管理，消化管の減圧 原因疾患に対する手術または救急的な処置．鎮痛対策と感染対策も必要

⊢⑬ 薬物アレルギー

疾患概念	ある特定の薬物に対する過剰な免疫反応であり，多くは内服薬や注射薬によって起こる．外用薬（塗り薬）や湿布，点眼薬や吸入薬が原因となることもある．原因薬剤の中止によってすぐに治る軽いものから，アナフィラキシーショックを引き起こすもの，重症薬疹から多臓器障害を引き起こすものまでさまざまである．投与直後から数時間以内に発症する即時型と，半日以上たってから発症する遅延型がある
原 因	抗菌薬（ペニシリン系，セフェム系，テトラサイクリン系，サルファ剤，抗結核薬など），消炎鎮痛薬，感冒薬，抗けいれん薬，痛風治療薬は，薬物アレルギーを起こしやすく，重症型になることもある．画像検査に用いられる造影剤，局所麻酔薬，抗がん剤，関節リウマチ治療薬，高血圧治療薬，糖尿病治療薬によるものもある
症 状	皮膚症状（薬疹），呼吸器障害（喘息発作，間質性肺炎，好酸球性肺炎など），肝障害，腎障害，血液障害（貧血，好酸球増多，白血球減少，血小板減少など）
検 査	血液検査（リンパ球刺激試験），皮膚テスト（パッチテスト，皮内テスト）
治 療	原因薬剤の中止．限局性の皮疹には外用ステロイドを使用する．広範な皮疹や重症皮疹にはステロイドの内服や注射を投与する．重症例には血漿交換療法や大量免疫グロブリン製剤の点滴投与を行うこともある

⊢⑭ 全身性炎症反応性症候群（SIRS）

疾患概念	侵襲の種類にかかわらず，炎症性サイトカインを中心とした免疫・炎症反応による非特異的な全身性の急性炎症反応．各種メディエータ・カスケード，好中球，凝固系などが活性化され臓器障害を引き起こす，致命的な多臓器不全の前段階
原 因	重症感染症，外傷，熱傷，膵炎，外科手術
診 断	①体温＜36℃または＞38℃，②脈拍＞90回/分，③呼吸数＞20回/分あるいは動脈血二酸化炭素分圧（PaCO2）＜32 Torr，④白血球数＞12,000/mm³あるいは＜4,000/mm³または10％を超える幼若球出現． 上記①〜④のうち2つ以上を満たすものをSIRSと診断．重症患者のスクリーニングとして広く用いられる
症 状	発熱，頻脈，頻呼吸，血圧低下，意識低下など
検 査	体温，心拍数，呼吸数（あるいはPaCO2），末梢血白血球数
治 療	原因疾患の治療．血液浄化療法（炎症性サイトカインなどの過剰なケミカルメディエータの除去）．抗炎症作用をもつ薬剤の投与を行うこともある

＊感染に伴うSIRS ＝ 敗血症

╊⑮ 播種性血管内凝固症候群（DIC）

疾患概念	さまざまな疾患により全身の血管の中に血栓ができやすくなるとともに，止血に必要な血液成分が消費されて出血が起こりやすくなる，きわめて重篤な疾患
原因	敗血症，白血病，悪性腫瘍，大きな外傷，大量出血，急性膵炎
症状	紫斑，血尿，下血，吐血，鼻血．重症化すると多臓器不全，意識混濁・昏睡から死亡
検査	血液検査（Dダイマー，FDP，フィブリノーゲン，血小板，アンチトロンビンなど）
治療	原因疾患の治療＋抗凝固療法（ヘパリン，アンチトロンビンⅢ，組換えトロンボモジュリンなど）＋補充療法（血小板や血漿の輸血）

╊⑯ 多臓器障害（MODS）/ 多臓器不全（MOF）

疾患概念	重症傷病が原因となって起こった制御不可能な炎症反応による2つ以上の臓器・系の進行性の機能障害を多臓器障害（MODS）や多臓器不全（MOF）と呼ぶ．脳・脊髄，心臓，肺，肝，腎，消化管などの臓器障害，凝固系，免疫系，内分泌系などの機能障害を含む
原因	重症感染症，外傷，大手術，ショック，膵炎，大量出血，播種性血管内凝固症候群（DIC），心不全，低血圧，低酸素血症，悪性腫瘍など
症状	各臓器障害による症状が同時に複数出る
治療	原因疾患の治療＋臓器不全別の治療

ⓐ 多臓器不全の症状

臓器・系	出現する症状や所見
心臓	息切れ，動悸，むくみ，全身倦怠感，不整脈，心拍出量低下，血圧低下
肺	息切れ，呼吸困難，頻呼吸，顔色不良（チアノーゼ）
腎臓	尿量が少ない（乏尿[38]），尿が出ない（無尿），血尿，蛋白尿
肝臓	体が黄色くなる（黄疸），全身倦怠感
消化管	悪心・嘔吐，腹部膨満，腹痛，吐血，下血
血液	出血しやすい・血が止まらない（出血傾向），貧血，免疫力低下
中枢神経	意識障害，精神障害，けいれん
内分泌	高血糖，低血糖

＊DICになると，クモ膜下出血や脳内出血を引き起こして脳機能障害をきたしやすい．

38・乏尿：尿の排泄量が低下し，1日の尿量が400mL以下となった状態．健康な状態では，1日尿量は約1〜1.5L，1日尿量が100mL以下となる場合を無尿と呼ぶ．

b 多臓器不全の治療

臓器・系	臓器不全別の治療
心不全	強心薬，大動脈内バルーンパンピング（IABP），経皮的心肺補助装置（PCPS），補助循環用ポンプカテーテル（インペラ®），補助人工心臓（VAD）
呼吸不全	人工呼吸器による呼吸管理，人工心肺装置（ECMO）[39]
腎不全	血液透析，持続的血液濾過透析，血漿交換
肝不全	血漿交換
DIC	抗凝固療法，凝固因子を補充するための補充療法（新鮮凍結血漿や血小板の輸血）
感染症	抗菌薬，免疫グロブリン療法
免疫過剰状態	血液浄化療法，免疫抑制療法
高血糖	インスリン持続点滴
低栄養	経管栄養，中心静脈栄養

39・ECMO：体外式膜型人工肺.

2 症候学

症候学では，基本的な診察手技やフィジカルアセスメント[1]などから得られた情報を整理・統合し，患者に最も必要な医学的な診断とその治療を導き出す．ここでは，さまざまな疾患に共通して生じる代表的な症状のとらえ方や評価について学ぶ．

├❶ 発 熱

症候概念 ▶ 何らかの原因により，視床下部にある体温調節機構が正常よりも高い温度にリセットされることで生じる．多くの原因によって引き起こされるが，感染症（上気道[2]感染症，肺炎，急性胃腸炎，尿路感染症など）の急性発熱，とくにウイルス性の呼吸器や消化管の感染症が多い．ほかに，腫瘍性，炎症性（リウマチ性，薬剤性など）などがある．

不明熱 ▶ 3日間の入院検査または3回以上の外来受診で原因が同定されない3週間を超える発熱．

○ 不明熱（FUO）の原因

感染性	非感染性		
	膠原病	悪性腫瘍	その他
カテーテル関連感染症，腹腔内膿瘍，偽膜性腸炎，副鼻腔炎，前立腺炎・尿路感染症，血栓性静脈炎，結核など	全身性エリテマトーデス（SLE），関節リウマチ，リウマチ性多発筋痛症，高安病，結節性多発動脈炎，側頭動脈炎，ANCA関連血管炎，シェーグレン症候群，全身性強皮症，多発性筋炎/皮膚筋炎，混合性結合組織病，ベーチェット病，成人発症スティル病など	悪性リンパ腫，白血病，腎細胞がん，大腸がん，肝細胞がんなど	薬剤熱，脳出血・脳梗塞，肺血栓塞栓・深部静脈血栓症，痛風，偽痛風，クローン病，壊死性リンパ節炎，アルコール性肝硬変，反復性肺血栓症，サルコイドーシス，甲状腺炎など

検査 ▶ 感染症を疑う場合は感染巣と原因となる微生物を検索する．分泌物や血液の培養などを行う．

治療 ▶ 細菌感染であればグラム染色を手がかりに適切な抗菌薬を選択する．

注意！ ▶ 高齢者の場合は高熱が出にくく，肺炎など重症の感染症の症状が出にくい場合がある．

1 • フィジカルアセスメント：問診，視診，触診，打診，聴診などを組み合わせて行う患者の身体的評価をいう．

2 • 上気道：鼻腔から喉頭までの気道を指す．下気道は気管，気管支，肺．

┣❷ 息切れ

症候概念 ▶ 呼吸が苦しいと感じる状態．息苦しい，息がはずむ，呼吸困難ともいわれる状態のこと．安静時息切れと体を動かしたときの（労作時）息切れとがある．

原因 ▶ 心臓のポンプ機能の低下（左心不全，心膜炎），頻脈（不整脈），血中酸素濃度の低下〔気管支炎・肺炎，肺血栓塞栓症，慢性閉塞性肺疾患（COPD），肺高血圧〕，貧血，高血圧など．

検査 ▶ 経皮的動脈血酸素飽和度（SpO₂）測定，6分間歩行距離検査，心肺運動負荷検査（CPX）．

治療 ▶ 原因疾患の治療．

┣❸ 浮腫（むくみ）

症候概念 ▶ 細胞の外に間質液が貯留して生じた腫脹（腫れ）が体表面から確認できる状態のこと．全身性浮腫と局所性浮腫とがある．

分類 ▶ 浮腫（edema）は前脛骨面を母指で5〜10秒間押して離したあとに，圧痕性浮腫があるか，へこまないか（非圧痕性浮腫）の2つに大きく分類する．圧痕性浮腫が40秒未満で元に戻る（fast edema）か，それ以上の時間がかかるのか（slow edema）によって，さらに区別できる．

浮腫の機序と原因疾患 ▶

分類	機序	原因
圧痕性浮腫	低アルブミン血症（fast edema）	肝硬変，低栄養，ネフローゼ症候群，タンパク漏出性胃腸症，悪性腫瘍
	静水圧上昇，血管透過性亢進（slow edema）	心不全，腎不全，肝不全，妊娠・月経前，炎症，血管炎，アレルギー，熱傷
非圧痕性浮腫	間質の浸透圧上昇やリンパ管閉塞による浮腫	甲状腺機能低下症，悪性リンパ腫，リンパ管郭清術後，フィラリア症，蜂窩織炎，血腫

治療 ▶ 塩分制限，浮腫増悪の原因となる薬剤の中止，利尿薬（薬剤性浮腫以外）．

● **浮腫の原因となる可能性のある薬剤**

機序	主な薬剤
水分の排泄量低下	NSAIDs[3]（湿布薬，痛み止めの内服薬など），インスリン
毛細血管静水圧上昇	カルシウム拮抗薬（降圧薬）
水分負荷	過剰輸液，ナトリウムを含む抗菌薬（ペニシリン系，セフェム系など）

＊このほか，アンジオテンシン変換酵素阻害薬，アンジオテンシンⅡ受容体拮抗薬，経口避妊薬などは，遺伝性血管性浮腫を起こすことがある．

3・NSAIDs：非ステロイド性抗炎症薬．シクロオキシゲナーゼ（COX）を阻害することで，プロスタグランジンの合成を抑制し，痛みや炎症，発熱などを抑える作用（鎮痛・抗炎症・解熱作用）をもつ薬剤．

注意！ ▶片足が急に腫れた場合には，深部静脈血栓症の可能性がある（左下肢に多い）．

┣④ 悪心・嘔吐
<small>おしん　おうと</small>

症候概念 ▶悪心は嘔吐に先行する吐き気・むかつきのこと．嘔吐は胃内容物の逆流を伴う排出現象のこと．

分類 ▶嘔吐中枢に対する直接刺激による中枢性嘔吐と，内臓からの求心的刺激による反射性嘔吐とがある．

嘔吐の機序と原因 ▶

分　類		メカニズム	原　因
中枢性		物理的要因	脳圧亢進（脳腫瘍，脳出血，クモ膜下出血，髄膜炎）
		迷路・前庭・小脳からの刺激	メニエール病，乗り物酔い
		大脳皮質からの精神的刺激	不安・嫌悪感などの感情，ヒステリー，うつ病
		化学的刺激受容体（CTZ）[4]	薬物（モルヒネ，アルコール，抗がん剤），細菌毒素，代謝・内分泌異常（糖尿病性ケトアシドーシス，尿毒症，肝不全）
反射性		肝臓，胆嚢，膵臓，腎臓など内臓からの求心的刺激による	舌咽神経・迷走神経・交感神経（腹腔臓器）など求心性神経路を介して嘔吐中枢を刺激（消化管疾患，肝胆膵疾患，腎・生殖器疾患など）

随伴症状 ▶腹痛，発熱，頭痛，意識障害，胸痛など．

検査 ▶血液検査，検尿，検便，胸・腹部単純Ｘ線撮影，心電図．腹部超音波検査，消化管造影，内視鏡検査．吐物の検体検査．

治療 ▶原因疾患の治療，対症療法として制吐薬を使用する．

注意！ ▶悪心・嘔吐は，緊急処置が必要な急性腹症や脳圧亢進症，急性心筋梗塞による症状の場合もある．

┣⑤ 吐 血
<small>と　けつ</small>

症候概念 ▶上部消化管（食道，胃・十二指腸）から出血して口から血を吐くこと．肺からの出血（喀血）[5]や鼻出血，口腔内からの出血を飲み込んだことが原因の場合もある．

原因 ▶胃潰瘍や十二指腸潰瘍が多い（ヘリコバクター・ピロリ菌の関与）．解熱鎮痛薬により生じる出血性胃炎，肝硬変の合併症である食道静脈瘤・胃静脈瘤などもある．何度も嘔吐を繰り返すことで傷ついた粘膜から出血するマロリーワイス症候群，胃がん・食道がん，動脈瘤破裂などがある．

4 • 化学的刺激受容体（CTZ）：悪心・嘔吐の出現に関わる第4側脳室に近接する化学受容体．

5 • 喀血：気管，気管支，肺胞といった下気道から出血した血液を，咳とともに口から吐き出すこと．気管支拡張症，非結核性抗酸菌症，肺アスペルギルス症，肺結核，肺がん，肺血栓塞栓症，びまん性肺胞出血などで出現する．

◉ マロリーワイス症候群

病態	何度も嘔吐を繰り返すことで傷ついた粘膜から出血
原因	急性アルコール中毒，食中毒

症状▶吐血，大量出血時にはショックをきたすこともある．貧血症状（ふらつき，息切れ）が出ることもある．

検査▶上部消化管内視鏡検査による観察による出血源の特定．

治療▶上部消化管出血が疑われれば，内視鏡検査で診断し，出血部位にクリッピング[6]，薬剤の注入，レーザー凝固，ゴムバンドによる静脈結紮（けっさつ）などの方法を用いた内視鏡的止血術を行う．内視鏡的止血が困難な場合には，血管造影検査や開腹手術などを行うこともある．

注意！▶吐血時には誤嚥（ごえん）[7]や窒息（ちっそく）をしないように注意する．

┼❻ 下血（げけつ）

症候概念▶上部消化管（食道，胃・十二指腸）のみならず，下部消化管（小腸，大腸）も含めた消化管全体のどこかから出血した血液が肛（こう）門（もん）から排出されること．消化液などによって血液が黒く変化すると黒色便（こくしょく）（タール便）となる．肛門に近い直腸やS状結腸からの出血では，赤い新鮮血の混じった便となる．

原因▶胃潰瘍などの吐血の原因となる上部消化管疾患，大腸がん，小腸・大腸の憩室出血（こしつ）と憩室炎，虚血性腸炎，薬剤性腸炎，感染性腸炎，虚血性大腸炎，クローン病，炎症性腸疾患，痔核（じかく）など．

症状▶下血，貧血による症状（ふらつき，息切れ）．大量下血ではショックとなることもある．

検査▶大腸内視鏡検査が有用である．本来は下剤を使用して腸管内の便を排出させてから検査をするが，下血発症時にはこのような準備ができず，緊急内視鏡検査は困難である．そのため，禁食・安静による治療を行ったあとに大腸内視鏡検査を行う．

治療▶まず禁食・安静．必要に応じて点滴や輸血を行う．上部消化管出血が疑われれば，内視鏡検査で診断し，出血部位にクリッピング，薬剤の注入，レーザー凝固，ゴムバンドによる静脈結紮などの方法を用いた内視鏡的止血術を行うこともある．内視鏡的に止血ができない場合には，外科手術や血管内カテーテル治療を行うこともある．

┼❼ しびれ

症候概念▶感覚の低下や異常感覚，動きが悪いなどの運動麻痺（うんどう）（ま）（ひ）（脱力）を表現する言葉として使われる．感覚の経路（感覚受容器から末梢神経，脊髄（せきずい），大脳へ至る感覚の伝導路）のいずれかに障害が起きて生じる．

6 ●クリッピング：出血している組織の一部をクリップで挟み，止血する手技．

7 ●誤嚥：飲食物や唾液を飲み込んだときに，誤って喉頭や気管に入ってしまうこと．嚥下障害をきたす疾患や加齢に伴って増加し，誤嚥性肺炎の原因となる．

しびれの原因 ▶

障害部位		疾　患
大脳，脳幹，脳神経		脳梗塞，脳出血，脳腫瘍，多発性硬化症，脳炎，三叉神経痛など
脊髄，脊髄神経根		脊椎症，脊椎椎間板ヘルニア，脊柱管狭窄症，多発性硬化症，脊髄炎，亜急性連合性脊髄変性症，ヒトT細胞白血病ウイルス（HTLV-1）関連脊髄症など
末梢神経	単神経障害	手根管症候群，肘部管症候群，橈骨神経麻痺，腓骨神経麻痺，足根管症候群，帯状疱疹など
	多発単神経障害	血管炎，膠原病関連疾患，サルコイドーシスなど
	多発神経障害	糖尿病，尿毒症，ビタミン欠乏，アルコール多飲，ギラン・バレー症候群，慢性炎症性脱髄性多発神経炎，アミロイドーシス，家族性アミロイドポリニューロパチー，腫瘍，感染症（AIDSなど），中毒性（重金属，農薬，有機溶剤など），薬剤性（抗腫瘍薬など）
その他		電解質異常，過換気症候群，下肢静止不能症候群（レストレスレッグス症候群・むずむず脚症候群）など

検査 ▶ 神経学的所見，血液検査．ときに髄液検査．脳疾患疑い（脳のCT検査・MRI検査），脊髄疾患疑い（脊椎・脊髄のX線検査，CT検査，MRI検査），末梢神経疾患疑い（神経伝導検査，筋電図検査など）．
治療 ▶ 原因疾患の治療．薬物療法，リハビリテーション，ときに手術．

┣8 めまい

症候概念 ▶ めまいの症状にはさまざまなものがあり，ぐるぐると目の回る感じ，体がふわふわとして足が地につかない感じ，目の前が暗くなって立っていられない感じ，バランスが取れずに体が傾いてしまう感じ，ぐらっと回転するようなめまい，など多岐にわたる．
分類 ▶ 内耳性めまいには良性発作性頭位めまい症とメニエール病がある．突発性難聴や前庭神経炎もめまいを引き起こす．循環障害によるめまいは，低血圧，過剰な降圧治療，睡眠薬などの副作用により起こる．脳卒中の症状としてめまいが起こることもあるため，緊急性や重症度の判断が難しいことも多い．

機序と分類 ▶

分類	原因	特徴	病名
内耳系のめまい （回転性のめまい症状）	耳石器から剥がれた耳石が三半規管内を浮遊	中高年に多い．起床時や寝返りを打ったときなど，特定の頭位で1分未満の回転性めまい	良性発作性頭位めまい症
	内耳の内リンパ水腫	30〜50代に多い．激しい回転性のめまいのほか，難聴や耳鳴り，耳閉感を繰り返す	メニエール病
	原因不明．ウイルス感染や内耳循環障害が関与か	50〜60代に多い．蝸牛の異常により，耳鳴りや難聴，耳閉感を伴う	突発性難聴 前庭神経炎
循環器系のめまい （ふわふわした感じ，気が遠くなるような，目の前が暗くなるようなめまい症状）	血圧低下 循環不全	立ちくらみ，失神，意識障害を伴うこともある	低血圧 不整脈 （洞不全症候群など） 薬剤性 （降圧薬，睡眠薬など）
脳神経系のめまい （片側の手足が動かない，呂律が回らない，強い頭痛を伴う）	脳の循環不全	小脳や脳幹に脳梗塞や脳出血が及ぶとめまいが起きる	脳梗塞 脳出血

検査 ▶ 問診，バランス機能検査，眼振[8]検査．脳卒中や循環器系の病気を疑う場合はそれぞれの検査が必要である．

治療 ▶ 良性発作性頭位めまい症では，薬物療法（めまい止めの薬），理学療法（エプリー法[9]など），前庭神経炎や突発性難聴は薬物療法を行う．メニエール病は薬物療法（利尿薬など），鼓膜換気チューブ挿入，中耳腔への薬物注入，手術，加圧治療，生活指導・自立訓練を行う．脳卒中や循環器疾患は，すぐに専門機関で治療を行う必要がある．

9 失神

症候概念 ▶ 何らかの原因により，脳全体の血流が一時的に低下することで引き起こされる意識消失のこと．通常は数秒から数分以内に後遺症なく回復する．気を失う，気絶する，脳貧血を起こす，などと表現される．神経反射失神や徐脈によるもの，起立性低血圧などが多い．

分類 ▶ 起立性低血圧，神経反射失神，心原性失神（不整脈性失神など），原因不明に分けられる．

8 • 眼振：意思とは無関係に眼球が水平や上下に小刻みに揺れるのを眼振（眼球振盪）という．脳梗塞や脳腫瘍，末梢めまいなどで認める．メニエール病や前庭神経炎，めまいを伴う突発性難聴などの耳性めまいでは水平・回旋混合性眼振，良性発作性頭位めまい症や小脳梗塞では方向交代性水平性眼振を認める．

9 • エプリー法：浮遊耳石置換法の一つ．一連の特定の位置をとるように頭を動かし，位置がずれた耳石を卵形嚢に戻すことにより，良性発作性頭位めまい症を治療する．

◉ 失神の分類

分　類	メカニズム	原　因
心原性失神	不整脈 （頻脈，徐脈）	電解質異常，虚血性心疾患，心不全，薬剤性
	心拍出量低下	大動脈弁狭窄，閉塞性肥大型心筋症，心不全
神経反射失神	自律神経性の失神	神経調節性失神・血管迷走神経性失神，起立性低血圧

検査 ▶ ホルター心電図[10]（ときに植込み型心臓モニター），運動負荷心電図検査，ヘッドアップチルト試験[11]．ときに心臓電気生理学的検査（EPS）による不整脈誘発．

治療 ▶ 心原性の場合は原因疾患の治療．不整脈・頻脈が原因の場合，薬物療法やカテーテル・アブレーションを行い，徐脈が原因の場合はペースメーカ植え込み術を行う．治療が困難，失神を繰り返す，突然死のリスクがある場合は，植込み型除細動器（ICD）治療を行う．自律神経性の場合は生活指導と前駆症状出現時の対策指導，薬物療法，ペースメーカ植え込み術などを行う．

┣⑩ 意識障害

症候概念 ▶ 環境および自己を認知している主観的な状態（＝意識）に何らかの障害が生じている病的な状態のこと．ごく軽いものから，深昏睡までさまざまなレベルがあり，意識障害の尺度としてJCS（Japan Coma Scale）やGCS（Glasgow Coma Scale）を用いて評価する．

分類 ▶ Japan Coma Scale（JCS）のほかに，R（不穏），I（糞便失禁），A（自発性喪失）などの付加情報をつけて表すこともある．

◉ Japan Coma Scale（JCS）

I	刺激しないでも覚醒している状態（1桁の点数で表現）	0	意識清明な状態
		1	意識清明とはいえない
		2	見当識障害がある
		3	自分の名前，生年月日が言えない
II	刺激すると覚醒する状態（2桁の点数で表現）	10	普通の呼びかけで容易に開眼する
		20	大きな声または体を揺さぶることにより開眼する
		30	痛み刺激を加えつつ呼びかけを繰り返すと，かろうじて開眼する
III	指摘をしても覚醒しない状態（3桁の点数で表現）	100	痛み刺激に対し，払いのけるような動作をする
		200	痛み刺激で手足を動かしたり，顔をしかめる
		300	痛み刺激に全く反応しない

10 • ホルター心電図：携帯型の小型心電計を用いて，24時間にわたり心電図波形を記録する検査．自覚症状に伴う不整脈や心筋虚血の有無などが確認できる．

11 • ヘッドアップチルト試験：失神の原因を調べるために行われる検査の一つ．ティルト台に固定・仰臥し，受動的にヘッド・アップを行い，血圧や脈拍，自覚症状の変化を観察する．傾斜立位において血管迷走神経反射など自律神経調節機能異常に伴う失神が誘発される．

検査 ▶ 血糖値測定，血液検査，心電図，頭部CT，脳血管造影，髄液検査，脳波検査．

治療 ▶ 救急対応と原因疾患の治療．

　意識障害を生じる疾患は多岐にわたるため，原因疾患を推定するためには「AIUEOTIPS」を用いて，鑑別診断を行う．

○ **意識障害を生じる疾患の鑑別**

A（alcohol）	飲酒などアルコール関連（急性アルコール中毒など）
I（insulin）	インスリン注射薬，糖尿病治療薬，糖尿病における低血糖
U（uremia）	腎臓病関連（腎不全，尿毒症，高カリウム血症など）
E（encephalopathy）	脳症（肝性脳症など），脳疾患（髄膜炎，脳炎，脳卒中など）
O（opiate）	薬物（麻薬・覚醒剤，睡眠薬などの薬物中毒）
T（trauma）	外傷・外部要因（頭部外傷，出血，窒息，低体温，熱中症）
I（infection）	感染症（低酸素，敗血症）
P（psychiatric）	精神科疾患およびその治療薬，てんかん
S（syncope）	循環器疾患（急性心筋梗塞，胸部大動脈解離，不整脈）

⑪ 動悸

症候概念 ▶ 脈がドキドキと速く感じられること．安静時に自覚する場合と，労作時に自覚する場合がある．多くは不整脈が原因だが，甲状腺機能亢進症や心不全の症状として出現する場合がある．短時間ですぐにおさまる場合や，精神的な緊張を伴う場面や激しく体を動かしたときなどに一時的に生じる動悸については，心配ない（様子をみる）ことが多い．動悸が長く続く場合，めまいや気の遠くなる感じを伴う場合は，緊急性のある動悸を疑ってすぐに専門医に相談する．

分類 ▶ 内科系疾患によるもの（不整脈，心不全，甲状腺機能亢進症，低血糖など），精神症状によるもの（パニック障害や不安発作など）がある．そのほかに，カルシウム拮抗薬（降圧薬），シロスタゾール（抗血小板薬），β刺激薬（気管支喘息治療薬）など，薬剤の影響による動悸もある．

◎ 動悸を生じる主な疾患

分類	問題ない症状	問題ある症状・疑われる疾患
安静時の動悸	緊張や興奮など精神的なストレスに伴うもの，短時間でおさまる	不整脈：めまい・気の遠くなる感じを伴う 甲状腺機能亢進症：体重減少，易疲労感，発汗過多などの症状を伴う 低血糖：空腹時に生じる
労作時の動悸	体力的にきつ過ぎる運動で生じる，休むとすぐにおさまる	心不全：軽度の労作で生じる，新たに出現，休んでも改善しない，脚の浮腫・体重増加・易疲労感を伴う

検査▶心電図，ホルター心電図，血液検査（血糖値，甲状腺機能検査，BNP[12]/NT-proBNP）．

治療▶原因疾患の治療．

注意！▶脈がばらつく場合には，心房細動（しんぼうさいどう）を疑う．心原性脳塞栓症の原因となるため，未治療の場合は放置せず，できる限り早い受診を勧める．

▊⑫ 頭痛（ずつう）

症候概念▶かぜや二日酔いが原因となる日常的に起きる頭痛，クモ膜下出血や脳出血などの脳の疾患によって起きる頭痛，慢性頭痛の3つに分けられる．慢性頭痛は，発作的に繰り返す激しい頭痛（片頭痛（へんずつう）），目の疲れや肩こりに伴う頭痛（筋緊張型頭痛（きんきんちょうがた）），片眼に激しい痛みを感じるとともに充血・流涙・鼻汁を伴う頭痛（群発頭痛（ぐんぱつずつう））がある．クモ膜下出血や緑内障の発作など，突然に生じる激しい頭痛は悪心・嘔吐を伴うことが多い．

頭痛の機序と分類▶

分類	機序	原因となる疾患	治療
眼科疾患	眼圧上昇	閉塞隅角緑内障	薬物療法，レーザー治療
脳神経疾患	脳血管障害血管機能不全	クモ膜下出血・脳出血，脳梗塞片頭痛群発頭痛	手術，カテーテル治療 発作時の専用薬や鎮痛薬，予防薬 発作時に15分程度の酸素吸入，血管収縮薬物の注射
整形疾患[13]	循環不全，筋緊張	筋緊張型頭痛	薬物療法（消炎鎮痛薬，漢方薬，筋弛緩薬，抗不安薬・抗うつ薬），運動による首や肩の筋力強化，循環不全の解消

検査▶問診が重要である．必要に応じてCTやMRIなどの画像診断，

12•BNP：脳性ナトリウム利尿ペプチド．主に心室で合成される心不全のバイオマーカー．BNPの前駆体であるproBNPがタンパク分解酵素によって切断されたときに生じるN末端側のペプチド断片が，脳性ナトリウム利尿ペプチド前駆体フラグメント（NT-proBNP）．

13•整形疾患：骨や筋肉，関節の痛み，変形，腫れ，しびれなど，整形外科領域の診療科が専門とする疾患群．

血液検査などを行う.

治療 ▶薬物療法, ときに手術.

注意！ ▶少しずつ痛みが強くなる頭痛や, 早朝に生じる頭痛では脳腫瘍が原因のこともある.

├─❸ 咽頭痛 いんとうつう

症候概念 ▶のどの痛み. のどのかぜ(急性咽頭炎)や副鼻腔炎などによる慢性炎症(慢性咽頭炎), 過労やアレルギーによる扁桃腺[14]の腫れ(扁桃炎)などの炎症が痛みの原因となる. 大きな声を出し過ぎたあと, タバコの吸い過ぎや, アルコール飲料の飲み過ぎ, 空気の乾燥など, 物理的な原因でも起こる.

機序 ▶ウイルス感染, 細菌感染などの炎症により, 咽頭粘膜が損傷を受けて充血や腫れを生じる.

治療 ▶加湿・うがいによる悪化予防, 薬物療法(トローチ, 消炎鎮痛薬).

├─❹ 慢性疼痛 まんせいとうつう

症候概念 ▶3ヵ月以上持続する, または再発する痛み.

原因 ▶神経障害性疼痛, 線維筋痛症, 慢性頭痛, がんによる痛み, 外傷後の疼痛などさまざまな原因がある.

慢性疼痛の分類 ▶

一次性慢性疼痛	線維筋痛症, 慢性骨盤痛など
がん性慢性疼痛	抗がん剤, がん手術, 放射線治療など, がんに関連する疼痛
術後痛および外傷後慢性疼痛	術後慢性疼痛, 外傷後慢性疼痛
慢性神経障害性疼痛	末梢性神経障害性疼痛, 中枢性神経障害性疼痛
慢性頭痛および口腔顔面痛	慢性頭痛(一次性, 二次性), 慢性口腔顔面痛
慢性内臓痛	持続する炎症によるもの, 血管性, 閉塞や膨張, 牽引や圧迫によるもの, 複合性, ほかの部位の関連痛としてのものなど
慢性筋骨格系疼痛	持続する炎症に伴うもの, 骨関節の構造的な変化に伴うもの, 神経疾患によるものなど

治療 ▶認知行動療法に基づくトレーニング, 薬物療法, 理学療法, 心理学的治療, 侵襲的な治療などの集学的治療[15]が推奨されている.

14 • 扁桃腺：外部から侵入する細菌やウイルスを防ぐ免疫機能を発揮する, 咽頭の粘膜で発達したリンパ組織. 感染症だけでなく, 過労や花粉症などのアレルギーによっても腫れる.

15 • 集学的治療：多分野・多職種の専門家が協働し, 共通の目標を念頭に患者を治療する, 統合された多角的治療のこと.

⊢⑮ 胸痛（きょうつう）

症候概念 ▶ 痛みが強く持続する胸痛のうち，冷汗（冷や汗）を伴うものは危険である．患者が胸痛を訴えた場合には，緊急性の高い致死的な疾患の鑑別を念頭に置く．

定義 ▶ 胸部に生じる痛み．圧迫感（前胸部を押される感じ）や絞扼感（締め付けられる感じ），何ともいえない不快感，ズキズキした痛みなど，痛みの性状や程度はさまざま．急性冠症候群[16]など，緊急度の高い疾患を含む．

16 • 急性冠症候群：急性心筋梗塞 ＋ 不安定狭心症．

症状 ▶ 胸痛には，前胸部の圧迫感・締め付け感，一瞬の刺すような痛み，早歩きや階段を上がるなどの労作に伴う痛み，動悸を伴う痛み，空腹時に生じる痛み，食後に生じる痛みなど，さまざまなものがある．

問診のポイント ▶ いつから？どんな痛み？どんなときに起きる痛み？痛みは放散[17]する？どんどん強くなる？などを確認する．

17 • 放散：1ヵ所に起こった痛みが広い部分に広がっていくように感じること．放散痛．

検査 ▶ 聴診，心電図，胸部X線検査，採血・尿検査，心エコー，ホルター心電図，胸部CT，負荷心臓核医学検査 → 心臓カテーテル検査．

胸痛の原因と緊急度 ▶ 痛みの原因により，緊急度が大きく異なる．

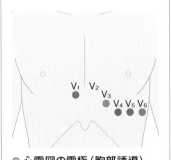

◯ 心電図の電極（胸部誘導）
V_1（第4肋間胸骨右縁），V_2（第4肋間胸骨左縁），V_4（第5肋間鎖骨中線上），V_3（V_2とV_4の間），V_6（腋窩中線上V_4に水平），V_5（V_4とV_6の間）の順に装着する．

胸痛の分類	主な原因
心血管系	急性冠症候群（急性心筋梗塞，不安定狭心症），狭心症，心膜炎，急性心筋炎，閉塞性肥大型心筋症，致死性不整脈，重症大動脈弁狭窄症，急性大動脈解離，大動脈瘤，肺血栓塞栓症
消化器系	逆流性食道炎，食道けいれん，食道アカラシア，胃潰瘍，十二指腸潰瘍，マロリー・ワイス症候群（嘔吐して食道が裂ける），食道がん，胃がん，胆石症・胆嚢炎，膵炎
呼吸器系	気胸，縦隔炎，胸膜炎，肺炎・気管支炎，膿胸（肺炎，肺結核，肺化膿症など）
整形外科	肋骨骨折，脊椎腫瘍，肋軟骨炎，脊椎圧迫骨折
乳腺疾患	乳腺炎
その他	肋間神経痛，帯状疱疹，パニック障害（過換気症候群）

* □は突然死の危険があるため緊急対応を要するもの，▨はときに突然死のリスクがあり慎重な対応が必要となるもの．

治療 ▶ 原因疾患によって異なる．急性のものは救命のために緊急手術などの治療が必要である．

注意！ ▶ 重症度の強い胸痛は，すぐに心電図検査を行い，急性冠症

候群や急性心筋炎を鑑別する.

鑑別 ▶ 胸痛の部位を指1本で指し示す場合には，緊急度の低い痛みの場合が多い.

┣ ⑯ 背部痛
（はい ぶ つう）

症候概念 ▶ 肩こり，背中の痛み，腰痛のほか，脊椎や内臓疾患による痛みがある．急性のものと，慢性のものがある．突然，激烈な痛みが走ったら急性大動脈解離を疑う．背部よりにある臓器は，膵臓と腎臓である．女性では，婦人科系疾患による腰痛がある.

定義 ▶ 胸背部（背中）から腰にかけての痛み.

症状 ▶ 背部痛の性状はさまざまである．ローラーで押し潰されるような縦に走る強い痛み，刺すような痛み，鈍痛，動かすと痛い，一定の姿勢で痛い，腰背部を叩くと痛い（叩打痛[18]），など.
（つぶ）（こう だ つう）

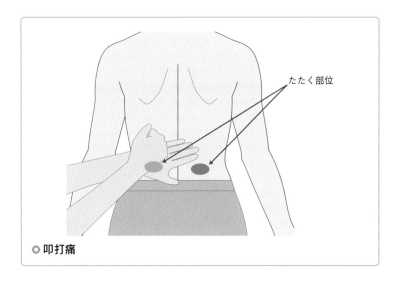

たたく部位

○ 叩打痛

随伴症状 ▶ 冷汗，血尿，呼吸困難，悪心・嘔吐.

問診のポイント ▶ いつから？ どんな痛み？ 随伴症状は？ 動くと痛みが強くなる？ 転倒の既往は？ などを確認する.

検査 ▶ 打診．胸部X線検査，採血・尿検査，腹部エコー，腹部CT，腹部MRI.

背部痛の原因と病態 ▶ 痛みの場所や性状によって大まかな原因疾患が推定できる.

18・叩打痛：背中（肋骨脊椎角）に左手掌を広げ，その上から右手の拳で叩くこと（肋骨脊柱角叩打法）により響く痛み（CVA叩打痛）．尿路結石や腎盂腎炎を疑うが，水腎症や副腎疾患でも生じる．脊椎圧迫骨折や脊椎腫瘍でも痛むので，尿所見など総合的に判断する.

臓　器	主な原因	担当科
脊椎	椎間板ヘルニア・変形性脊椎症・骨粗鬆症・椎体圧迫骨折・後縦靱帯骨化症, 転移性骨腫瘍	整形外科
腎・泌尿器	急性腎盂腎炎, 腎結石・尿管結石, 腎がん・腎盂尿管がん, 腎梗塞, 腎膿瘍	腎臓内科, 泌尿器科
心血管	大動脈疾患(急性大動脈解離, 大動脈瘤), 冠動脈疾患(急性心筋梗塞, 狭心症)	心臓血管外科, 循環器内科
膵臓, 胆嚢	急性膵炎・膵がん, 胆石症	消化器科
呼吸器	縦隔気腫, 気胸	呼吸器科
その他	多発性骨髄腫, 帯状疱疹, 肋間神経痛	血液内科, 皮膚科など

治療 ▶ 原因疾患によって異なるが, 強い痛みを訴える場合には, 速やかに担当科の医師に相談する. とくに, 突然の激烈な強い痛みを伴う急性大動脈解離では, 救命のために緊急手術が必要になることが多い.

注意！ ▶ とくに冷汗を伴う強い痛みでは, ショック状態となることがある. 速やかに緊急対応のとれる救命救急部門や, 救急対応が可能な医療機関への搬送が必要である.

├⑰ 腹痛

症候概念 ▶ 腹部の疼痛のこと. 腹痛のうち, 緊急手術を要するかどうかの迅速な判断が求められる急激に発症する強い痛みを急性腹症という.

症状 ▶ 腹痛の性状(渋り腹, 刺すような, 鈍痛). 随伴症状(悪心・嘔吐, 下痢, 発熱, 腹部膨満, 吐血・下血, 黄疸, 体重減少)を伴うことがある.

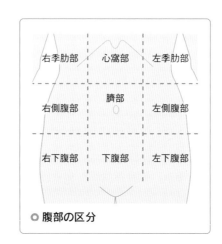

右季肋部	心窩部	左季肋部
右側腹部	臍部	左側腹部
右下腹部	下腹部	左下腹部

○ 腹部の区分

問診のポイント ▶ いつから？ どんな痛み？ 下痢や発熱は？ 食欲は？ 生魚を食べた？ などを確認する.

検査 ▶ 腹部触診で圧痛を確認. 腹部 X 線検査, 採血検査, 尿検査 → 腹部エコー・腹部 CT, ときに腹部 MRI.

腹痛の原因 ▶ 腹痛部位によって大まかな原因疾患が推定できる.

腹痛の部位	臓 器	主な原因
腹部全体	胃・十二指腸，小腸	腹膜炎，消化管穿孔
	大腸，大動脈	腸閉塞，大動脈瘤破裂，上腸間膜動脈閉塞症
心窩部	食道・胃・十二指腸	逆流性食道炎，胃・十二指腸潰瘍，胃がん，急性胃炎（急性胃粘膜病変），胃アニサキス[19]症，慢性胃炎，機能性ディスペプシア
	胆嚢，膵臓	胆石症，胆嚢炎，膵炎，膵がん
	その他	急性虫垂炎初期，急性心筋梗塞（下壁梗塞）
右季肋部（右上腹部）	胆嚢，十二指腸	胆石，急性胆嚢炎，急性胆管炎，十二指腸潰瘍
左季肋部（左上腹部）	胃，膵臓	胃炎，胃潰瘍，膵炎，膵石，膵がん
臍 部	小腸・大腸，膵臓ほか	腸閉塞（イレウス[20]），膵炎，虫垂炎
右側腹部	大腸，腎臓	大腸憩室炎，急性虫垂炎，クローン病
	その他	尿管結石，右鼠径ヘルニア，婦人科疾患
左側腹部	大腸，腎臓	虚血性大腸炎，大腸憩室炎，腎・尿路結石
下腹部	大腸	過敏性腸症候群
	泌尿器・性器	膀胱炎，鼠径ヘルニア，婦人科疾患（腟炎）
右下腹部	大腸（回盲部）	急性虫垂炎，鼠径ヘルニア
左下腹部	大腸	大腸憩室炎，虚血性腸炎，潰瘍性大腸炎
	その他	尿路結石，婦人科疾患

治療▶ 原因疾患によって異なる．急性腹症は，迅速にバイタルサインを測定して医師に診察を要請する．

注意！▶ サバ，アジ，イカ，イワシなどの魚介類を生で食べて起こるアニサキスアレルギーは，蕁麻疹のほか，血圧低下や呼吸不全をきたす．

┣⑱ 下 痢

症候概念▶ 水分量の多い軟便〜水様便となり，頻繁に便意をもよおし，排便回数が増える．感染症などによって起こる急性の下痢と，過敏性腸症候群などによる慢性下痢がある．寝冷えや冷たいものを食べ過ぎたあとなど，一時的な下痢は問題ない．

定義▶ 1日の糞便中の水分量が200mL以上ある．

症状▶ 軟便〜水様便，便意頻回，ときに腹痛や便失禁の原因となる．悪化すると急性では脱水を，慢性では吸収不良をきたす．感染性腸炎では，発熱，激しい腹痛や嘔吐，血便を伴うことがある．

19●アニサキス：寄生虫（線虫）の一種．その幼虫は長さ2〜3cm，幅は0.5〜1mmくらいの白い糸状でサバ，アジ，イワシ，カニなどの魚介類の内臓に寄生している．十分に加熱処理または冷凍処理しない魚介類を食べることで感染し，アニサキスが胃壁や腸壁に刺入すると食中毒（アニサキス症）やアニサキス・アレルギーによる蕁麻疹・アナフィラキシーを引き起こすことがある．

20●イレウス：消化管の内容物が流れなくなっている状態．完全に詰まる（閉塞）状態ではなくても，腸管の通過障害があれば，イレウスと呼ぶ．

食中毒予防のために
毒がある（キノコ，フグ），汚染された食品（カキ），寄生虫（アニサキス），十分に火が通っていない焼き鳥，レバ刺し，十分に洗っていない野菜，非加熱の井戸水・湧水はできるだけ避けること

問診のポイント ▶ 下痢の回数は？　いつから？　生ものを食べた？　ほかにも同じ症状の人はいる？　海外渡航歴は？　薬は？　などを確認する．

検査 ▶ 聴診（グル音亢進），便培養，腹部 X 線検査．

原因と病態 ▶ 急性下痢と，3〜4週間以上続く慢性下痢とに分けられる．

下痢の分類 （病態別）		主な原因	
急性 下痢	感染性 腸炎	ウイルス感染症（ノロウイルス，ロタウイルス） 細菌感染（サルモネラ，カンピロバクター，病原性大腸菌 O-157，など） 寄生虫感染（アメーバ赤痢，クリプトストリジウム，など）	
	循環障害	虚血性腸炎（下行結腸やS状結腸など左側に多く，左下腹部痛，血便を伴う）	
急性〜 慢性 下痢	薬剤性	便秘薬・緩下薬 [21]，抗がん剤，抗菌薬，カフェイン，非ステロイド性抗炎症薬（NSAIDs），プロトンポンプ阻害薬，H_2 受容体拮抗薬	
慢性 下痢	炎症性 疾患	感染性腸疾患（アメーバ赤痢，腸結核） 炎症性腸疾患（潰瘍性大腸炎，クローン病） その他（膵炎など）	
	食事性	吸収不良症候群（セリアック病，乳糖不耐症） 胆汁酸，乳糖，フルクタン（フルクトース重合体），人工甘味料	
	機能性	手術後	腸管切除術後，開腹手術後
		腸管蠕動運動　亢進（吸収障害）	過敏性腸症候群，甲状腺機能亢進症
		腸管蠕動運動　低下（腸内細菌異常増殖）	糖尿病，強皮症，膵機能不全

21 • 緩下薬：便秘に用いる薬剤．

治療 ▶ 水分補給（常温〜温かいもの），整腸薬，止瀉薬 [22] を投与する．細菌性下痢では，抗菌薬を投与することもある．

22 • 止瀉薬：下痢に用いる薬剤．

注意！ ▶ そのほか，副甲状腺機能低下症，肝硬変，マグネシウム欠乏症，アジソン病などの疾患でも下痢がみられるため，3〜4週間以上続く慢性下痢の場合は，原因の精査が必要である．

鑑別 ▶ 過敏性腸症候群は，夜間睡眠中に下痢のために覚醒することはまれである．爬虫類ペットからのサルモネラ感染の場合がある．

╞ ⑲ 慢性便秘

症候概念▶ 便が十分量かつ快適に排出できない状態が続くこと．食物繊維の摂取や，腹部の「の」の字マッサージ，適度な運動で改善しない場合，便を軟らかくして出しやすくする便秘薬が必要となる．

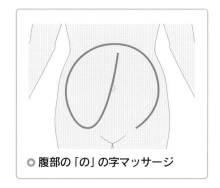

○ 腹部の「の」の字マッサージ

定義▶ 3日以上便の出ない状態が，慢性的に（3～4週間）続いている．

症状▶ 腹部膨満感（お腹が張って苦しい），排便回数減少（週3回未満），排便困難（残便感あり）．便が硬すぎると切れ痔により出血することもある．悪化すると，腹痛や食欲低下，悪心（吐き気）や嘔吐（胃の内容物を吐くこと）の原因にもなる．

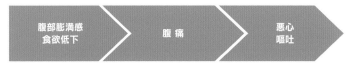

問診のポイント▶ いつから？　週に何回排便する？　便秘薬の使用は？　食欲は？　運動不足？　などを確認する．

検査▶ 聴診（グル音減少），便潜血，腹部X線検査 → 器質性便秘を疑ったら直腸診，大腸内視鏡検査を行う．

慢性便秘の分類▶ 便の通過が物理的に妨げられる器質性便秘と，それ以外の機能性便秘に分けられる．

便秘の分類（病態別）		主な原因	対策
機能性便秘	大腸通過正常型	排便回数や排便量が少ない．食物繊維不足など	生活指導 便秘治療薬
	大腸通過遅延型	長期臥床，妊娠，糖尿病，神経疾患，抗がん剤，向精神薬，抗コリン薬，造影剤など	
	便排出障害	便が硬い，腹圧低下，直腸感覚低下など	
器質性便秘	狭窄性	クローン病，大腸がん，虚血性大腸炎など	原疾患治療 （手術など）
	非狭窄性	巨大結腸，直腸瘤など	

治療▶ 機能性便秘は，まず生活指導（食物繊維摂取，排便日誌，適度な運動，適度な水分摂取，腹部マッサージ，排便時は洋式トイレの便座に座って前屈み35°）．改善しなければ，便秘治療薬（整腸薬，非刺激性

下剤，刺激性下剤，坐薬，浣腸）を病態に合わせて使用する．器質性便秘では，原因疾患の治療を優先する．

注意！ ▶大腸がんや腸閉塞などの腸の病気が原因で起こることがある．原因を確認せずに，漫然と合わない便秘薬や下剤を内服させない．下剤による慢性下痢や，酸化マグネシウム製剤による高マグネシウム血症[23]に注意する．

補足 ▶オレンジなどの柑橘果汁の摂取は腸の蠕動運動を活発化するため，便秘に効果がある．逆にペクチンを含むリンゴ果汁を摂取すると便秘気味になる．便は腸内細菌によって産生されるため，抗菌薬の内服や感染性腸炎の回復後など，一時的な腸内細菌のバランスの異常により便秘や下痢になることもある．

┣⑳ 尿閉

症候概念 ▶何らかの原因により，尿が出ない状態のこと．

原因 ▶尿路結石，前立腺肥大，薬剤性などさまざまな原因がある．

○ 尿閉をきたす代表的な病態

尿路閉塞	尿路結石，前立腺肥大，膀胱がん，前立腺がん
機能性排尿障害	薬剤性（総合感冒薬，抗不整脈薬，抗うつ薬，頻尿改善薬）低カリウム血症，脊髄小脳変性症，腰部脊柱管狭窄症
炎症	腎盂腎炎，膀胱炎，前立腺炎，クラミジア感染症

治療 ▶導尿（できればカテーテル留置よりも間欠導尿）．原因疾患の治療，薬剤性の場合は原因薬物の中止．

┣㉑ 不眠

症候概念 ▶何らかの原因により，よく眠れない状態のこと．入眠障害や中途覚醒のため，日常生活に支障をきたすと不眠症と診断される．

原因 ▶カフェイン類（コーヒー，紅茶，緑茶，烏龍茶，コーラなど）の摂取，運動不足，昼寝．加齢，ストレス，過量飲酒，かゆみを伴う皮膚疾患，夜間頻尿[24]を伴う疾患，高血圧，糖尿病，うつ病，甲状腺機能亢進症なども不眠の原因となる．

症状 ▶入眠障害，中途覚醒，早朝覚醒，熟眠障害．

┣㉒ 食欲不振

症候概念 ▶何らかの原因により，食欲がない状態のこと．味覚異常・嗅覚異常，入れ歯[25]が原因となることもある．

原因 ▶胃がん，食道がん，肝炎などさまざまな原因がある．

23 • 高マグネシウム血症：マグネシウムを過剰に摂取したり，腎機能低下などにより体外に排出できない状態になって発症する．悪心・嘔吐，全身倦怠感，筋力低下，傾眠傾向がみられ，ときに心臓の伝導障害から心原性ショックや心停止をきたす．

24 • 夜間頻尿：夜中に寝ているときに排尿したくなって何度も起きる状態のこと．

25 • 入れ歯：義歯．失った歯を補うための人工歯．総入れ歯と部分入れ歯とがある．

○ **食欲不振をきたす代表的な病態**

炎症	胆嚢炎，肝炎，急性糸球体腎炎，腎盂腎炎，急性膵炎，急性虫垂炎，腹膜炎，全身性エリテマトーデス
消化管疾患	胃潰瘍，胃がん，食道がん
悪液質	膵がん，卵巣がん，胃がん，腎がん，慢性腎不全
電解質異常・ビタミン欠乏など	低ナトリウム血症，脚気，下垂体機能低下症，アジソン病
全身状態悪化によるもの，その他	劇症肝炎（急性肝不全），つわり・妊娠悪阻[26]

検査 ▶ 問診，血液検査，画像診断など，疑われる疾患に応じた検査を行う．

❷ けいれん

疾患概念 ▶ さまざまな原因により，自分の意思とは無関係に，勝手に筋肉が強く収縮する発作（けいれん発作）を引き起こす．

原因 ▶ てんかん，発熱（高熱），感染症，電解質異常，薬物，頭蓋内病変（腫瘍，外傷，低酸素脳症など）などによって引き起こされる．てんかんでは脳が，そのほかのけいれん発作では脊髄や末梢神経が興奮することなどで起こる．

ⓐ 熱性けいれん

病態 ▶ 感染症に伴って急激に体温が上昇すると，大脳がけいれんを起こしやすい状態になる．発作の多くは5分以内，長くても15分程度でおさまる．繰り返す場合も多いが，ほとんどは2～3回でおさまり，脳の障害や知能の低下は起こさない．

好発 ▶ 乳児期から5歳くらいまでに起こる．38℃以上の発熱に伴って起こる．多くは一生に一度しか発作を起こさない．

分類 ▶

単純型	5分以内，1回のみ	意識清明であれば，けいれん後に医療機関を受診
複雑型	15分以上，2回/日以上	15分以上続く場合や，繰り返す場合は，救急車を呼ぶ

症状 ▶ 白目をむいて，全身を突っ張らせて体をこわばらせたり，ガクガクと手足をふるわせたりする．左右対称の全身性のけいれん．

対処方法 ▶ 吐物による窒息を避けるために，横向きに寝かせる．

治療 ▶ 単純型の治療は不要である．繰り返す場合のみ，抗けいれん薬を使うこともある．

26・妊娠悪阻：妊娠5週目頃から起こり，妊娠6～7週から悪化するきわめて強い吐き気や激しい嘔吐のこと．妊娠悪阻が重症化すると体重が減少し，脱水を起こす．妊娠9週が症状のピークで12週頃には軽快し，16～18週頃には消失することが多い．

b　てんかん

病態 ▶ 脳の神経細胞に突然発生する激しい電気的な興奮により繰り返す発作のこと.

てんかん発作時の症状 ▶

間代発作	手足をガクガクと一定のリズムで曲げ伸ばしする
強直発作	手足を突っ張らせて体を硬くする
欠神発作	非常に短時間の意識消失が突然起こる
ミオクロニー発作	全身や手足が一瞬, びくっとする
複雑部分発作	感覚や感情の変化, 特殊な行動などさまざまな症状が現れる

検査 ▶ 脳波検査.

治療 ▶ 薬物療法.

㉔ 呼吸困難

症候概念 ▶ 何らかの原因により, 呼吸がしづらく, 息苦しい状態のこと.

原因 ▶

気道の閉塞	窒息(餅, ナッツ, こんにゃくゼリー), 喉頭浮腫[27]
呼吸器系の異常	無呼吸, 低酸素, 気管支炎・肺炎, 気管支喘息, 気胸, 肺気腫, 肺がん
循環器系の異常	貧血, 肺水腫, 心不全, 不整脈, 肺血栓塞栓症

症状 ▶ 呼吸困難(息苦しい, 動くとつらい, 胸が苦しい, 空気が吸えない, 息がつまる).

検査 ▶ 胸部X線検査(肺炎, 気胸, 胸水, 慢性閉塞性肺疾患), 造影CT検査(肺がん, 肺血栓塞栓症), 心電図(心不全, 心筋梗塞, 不整脈), 心臓超音波検査(心不全, 心臓弁膜症, 心膜炎), 血液検査(Dダイマー:肺血栓塞栓症), 血液ガス検査($PaCO_2$の著明な低下:過換気症候群).

治療 ▶ 原因疾患の治療.

㉕ ショック

症候概念 ▶ 生体に対する侵襲とその侵襲に対する生体反応の結果, 主要臓器への血流が維持できず, 臓器障害が起こり, 生命を脅かす急性の症候群のこと. 致死率[28]が高く, 直ちに適切な治療を始める必要がある.

27 • 喉頭浮腫:喉頭に細菌感染などの炎症が生じると, 喉頭の粘膜がむくんで喉頭浮腫を引き起こす. 急性喉頭蓋炎で喉頭蓋が腫脹すると声帯を塞ぎ, 窒息のおそれがある.

28 • 致死率:特定の集団における死亡の率. 死亡の原因となる急性疾患に罹った場合の死亡する確率について用いることが多い. 死亡率(mortality rate)は一般の集団における死亡の率であることに注意する.

原因 ▶

循環血液量減少性ショック	全身の血液・体液量が減少	大量出血，脱水，外傷，熱傷，大動脈瘤破裂，急性大動脈解離
心原性ショック	心機能障害によるポンプ機能低下	急性心筋梗塞，心筋炎，不整脈，弁膜症，心室中隔穿孔
心外閉塞・拘束性ショック	心臓以外の要因によるポンプ機能低下	心タンポナーデ，収縮性心膜炎，重症肺血栓塞栓症，緊張性気胸[29]
血液分布異常性ショック	血管拡張・血管外への血漿成分漏出による循環不全	敗血症，アナフィラキシーショック，感染症，骨髄損傷（神経原性）

症状 ▶ 血圧の急激な低下に伴い全身臓器に十分な血液が送られなくなるため，さまざまな臓器障害による症状が生じる．意識障害，乏尿・無尿，頻脈，顔面蒼白，冷汗，呼吸不全など．

○ ショックの3主徴

ショックの3主徴	意識障害
	冷汗（れいかん）
	脈拍減弱

○ 古典的なショックの5P

Pallor	顔面蒼白（そうはく）
Prostration	虚脱
Perspiration	冷汗
Pulmonary insufficiency	呼吸不全
Pulseless	脈拍触知不能

○ ショックの重症度分類

第Ⅰ期	代償性（だいしょうせい）ショック
	意識清明，皮膚は蒼白，血圧はやや低下
第Ⅱ期	非代償性ショック
	意識混濁・不穏，皮膚は冷たく湿潤，低血圧，乏尿，頻脈，頻呼吸
第Ⅲ期	非可逆性ショック
	意識混濁・興奮・昏睡，強い血管収縮，チアノーゼ，脈拍触知不能，無尿，多臓器不全

ショックの合併症 ▶ ショックの間に生じた血流障害や有害物質により臓器障害が起こる（ショック臓器）．臨床的には，肺と腎臓が障害を受けやすく，それぞれショック腎（急性腎不全），ショック肺（ARDS[30]）と呼び，回復後も注意深い経過観察が必要とされる．また，精神的

29 • 気胸：何らかの原因で肺が破れ，そこから空気が肺の外側の胸腔内に漏れてたまってしまい，肺がしぼんだ状態．

30 • ARDS：急性呼吸窮迫症候（きゅうはく）群．重症肺炎や敗血症，外傷などさまざまな疾患が原因となり重度の呼吸不全となる．肺胞に体液が貯留することで，酸素を正常に取り込めなくなる呼吸不全の一種．肺の過剰な炎症によって肺胞や毛細血管が傷害されることで起こる．

ストレスや中枢神経障害，熱傷，術後，敗血症，ショックなどの重篤な患者では，胃と十二指腸に出血性びらんを特徴とするストレス潰瘍の多発をみることが多い．

26 心肺停止

原因 ▶ 低酸素血症，低体温，心筋梗塞などの原因がある．

6H6Ts

6H	原因	検査／症状・所見／病歴	治療
Hypoxia	低酸素血症	血ガス／換気抵抗／窒息	異物除去，吸引，気管挿管
Hypovolemia	大量出血	血ガス／外出血	輸液，輸血，止血
Hypothermia	低体温	体温測定／冷感	加温輸液，胃洗浄，人工呼吸，ECMO[31]
Hypo/Hyperkalemia	低／高カリウム血症	血ガス／透析患者	GI療法，カルチコール，メイロン，透析
Hydrogen ion（H^+）	アシドーシス[32]	血ガス	メイロン，透析
Hypoglycemia	低血糖	簡易血糖測定／糖尿病患者	グルコース静注
6T	原因	検査／症状・所見／病歴	治療
Thrombosis（動脈）	心筋梗塞	心電図／冷汗，胸痛／冠危険因子	心臓カテーテル治療，ECMO
Thrombosis（静脈）	肺血栓塞栓症	エコー／頸静脈怒張／下肢DVT，長期臥床	抗凝固療法，ECMO
Tamponade	心タンポナーデ[33]	エコー／頸静脈怒張	心嚢ドレナージ，外科的切開
Tension pneumothorax	緊張性気胸[34]	聴診・打診／頸静脈怒張，皮下気腫	胸腔穿刺・ドレナージ
Toxins	薬物中毒	薬物中毒検出用キット，胃管／過量服薬	拮抗薬，胃洗浄，透析
Trauma	外傷	出血，心タンポナーデ，緊張性気胸	各病態に応じた治療

31 • ECMO：体外式膜型人工肺．人工呼吸器や昇圧薬などでは救命困難な重症呼吸不全や循環不全に用いる．

32 • アシドーシス：体内の水素イオン（H^+）濃度が上昇し，血液の酸塩基平衡が酸性に傾いた状態．代謝性アシドーシスと呼吸性アシドーシスがある．

33 • 心タンポナーデ：心臓の周りにたまった液体が心臓を圧迫して，全身に血液を送り出すポンプ機能が低下した状態．血圧や意識低下を起こし，命に関わる．

34 • 緊張性気胸：何らかの原因で肺に穴が空いて，空気が漏れ肺が縮んでしまった状態が進行し，より多くの空気が胸腔内に流入して，胸郭内のほかの臓器が圧迫されている状態．突然の心停止をきたすことがある．

┣27 終末期の徴候

死の過程における主な徴候としてはさまざまなものがあるが，バイタルサインは多くの患者で死亡当日まで正常である．

早期死亡前徴候	死の1週間前	水分の嚥下困難，意識レベルの低下
晩期死亡前徴候	4～6日前	パフォーマンスステータス[35]低下，末梢チアノーゼ，声かけへの反応低下 視覚刺激への反応低下，首の過伸展
	3日前	鼻唇溝（ほうれい線）の低下
	2日以内	無呼吸，下顎呼吸，チェーンストークス呼吸，死前喘鳴[36] 乏尿，瞳孔反射の消失，呻吟[37] 橈骨動脈の触知不可，閉眼困難

○ 死の3徴候（伝統的な死の概念＝心臓死）

死の3徴候	呼吸停止
	心臓拍動停止
	脳機能の不可逆的停止（瞳孔対光反射消失）

脳死概念 ▶ 脳死とは脳機能の不可逆的な機能喪失のことをいい，臓器移植を前提とした死の宣告である．心臓は動いており，死体は温かい．脳幹が生きている植物状態と混同しないこと．

脳死の判定基準 ▶ 法的に定められている判定基準の6項目を，必要な知識と経験をもつ移植に無関係な2人以上の医師が行う．

法的脳死判定の項目	具体的な検査方法	脳内の検査部位とその結果
①深い昏睡[38]	顔面への疼痛刺激	脳幹（痛みに反応しない），大脳（痛みを感じない）
②瞳孔の散大と固定	瞳孔に光を当てる	脳幹（瞳孔径4mm以上で，外からの刺激に変化なし）
③脳幹反射の消失	のどの刺激 角膜を綿で刺激 耳の中に冷たい水を入れる 瞳孔に光を当てる のどの奥を刺激する 顔を左右に振る 顔面に痛みを与える	咳反射なし（咳き込まない） 角膜反射なし（まばたきなし） 前庭反射なし（眼が動かない） 対光反射なし（瞳孔が小さくならない） 咽頭反射なし（嘔吐反射なし） 眼球頭反射なし（人形の目現象） 毛様脊髄反射なし（瞳孔が大きくならない）
④平坦な脳波	脳波の検出	大脳（脳波が検出されない）
⑤自発呼吸の停止	無呼吸テスト（人工呼吸器をはずす）	脳幹呼吸中枢（自力で呼吸できない）
⑥6時間以上経過したあとの同じ一連の検査	上記5種類の検査	状態が変化せず，不可逆的であることの確認

35▸パフォーマンスステータス：患者の全身状態を日常生活動作のレベルに応じて0～4の5段階で現した指標．

36▸死前喘鳴：唾液や分泌物が咽頭や口頭に貯留し，呼気時にゴロゴロと不快な音が出現すること．

37▸呻吟：苦しみうめくこと．

38▸昏睡：外部からどのような刺激が加えられても反応がなく，覚醒させることができない状態．

　臨床で遭遇するさまざまな疾患や外傷について，理解すべき治療法がある．

　緊急時対応に必要な救命救急治療，薬物療法を中心とする内科的治療，高度な技術が要求される手術などの侵襲的な治療を行う外科治療，これらの治療と組み合わせて，あるいは，より少ない侵襲で治療を行う放射線治療や各種内視鏡治療，カテーテルを用いたカテーテル・インターベンションなどがある．また，より統合的なアプローチから自宅・社会復帰をめざすリハビリテーション，疼痛軽減など患者とその家族の肉体的・精神的苦痛を和らげて生活の質を維持・向上させる緩和ケアなどがある．

　ここでは，各治療の基本的なエッセンスについて学ぶ．

1 救命救急治療

　意識のない人を発見した場合，大きな声で呼びかけ，呼びかけに反応しない場合は緊急病態（心肺停止）と判断し，すぐに一次救命処置（BLS[1]）による心肺蘇生（CPR[2]）を開始する．

　人員確保のための応援要請（119コール）と同時に，救急カートとAED（自動体外式除細動器）を要請し，安全確認・感染防御のうえ，呼吸と脈拍の確認を短時間で終え，心臓マッサージ（胸骨圧迫[3]）を開始する．

　蘇生現場や医療機関において，医療従事者のチームにより行う二次救命処置をACLS[4]という．CPRと気道確保，酸素投与，電気的除細動，静脈路確保と薬物投与などによる高度な処置を指す．

① BLS（一次救命処置）

A	airway	気道	気道確保（頭部後屈，あご先挙上）
B	breathing	呼吸	自発呼吸がなければ，人工呼吸2回（1回の吹き込みは1秒）
C	circulation	血液循環	頸動脈拍動がなければ心臓マッサージ（100〜120回/分）
D	defibrillation	除細動	除細動が必要なら電気ショック．すぐにCPR再開

1 • BLS：心肺停止または呼吸停止に対する一次救命処置のこと．

2 • CPR：呼吸が止まり，心臓が動いていないこと（心肺停止）が疑われる人への救命のチャンスを維持・向上させるために行う循環の補助方法．

3 • 胸骨圧迫：胸の中央を約5cm沈み込むように両手を重ねて手の付け根で圧迫する．強く，速く，絶え間ない胸骨圧迫により，救命率の大幅な向上が期待できる．

4 • ACLS：病院などの医療機関において医療スタッフがチームで行う高度なCPRのこと．

前述のCとBを30：2で繰り返す．心臓マッサージの中断は10秒以内．C（血液循環）-A（気道確保）-B2（人工呼吸2回）-D（除細動）を繰り返す．

② ACLS（二次救命処置）

A	airway	気道	必要に応じて気道確保（エアウェイなど）
B	breathing	呼吸	酸素投与（リザーバー）
C	circulation	血液循環	血液循環（頸動脈拍動），リズム（心電図波形）確認，心臓マッサージ継続，薬剤投与
D	differential diagnosis	鑑別診断	状態悪化の原因を考え（6H6Ts，p.106参照），原因に対する治療

a 意識のない脈拍の触れない場合の心電図波形

AED[5]の電極を装着すると心電図を記録して自動解析が行われるが，以下の4通りのうちいずれかの波形を認める．

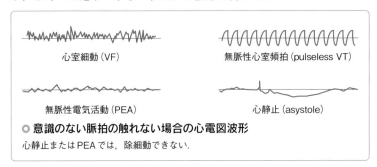

心室細動（VF）　　　　　無脈性心室頻拍（pulseless VT）

無脈性電気活動（PEA）　　　心静止（asystole）

○ 意識のない脈拍の触れない場合の心電図波形
心静止またはPEAでは，除細動できない．

b BLS/ACLSのアルゴリズム

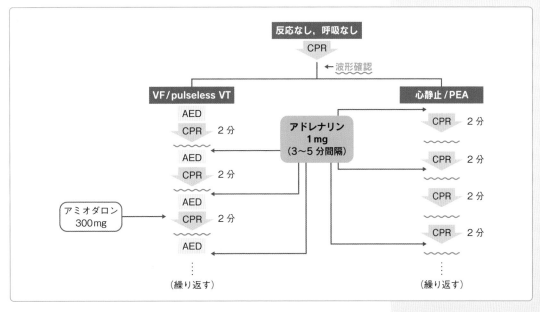

2　内科的治療

内科では手術ではなく，主に薬剤を使った治療を専門的に行い（保存的治療），内部臓器，血液，神経などの診療部位を担当する．外科では，手術を行って患部の治療を行うが，初期のものや，軽度のもの，進行が進んで外科的治療が困難な場合は，内科的治療が選択されることが多い．

1　患者指導・疾病管理教育

慢性疾患においては，その発症・増悪予防，診断，治療，疾病管理のすべてのプロセスにおいて，患者への疾患教育や指導が重要な位置を占める．患者指導の目的は，疾患に対する理解を深め，自己管理能力を獲得し，疾患への取り組みを向上させることである．行動科学・心理学に基づいたセルフモニタリングと短期目標設定による行動変容への取り組みは，多職種によるチーム医療として提供することが望ましい．

2　薬物療法

内服薬▶飲み薬．決められた量を決められた時間帯に決められた頻度で内服する．発作出現時など，頓服薬として使用するものもある．

注射薬▶皮下注射，筋肉注射，静脈注射がある．

外用薬▶塗り薬，湿布薬，点眼・点鼻・点耳薬，坐薬など．

3　侵襲的治療

①内視鏡治療
②ＩＶＲ[6]（カテーテル治療）
③デバイス治療（ペースメーカ，ICD[7]）

6・IVR：画像下治療とも呼ばれ，X線透視やCTなどの画像で体の中を見ながら，カテーテルや針を使って行う治療のこと．

7・ICD：植込み型除細動器．

3　外科的治療

手術など侵襲的な治療を外科的治療と呼ぶ．近年は，腹腔鏡を使った手術やロボットアームを用いた手術など，低侵襲手術が積極的に行われている．以前は内科的治療とされてきた治療を外科で行うこともあれば，以前は外科手術の適応となっていた疾患が，内科による内視鏡治療の対象となる場合がある．

1　切除術

がんなどの腫瘍や，虫垂炎などの炎症の場合に，悪いところを取

り除く手術である．がん治療では，転移の疑われる周囲のリンパ節
も合わせて取り除く（リンパ節郭清）．

┣❷ 再建術

切除術により正常な機能が失われてしまう場合に，臓器同士をつ
なぎ合わせるなどの機能を回復するための手術である．

┣❸ 鏡視下手術（胸腔鏡，腹腔鏡）

胸部や腹部にトロッカー[8]と呼ばれる筒を挿入し，そのうちの1つ
からカメラを挿入してモニターに映し出される映像を見ながら，ほ
かのトロッカーからさまざまな器械類を挿入して，臓器の遊離や切
除，リンパ節郭清，再建・吻合などの操作を行う．手術中の出血が
少なく，フルハイビジョンモニターの使用で微細な構造まで確認し
て精度の高い手術ができる，創が小さく術後の痛みが軽いために早
く社会復帰できる，術後の癒着が少ないなどの利点がある．

8・トロッカー：胸腔内に留置
される筒状の外套．気胸や
胸水，膿胸などの治療とし
てドレナージなどの目的に
使われたり，腹腔鏡手術の
際に，手術を行う空間をつ
くるために腹腔を炭酸ガス
で満たしたり，ビデオカメ
ラや鉗子などの器具を体内
へ挿入する目的に使われた
りする．

4　放射線治療

手術，抗がん剤治療と並ぶ，がん治療の3大治療法のうちの一つ．
患部に放射線を照射することで，がんを縮小・治癒させる．薬物療
法や手術と併用することもある（集学的治療[9]）．

外から放射線を照射する方法（外部照射）と，患部の中から放射線
を照射する方法（内部照射）とがある．

9・集学的治療：より高い治療
効果を目指して，がんの種
類や進行度に応じて，手術，
化学療法（抗がん剤治療），
放射線治療などの，さまざ
まな治療選択肢を，適宜，
組み合わせて治療を進める．

┣❶ 外部照射

がんの治療として最も多く使われている放射線治療である．がん
の病巣に対して，体の外から皮膚を通して電子線やX線を多方向か
ら正確に照射する．病状や治療目的により異なるが，通常は週5日
間，数週間かけて治療する．

┣❷ 内部照射

放射性同位元素（ラジオアイソトープ）を含む薬剤の内服・注射など
により，特定の組織に集まることで局所的な治療を行う（非密封小線
源治療）．バセドウ病への放射線性ヨウ素内用療法のI-131（ヨード），
去勢抵抗性前立腺がんのRa-223（塩化ラジウム），再発・難治性悪性
リンパ腫のY-90（イットリウム），骨転移疼痛緩和治療のSr-89（スト
ロンチウム）などがある．患部の内部に放射線を出す線源を留置する
（密封小線源治療）として，子宮がんに対する腔内照射，前立腺がん

に対する小線源治療などがある.

❸ 定位放射線治療（ガンマナイフ）

脳内の病巣部に波長の短い電磁波であるガンマ線を集中照射させ，開頭手術をせずに病巣をナイフで切り取るように治療できる．転移性脳腫瘍，髄膜腫，聴神経腫瘍，下垂体腺腫，頭蓋咽頭腫，血管芽細胞腫，三叉神経痛，脳動静脈奇形などの治療に選択される.

❹ 粒子線治療（陽子線治療，重粒子線治療）

放射線治療の一つで，陽子線は水素，重粒子線は炭素の原子核を用いる．従来の放射線治療と比較して，周辺臓器に照射される放射線被曝量が少ないため，副作用が出にくい.

5 インターベンショナル・ラジオロジー

IVR，カテーテル治療や血管内治療，画像誘導下治療ともいう．局所麻酔でカテーテルという細い管を血管内に挿入する，専用の針で画像を見ながら病変を刺すなどの，低侵襲で選択的な治療である.

血管が詰まったり，狭くなったりしている部分を広げる血管形成術と，がんに栄養を与える血管や破裂の危険がある脳動脈瘤をコイル[10]などで人工的に詰めてしまう血管塞栓術とがある.

❶ 血管形成術

超急性期の脳主幹動脈閉塞，内頸動脈狭窄，冠動脈疾患，大動脈瘤，腎動脈狭窄，閉塞性動脈硬化症，透析シャント閉塞などで用いられる.

❷ 出血に対する塞栓術

喀血，外傷性出血（骨盤骨折，肝臓破裂，脾臓破裂，腎臓破裂），消化管出血，難治性鼻出血などで用いられる.

❸ 腫瘍に対する動脈塞栓術・動注療法

肝がん，子宮筋腫，腎がん，膀胱がん，転移性骨腫瘍，脳腫瘍（髄膜腫），重症急性膵炎などで用いられる.

❹ 動脈瘤・血管奇形に対する動脈塞栓術

脳動脈瘤，腹部血管の動脈瘤，血管奇形（肺，腎臓，四肢）などで用いられる.

10 • コイル：止血や腫瘍塞栓などを目的として血管内に挿入したカテーテルから入れる金属製の塞栓物質．プラチナ性のコイルなどが用いられる.

▶5 経皮的リザーバー留置術

　点滴による抗がん剤治療を外来で行うために，カテーテルを体内に留置して薬剤を注入するための小さな装置を皮下に埋め込む（動注リザーバー[11]療法）．大腸がん，胃がん，肝がん，骨盤内の悪性腫瘍などで用いられる．

11・リザーバー：血管内に薬剤を長期間注入する場合に用いられる器具，皮下植込み型ポート．

▶6 CT を利用した経皮的穿刺治療

　膿瘍ドレナージ，肝がんを焼灼するラジオ波焼灼療法，小さな腎がんに対する凍結療法などで用いられる．確定診断のための腫瘍の生検にも用いられる．

6 リハビリテーション

　リハビリテーションは，実用的な日常生活におけるさまざまな活動の実現を目的として行われる．基本的動作能力の回復を主な目的とする理学療法や，応用的動作能力や社会的適応能力の回復を目的とする作業療法，言語聴覚能力の回復などを目的とする言語聴覚療法などの治療法がある．

▶1 疾患別リハビリテーション

①運動器リハビリテーション
②脳血管疾患等リハビリテーション
③心大血管疾患リハビリテーション
④呼吸器リハビリテーション
⑤廃用症候群リハビリテーション

▶2 リハビリテーションの原則

できることを伸ばす ▶「できない」ではなく，「できる」を伸ばす．残った機能でどのように残存機能を鍛え高めていくか，「何ができるのか？」という観点での評価が重要である．
環境を整える ▶過剰な刺激が少なく，本人が落ち着いて過ごせる環境を考える．
順序立て ▶基本的な機能から，順番に順序立てて行う．
繰り返す ▶新しい行動を実行に移し，それを繰り返し行うことで習慣化し，経験記憶として体に刻み込ませる．

7 緩和ケア

生命を脅かす病に関連する問題に直面している患者と，その家族の生活の質（QOL）を維持するために，心と体のさまざまな苦痛を和らげて，より自分らしく過ごせるようにするための治療法を緩和ケアと呼ぶ．病気が進行してからだけではなく，診断されたときから必要に応じて行われ，痛みやそのほかの身体的・心理社会的な問題を早期に見出し，的確に評価を行い希望に応じて幅広い対応をする．

1 緩和ケアが必要な場合

患者本人のがんや，その治療に伴うつらい症状だけではなく，仕事のことや将来の不安などのつらさに対するケアが必要である．さまざまな専門職からなる緩和ケアチームによって，入院，通院，在宅療養を支える．

2 緩和ケアの適応となる疾患

がん，後天性免疫不全症候群（AIDS），心不全，慢性閉塞性肺疾患（COPD）．

3 緩和ケア病棟

痛み，悪心・嘔吐，倦怠感などのつらさをコントロールして，できる限り普段どおりに生活することを主な目標とする．一方で，ホスピス[12]は最期まで希望どおりに生きることを主な目標とする．

4 自宅で受ける緩和ケア（在宅療養）

安心してリラックスできる住み慣れた自宅に居ながら，患者本人の生活のペースに合わせて病院と同じような緩和ケアを受けることができる．訪問診療や訪問看護，訪問介護[13]，訪問入浴などの在宅サービスの環境を整え，訪問診療医や訪問看護ステーションと連絡を取り合いながら調整する．家族などの介護者の休息や気分転換のためのレスパイト[14]入院や，自宅で具合が悪くなったときなどの一時的な短期入院などの体制も整える．

12 • ホスピス：末期がんなどの死期の近い患者に安らぎを与え，苦痛を最小限に和らげ，最期のときをその人らしく暮らせるように支援する施設．

13 • 訪問介護：介護福祉士（ケアワーカー）やホームヘルパー（訪問介護員）などが利用者の自宅を訪問して，食事，入浴，排泄などの身体介護や，調理，洗濯，掃除などの家事といった生活援助を行うサービス．要介護者・要支援者が対象となる．

14 • レスパイト：介護者の日々の疲れ，冠婚葬祭，旅行などに対して，一時的に在宅介護が困難となる場合に，短期間の入院受け入れを行い，介護者の負担軽減やリフレッシュ（息抜き）を目指す仕組み．

第 **3** 章

疾患別の病態・検査・診断・治療

ここでは，幅広い疾患を分野ごとにまとめ，ある疾患
が医学的にどの分野に位置づけられるのかがわかるこ
とを目指した．とくに臨床で出会う頻度が高く，重要
な疾患については少し詳しい解説を加えている．詳細
については分厚い成書にゆずり，基本の枠組みをとら
えやすくするために最低限のエッセンスのみにとどめた．
さまざまな疾患やその疾患の代表的な所見，必須の検
査，診断に至るプロセス，治療の概略について，その
大枠を理解することで，膨大な医学的知識を吸収して
いくために必要な「引き出し」を整理し，必要なときに
引き出せる筋力を養ってほしい．

脳神経・脊髄疾患

中枢神経系では，部位により機能的局在が大きく異なる（ほかの臓器では，1つの臓器においてほぼ均一な機能を有している場合が多い）．

○ 中枢神経系

脳	大脳，脳幹（中脳，橋，延髄），小脳
脊髄	頸髄，胸髄，腰髄，仙髄

○ 末梢神経系

体性神経	感覚神経，運動神経
自律神経	交感神経，副交感神経

1 病態

○ 頭蓋内圧亢進症をきたす疾患

頭蓋内占拠病変	頭蓋内血腫，脳腫瘍など
脳実質および脳室の容積増大	脳浮腫，水頭症など

急性症状 ▶ 頭痛，悪心・嘔吐 → Cushing現象（血圧上昇，徐脈），意識障害，散瞳，けいれん．

慢性症状 ▶ 頭痛（朝にひどい），悪心・嘔吐，視力低下 → うっ血乳頭[1]，外転神経麻痺[2]．

　急性・慢性にかかわらず，頭蓋内圧亢進が進行して脳を圧迫すると，脳ヘルニア[3]により意識障害・呼吸停止などをきたして死に至る．

2 主な病因

○ 疾患カテゴリー別の発症様式

突発性	血管障害
急性	炎症，感染症，中毒
亜急性	炎症，自己免疫性
慢性進行性	変性，代謝異常，腫瘍

1 ▶ うっ血乳頭：頭蓋内圧亢進（脳の中の圧力が高くなること）が原因で，眼底にある視神経乳頭にむくみが起こり，大きく腫れ上がって充血した状態．脳腫瘍や脳出血などで生じる．頭痛，めまい，吐き気などを起こし，次第に視力も低下していく．

2 ▶ 外転神経麻痺：12対ある脳神経の一つである第6脳神経の外転神経に障害が起こり，眼球の外転障害を生じて麻痺眼の外転制限，内斜視，麻痺眼側を注視すると増悪する水平性の複視（物が二重に見える）などが起こる．

3 ▶ 脳ヘルニア：頭蓋内圧が上昇して，頭蓋骨の隙間から脳組織の一部がはみ出す状態のこと．脳内の大きな腫瘍や血腫，水頭症や脳浮腫により生じる．

3　主な検査

自覚症状や神経症状が診断の手掛かりになることが多い．頭部CTやMRI，脳血流SPECT^{スペクト}などの画像診断を行う．

❶ 神経学的診察

神経機能の障害された部分を探索する病巣部位診断を行う．

①精神機能
②高次脳機能
③運動機能
④感覚系
⑤反射
⑥髄膜刺激症状

❷ 画像診断検査

解剖学的な所見の確定に有用な検査である．

ⓐ CT（コンピュータ断層撮影）

脳梗塞の超急性期には，頭部CTでは特徴的な画像所見が得られない場合もある．脳出血やクモ膜下出血は単純（造影なし）CTで確認できることが多い．

ⓑ MRI（磁気共鳴画像）とMRA（磁気共鳴血管造影）

MRIは撮像に時間がかかるため，急激に全身状態が悪化している場合には検査が困難となることも少なくない．頭部MRIは脳卒中（脳出血，脳梗塞，クモ膜下出血）や脳腫瘍の検出に優れる．MRAはMRI装置を使用して頭部の血管を立体画像化し，脳動脈の狭窄や未破裂動脈瘤[4]を検出する．

ⓒ 血管造影

血管の閉塞や出血部位の同定に用いられる．急性の血栓性血管閉塞に対する血栓溶解剤の投与や，選択的血管塞栓などの治療も同時に行える．

ⓓ 脳血流検査（SPECT）

アイソトープ（核種）を用いて脳血流を可視化する核医学検査である．

ⓔ 超音波検査

心原性脳塞栓症[5]を疑う場合には，心房細動などの不整脈の有無を心電図検査やホルター心電図検査で，心臓の器質的異常や心内塞栓の有無を明らかにするために，経胸壁心臓超音波検査（心エコー検査）や経食道心臓超音波検査（左心耳内血栓や，もやもやエコー[6]を確認）を行う．

4 ● 未破裂動脈瘤：動脈の壁に瘤のように膨らんだ部分があるものの，見つかった時点では出血や破裂の徴候がない状態のこと．

5 ● 心原性脳塞栓症：心臓で作られた血栓が血流に乗って脳の血管に運ばれて引き起こされる脳梗塞のこと．

6 ● もやもやエコー：超音波検査において，心臓内や血管内に煙のようにうずを巻きながら細かな粒子が浮遊するかのような様子が観察されること．血栓の形成傾向が高まっている状態を示す重要な所見．

4　主な症状

▶① 髄膜刺激症状

髄膜炎やクモ膜下出血などのときにみられる症状のこと．頭痛や頸のこわばり（項部硬直[7]）などや，羞明（まぶしい状態），悪心・嘔吐，ケルニッヒ徴候（股関節を90°に曲げて膝を伸ばすと痛い）がみられる．

ラセーグ徴候（膝を伸ばした状態で足を上に持ち上げようとすると疼痛のため70°以上上がらない）は坐骨神経痛を誘発する手技である．

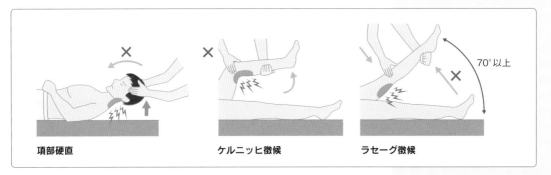

| 項部硬直 | ケルニッヒ徴候 | ラセーグ徴候 |

▶② 高次脳機能障害

病態 ▶ 人間ならではの高度な脳の働きで，注意を払ったり，記憶・思考・判断を行ったりする機能である高次脳機能を失った状態である．症状が現れても，外見上はあまり目立たないために，障害があることを本人や周囲の人が気づくまでに時間がかかる．

原因 ▶ 脳卒中（脳梗塞・脳出血・クモ膜下出血），外傷性脳損傷，脳腫瘍，低酸素脳症，脳炎などがある．

症状 ▶ 脳の損傷部位によって症状が異なる．

障害部位		本来の働き	損傷による症状の例
大脳	前頭葉	注意・思考・感情のコントロール 物事を整理・処理・実行する 情緒，自己の客観化，言語表現	注意障害[8]（ぼーっとしている，気が散る），遂行機能障害[9]（効率的に仕事ができない），社会的行動障害[10]（怒りっぽい，やる気がなくなる）
	頭頂葉	触覚，空間認知，視覚認知	半側空間無視[11]，道に迷う，失行症[12]，失認症[13]
	側頭葉	記憶，聴覚，嗅覚，言語理解	記憶障害[14]，失語症[15]，右と左を間違える
	後頭葉	視覚	視覚失認，相貌失認，地誌的障害，純粋失読，変形視

7 ● 項部硬直：髄膜，頸部神経，神経根部に浮腫が生じ，疼痛の閾値が低下し，後頭部，項部の筋肉に持続的な収縮が起こる．この状態で頭頸部を前屈させようとすると疼痛が誘発されるため，痛みを抑えようとして頭部と胸部が一緒に持ち上がってしまう．

8 ● 注意障害：覚醒し，注意を向け，集中し，それを維持することができない．注意散漫，疲れやすい，気配りができない．

9 ● 遂行機能障害：物事の優先順位をつけて計画して実行することができない．考えずに行動してしまう．指示がないと次にするべき行動がわからない．

10 ● 社会的行動障害：対人技能拙劣，依存性・退行，意欲・発動性の低下，固執性，感情コントロールの低下．

11 ● 半側空間無視：見えているのに，視野の半分の空間を認識できない状態．多くは左側．

12 ● 失行症：運動麻痺や感覚障害はないが，目的のある一連の動作ができなくなる．道具を使えない，支持された動作が上手にできない，動作がぎこちない．

13 ● 失認症：感覚機能は保たれているが，見たもの，聞いたもの，触ったものが正しく認識できなくなる．

障害部位	本来の働き	損傷による症状の例
脳 幹	呼吸，心拍，意識，覚醒，睡眠	難聴，意識障害，感覚障害，平衡障害，失調，めまい，嚥下障害，複視，ふらつき，味覚障害
小 脳	バランス，運動調節，姿勢	平衡障害，起立障害，失調，構音障害

その他の症状として，病識の欠如，情報処理速度の低下，易疲労性などがある．

▶3 認知症と高次脳機能障害の違い

認知症	進行性のものが多い．全般的な知的能力の低下を認める．リハビリテーションによる脳機能の維持が期待できる．
高次脳機能障害	進行性の障害ではない．知的能力を構成するさまざまな要素が部分的に障害され，全般的な能力低下ではない．リハビリテーションによる脳機能の改善が見込める．

5 主な疾患

▶1 脳血管障害

病態 ▶脳血管疾患，脳卒中とも呼ばれ，脳血管の狭窄や閉塞，破裂などにより神経症状が出現する．急激に悪化する脳梗塞(のうこうそく)や脳出血と，少しずつ進行する脳梗塞(アテローム血栓性脳梗塞，ラクナ梗塞)がある．わが国の死因の第4位，寝たきりの原因の第1位を占める．急性発症の虚血性脳血管障害や心原性脳塞栓症(しんげんせいのうそくせんしょう)では，脳梗塞から脳出血となることもある．出血性脳血管障害には脳出血やクモ膜下出血がある．出血部位の血管攣縮(れんしゅく)により脳梗塞を生じることもある．

● 脳血管障害の分類

脳血管障害の分類	主な脳血管疾患	主な原因	危険因子
虚血性脳血管障害	脳梗塞(80%) アテローム血栓性脳梗塞 ラクナ梗塞[16] 心原性脳塞栓症	動脈硬化，脱水高血圧 心房細動，左室内血栓，心不全，心筋梗塞	喫煙，高血圧，糖尿病，脂質異常症，動脈硬化，加齢(50歳以上)
出血性脳血管障害	脳出血(15%) クモ膜下出血(5%)	高血圧，脳動脈瘤，脳動静脈奇形，脳腫瘍など	

14 • 記憶障害：新しい情報を覚えて，それを保持し，必要なときに引き出すことができない状態．発症前の出来事の記憶や覚えた知識は残っている．言われたことを忘れる．作業手順が覚えられない．同じことを何度も話したり，聞いたりする．

15 • 失語症：言語に関する，話す，理解する，書く，読む，の4つの要素に何らかの困難が生じる病態．

16 • ラクナ梗塞：直径1mm以下の細い血管が詰まることにより脳の深い部分に生じる多発性脳梗塞．日本人に多く，高血圧が持続することで細い血管に負荷がかかる．無症候性に緩徐に進行していく．

a 脳梗塞
^{のうこうそく}

症状 ▶ 脳血管障害部位によって脳梗塞の主な神経症状が異なる.

分　類	部　位	主な原因	主な疾患	主な神経症状
内頸動脈系脳梗塞	前大脳動脈	動脈硬化, 喫煙, 高血圧, 糖尿病, 脂質異常症	アテローム性血栓性脳梗塞, 心原性脳塞栓症	意識障害 眼球共同偏倚 対側の運動麻痺(片麻痺) 対側の感覚障害 構音障害 高次脳機能障害(失語, 失行, 失認, 半側空間無視など)
	中大脳動脈			
椎骨・脳底動脈系脳梗塞	後大脳動脈			回転性めまい, 悪心・嘔吐 意識障害, 昏睡 四肢麻痺 球麻痺 斜偏倚, 瞳孔不同, 縮瞳 発熱, 血圧上昇
脳幹または大脳皮質下梗塞	脳深部の穿通枝	高血圧	ラクナ梗塞	ラクナ梗塞が多発するラクナ状態では, 認知症, 小刻み歩行 緩徐に進行することが多い

検査 ▶ 頭部CT (3D-CTA), 頭部MRI (FLAIR, DWI, MRA).

治療 ▶ 急性期治療と進展・再発予防治療がある.

○ 脳梗塞の治療

急性期治療 脳血管再灌流療法	脳梗塞進展・再発予防 抗血栓療法		
血栓溶解療法:rt-PA静注療法によりペナンブラ(再灌流により回復できる部位)を治療(発症後4.5時間以内)	抗血小板薬(アスピリン, チクロピジン, クロピドグレルなど):アテローム血栓性脳梗塞, ラクナ梗塞		
血管内再開通療法:カテーテルによる血管内治療(発症後6時間以内)	抗凝固薬:心原性脳塞栓症	ワルファリン	
二次障害治療:脳浮腫治療薬, 脳保護薬, 開頭減圧術(脳浮腫による脳幹圧迫を解除する)		直接経口抗凝固薬(DOAC:ダビガトラン, リバーロキサバン, アピキサバン, エドキサバン)	
リハビリテーション(代償機能促進, 合併症予防)			

b 脳出血（のうしゅっけつ）

病態▶ 日中活動時に頭痛や意識障害を伴って発症する．中高年に多く，8割は高血圧性脳出血（高血圧により脳動脈の血管壊死後に形成される小さな脳動脈瘤が破裂することにより発症）である．そのほか，脳アミロイドアンギオパチー（高齢者），脳動静脈奇形，脳腫瘍，血液疾患によるものなどがある．

高血圧性脳出血の好発部位▶ 大脳半球80％（被殻50〜60％，視床20〜30％，皮質下5％），橋10％，小脳10％.

症状▶

被殻	片麻痺，半身感覚障害
視床	半身のしびれ感 → 片麻痺
橋	すぐに昏睡，四肢麻痺
小脳	後頭部痛，激しいめまい感と嘔吐，運動失調により起立・歩行不可能

検査▶ 頭部CT.

治療▶ 外科的治療には救命のため頭蓋内圧亢進・脳ヘルニアを避ける血腫除去術（けっしゅ）を行うが，視床出血（ししょう）と橋出血（きょう）は適応外である．内科的治療として，呼吸・血圧管理，脳浮腫治療薬（グリセロールなど）を投与する．

c クモ膜下出血

原因▶ 脳動脈瘤破裂（75％），脳動静脈奇形からの出血（10％），頭部外傷などがある．脳動脈瘤破裂はウイリス動脈輪に多く，脳動脈瘤形成は先天的な動脈壁の異常（内弾性板や中膜筋層の欠損）（ないだんせいばん）に高血圧などの影響が加わって発症する．

症状と予後▶ 突然に生じる今までに経験したことのない激しい頭痛．悪心・嘔吐を伴い，30〜50％に意識障害を合併する．脳実質まで出血が波及したり，出血部位の血管攣縮（れんしゅく）による脳梗塞が生じたりすると，さまざまな神経症状が現れる．脳動脈瘤は再出血することが多く，予後不良である．

検査▶ 頭部CT.

治療▶ 脳動脈瘤に対するクリッピング術（脳動脈瘤の頸部にクリップをかける）や，コイル塞栓術（動脈瘤内にプラチナ製のコイルを留置するカテーテルによる血管内治療）など，動脈瘤への血流を遮断する根治治療を行い，再出血を予防する．

d 一過性脳虚血発作（いっかせいのうきょけつほっさ）（TIA）

病態▶ 脳や脊髄または網膜の一時的な局所の循環障害により，神経学的機能障害を生じるもののうち急性梗塞を伴わないものをいう．

以前は24時間以内に完全に症状が消失するものをTIAと定義していたが，画像診断の進歩により，24時間以内に症状が消えてもMRI拡散強調画像（DWI）を撮ると脳梗塞が見つかることが多いため，症状の持続時間は問わず，画像診断で梗塞巣が見つかったものは脳梗塞と診断するようになった．

e もやもや病

病態 ▶ 原因不明の<u>ウイリス動脈輪閉塞症</u>．徐々に血管が狭窄・閉塞するため，側副血行路が発達する．脳血管造影により側副血行路がもやもやとした煙のようにみえることから命名された．

症状 ▶ 10歳以下では脳血流の補充が不十分なため脳虚血症状を生じるが，30〜40代になると脳虚血のほか，脆弱な側副血行路からの脳出血を発症する．

治療 ▶ 直接血行再建術（浅側頭動脈-中大脳動脈血管吻合術），あるいは間接血行再建術を行う．

2 感染・炎症性疾患

神経関連感染症による炎症性疾患には，髄膜炎，脳炎，脊髄炎などがある．

急性髄膜炎	細菌性髄膜炎，ウイルス性髄膜炎
亜急性〜慢性髄膜炎	結核性髄膜炎，真菌性髄膜炎，がん性髄膜炎
急性脳炎	ウイルス性脳炎（単純ヘルペスウイルス脳炎など），抗NMDA受容体脳炎
亜急性〜慢性脳炎	神経梅毒，遅発性ウイルス感染症，プリオン病，トキソプラズマ脳炎
脊髄炎	感染症，感染症に伴う免疫介在性，自己免疫性
HIV脳症	HIV関連神経認知障害（HAND）

症状 ▶ 急性髄膜炎・脳炎では，発熱，髄膜刺激症状（頭痛，悪心・嘔吐）がみられる．脊髄炎では，発熱と脊髄症状（対麻痺，感覚障害）がみられる．HANDでは，認知，運動，行動習慣の異常が慢性に進行し，末期には四肢麻痺，高度の認知症から植物状態となる．

3 神経変性疾患，脱髄性疾患

パーキンソン病（PD）	運動機能不全を特徴とする進行性の神経変性疾患
ハンチントン病（HD）	進行性で遺伝性のある神経変性疾患．運動障害，精神障害，認知障害の3つをきたす
筋萎縮性側索硬化症（ALS）	脳および脊髄の運動ニューロンが侵される神経変性疾患

多発性硬化症（MS）	脳および脊髄における慢性進行性の神経変性疾患．炎症，脱髄，軸索喪失が特徴
ギラン・バレー症候群（GBS）	急性・多発性の根神経炎．運動神経が障害され四肢に力が入らなくなる
慢性炎症性脱髄性多発神経炎（CIDP）	2ヵ月以上にわたる慢性進行性，再発性の左右対称性の四肢の筋力低下・感覚障害を示す末梢神経疾患．末梢神経ミエリン構成成分に対する自己免疫疾患と考えられている

４ 頭部外傷（外傷性脳損傷，脊髄損傷）

病態▶直接的な脳損傷（脳挫傷，外傷性脳出血），頭蓋内血管の損傷（外傷性クモ膜下出血，急性硬膜下血腫，急性硬膜外血腫，慢性硬膜下血腫），回転性の外力による軸索の断裂（びまん性軸索損傷）などをきたす．脊髄損傷は損傷部位により，手足の麻痺や感覚障害，呼吸障害などさまざまな症状がみられる．

５ 脳腫瘍

病態▶頭蓋骨の内側にできた腫瘍のこと．原発性脳腫瘍と，体のほかの部位から転移してきた転移性脳腫瘍とがある．原発性脳腫瘍には，良性腫瘍と悪性腫瘍があり，その発生部位は異なるが，良性の増殖速度は遅い．神経膠腫，中枢神経系原発悪性リンパ腫，髄膜腫，下垂体腺腫，神経鞘腫，頭蓋咽頭腫などがある．

症状▶頭蓋内圧亢進症状（頭痛，吐き気，視力障害，意識障害），麻痺，言語障害，てんかん発作，性格の変化，ホルモン過剰分泌など，さまざまな局所症状（巣症状）が引き起こされる．脳腫瘍のできる部位によっては，内側縦束症候群[17]，One & a half syndrome[18]など，特徴的な眼球運動障害をきたすが，早期に治療できる場合は症状を回復させることも可能である．

治療▶可能であれば手術による腫瘍の摘出を行う．

６ てんかん

病態▶脳内の神経細胞の過剰な電気的興奮に伴って，意識障害やけいれんなどを発作的に起こす慢性的な脳の疾患である．

分類▶

特発性（一次性）てんかん	原因疾患が見つからない
症候性（二次性）てんかん	脳梗塞・脳出血，脳腫瘍，脳炎などの脳の病変が原因

17•内側縦束症候群：MLF症候群．脳幹の障害が内側縦束に及ぶと患側の眼は正中線を越えて内転（眼球が内側を向くこと）できないが，輻輳（より目）のときは正常に内転する．脳腫瘍や頭部外傷，脳卒中など内側縦束の病変によって生じる．

18•One & a half syndrome：腫瘍や出血，梗塞などによる病変が内側縦束に及ぶと，病変に侵された眼は水平方向のどちらにも動かすことができないが，反対側の眼は外転（眼球が外側に向くこと）できる．輻輳は正常．

検査 ▶ 発作時の情報（動画撮影が診断に有用），脳波検査，頭部MRI（症候性）.

治療 ▶ 薬物療法．無効な場合は，外科治療を行う場合もある.

┝❼ 脳神経疾患

　脳神経疾患では，12対の脳神経の障害により，嗅覚，味覚，視覚，顔面の感覚，顔の表情，聴覚，平衡感覚，発話，嚥下，首の筋肉に影響が現れる.

1	嗅神経	嗅覚
2	視神経	視覚，光覚
3	動眼神経	眼球運動（上方・下方・内側），対光反射，瞼を引き上げる
4	滑車神経	眼球運動（下方・内側）
5	三叉神経	顔面の感覚，ものをかみしめる
6	外転神経	眼球の運動（外側）
7	顔面神経	顔の表情，舌の前2/3の味覚，唾液・涙の分泌，聴覚に関わる筋肉の制御
8	聴神経	聴覚，平衡感覚
9	舌咽神経	ものを飲み込む，咽頭反射，発話
10	迷走神経	ものを飲み込む，咽頭反射，発話，一部の内臓の筋肉や心拍の制御
11	副神経	首の回転運動，肩の上下運動
12	舌下神経	舌の運動

原因 ▶ 外傷，腫瘍，炎症，感染症（帯状疱疹など），不十分な血液供給（糖尿病など），薬物，毒性物質などによるものがある.

症状 ▶ 左右の視神経の一方が損傷すると片方の眼が失明する．動眼神経・滑車神経・外転神経のうちいずれかが損傷すると複視[19]，動眼神経が麻痺すると上瞼が麻痺して眼瞼下垂[20]が現れる．聴神経が損傷すると聴覚障害や回転性めまいが現れる．そのほか，顔面の痛みや頭痛などが現れることもある.

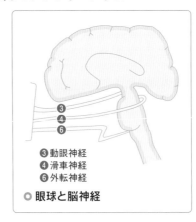

❸動眼神経
❹滑車神経
❻外転神経

◎ 眼球と脳神経

検査 ▶ 神経学的所見，補助検査，MRI検査.

治療 ▶ 原因疾患の治療を行う.

19 • 複視：1つの物が二重に見えること．片眼複視と両眼複視がある.

20 • 眼瞼下垂：眼瞼（まぶた）が垂れ下がって，視野が狭くなる．加齢によっても起こるが，眼精疲労や頭痛，肩こりの原因となる．重症筋無力症，動眼神経麻痺，外傷によるものもある.

⊢8　片頭痛（へん ず つう）

病態▶ ズキズキとした拍動性の強い頭痛が発作的に起こる．こめかみから目にかけて，片側を中心に，ときには両側や後頭部までも脈打つような頭痛が起きる．光や音，気温や温度の変化に対して敏感になり，日常生活に支障をきたす．悪心・嘔吐，下痢などの症状を伴ったり，ギザギザした光（閃輝暗点（せん き あんてん））が見えるなどの予兆がみられたりすることもある．

好発▶ 10～20代で発症する人が多い．肉親に同じような頭痛をもつ人がいることが多い．

誘因▶ 原因は不明だが，寝不足・寝過ぎ，空腹，疲労，ストレス，ストレスからの解放，大きな音，強い光，強く不快な臭い，人混み，気圧・温度・湿度の変化，アルコール，喫煙，月経周期，ポリフェノールが含まれる食品（オリーブオイル，チーズ，赤ワイン）の摂取，などとの関連が知られている．入浴や運動，マッサージなどで悪化する．

治療▶ 暗い静かな場所で横になったり，痛む部分を冷やしたり，圧迫したり，カフェインを摂取することで痛みが和らぐこともある．薬物療法は発作時に服用するものと予防的に使用するものがある．

注意！▶ 薬剤の使用過多による薬物乱用頭痛（らんよう）（薬剤の使用過多による（か た）頭痛）に注意する．

⊢9　認知症

　　正常に発達した認知機能（記憶，学習，判断，計画）が後天的に進行性あるいは慢性的に低下すること．要介護（よう かい ご）の主な原因であり，高齢になるほど患者数は増加する．

症状▶ 明らかな記憶障害（病的物忘れ）や高次脳機能障害（失語症・失（しつ）行（こう）・失認（しつ にん））があり，生活に支障をきたす．認知症状は中核症状（認知機能障害）と周辺症状（行動・心理症状：BPSD[21]）とに分けられる．

中核症状	周辺症状（BPSD）	
認知機能障害 （高次脳機能障害）	行動異常	心理症状
記憶障害 見当識障害 失語症 遂行機能障害 失行 失認	暴言・暴行 徘徊 不穏 性的脱抑制	不安 焦燥的興奮 幻視[22] 妄想 うつ症状（喜びの欠如，身体的不調感） アパシー（関心を示さなくなる）

分類▶ アルツハイマー型認知症，脳血管性認知症，レビー小体型認知症が3大認知症である．

原因▶ 脳血管性認知症，アルツハイマー型認知症，前頭側頭葉変性

21• BPSD：周辺症状には，行動障害（徘徊，多動，不潔行為，収集癖，異食など）と，心理症状（不安，妄想，幻覚，抑うつなど）がある．

22• 幻視：実在しないものが見えること．

症，クロイツフェルト・ヤコブ病，レビー小体型認知症，大脳皮質基底核変性症，ハンチントン病，進行性核上性麻痺などがある．

検査▶認知症のスクリーニング心理検査としてMMSEとHDS-Rが用いられる．

①MMSE（mini mental state examination）：国際的に広く利用される．見当識（いつ，どこ），3単語の記銘，注意と計算，3単語の遅延再生，言語，構成能力を30点満点で評価する．23点以下の場合，認知症の疑いがあると診断される．

②HDS-R（改訂 長谷川式簡易知能評価スケール）：年齢，見当識，言語の記銘，計算，数字の逆唱，言葉の再生，物品再生，言葉の流暢性を30点満点で評価する．20点以下の場合，認知症の疑いがあると診断される．

ａ アルツハイマー型認知症

分類▶65歳未満で発症した場合を（狭義の）アルツハイマー病と呼び，65歳以上で発症した場合をアルツハイマー型老年認知症と呼ぶ．

病態▶組織学的には神経細胞脱落，老人斑（アミロイドβタンパクの沈着），神経原線維変化（タウタンパクの蓄積）が特徴的である．脳の萎縮は海馬・側頭葉から頭頂葉へ進行し，さらに前頭葉・後頭葉に及び，大脳全般の高度萎縮に至る．

症状▶

初期	新しいことが覚えられない，思い出せない，被害妄想，自発性低下	自立
中期	古い記憶も障害される，徘徊，失語，失認，失行，多幸	要介助
後期	意思疎通困難，尿便失禁，異食，筋強剛，歩行障害，無動無言	要介護

治療▶根治治療は確立されていない．薬物療法として，認知機能低下の改善を期待するアセチルコリンエステラーゼ阻害薬や*N*-メチル-D-アスパラギン酸（NMDA）受容体拮抗薬が，BPSDに対して非定型抗精神病薬や漢方薬が用いられる．非薬物療法として，運動療法，回想法，音楽療法などがある．

ｂ 脳血管性認知症

病態▶症状や神経学的所見，画像所見から脳血管障害が原因と考えられる認知症のこと．脳梗塞では再発するたびに認知機能が段階的に低下する．

分類▶多発性ラクナ梗塞とビンスワンガー病[23]が半数を占める．ほかには，多発梗塞型（皮質性）や局在病変型などがある．

症状▶抑うつ，自発性低下，遂行機能障害，夜間せん妄，情動失禁[24]，頻尿・尿失禁[25]．記憶障害を伴うこともある．脳血管障害の部位に

23・ビンスワンガー病：白質の慢性循環不全によるびまん性で広範な脱髄を生じる進行性で高度な認知症を呈する．

24・情動失禁：自分自身の喜怒哀楽の感情をコントロールできない状態．わずかな刺激で急に泣いたり，笑ったり，怒ったりする．

25・尿失禁：自分の意思に反して尿が漏れること．尿漏れ．

対応した機能のみが低下する（まだら認知症）.

治療▶ 抗血栓薬（抗血小板薬，抗凝固薬）の投与，高血圧や糖尿病の治療，リハビリテーションが行われる.

ⓒ レビー小体型認知症

病態▶ 老年期に発症する．病理学的には，大脳皮質など広範にレビー小体を認める．筋肉がこわばって体が硬くなったり，いないはずの子どもが見えたり，小さな生き物が見えたりする幻視が特徴的である.

症状▶ 進行性の認知機能障害，繰り返す幻視（人，虫，小動物），パーキンソン症状[26]（パーキンソニズム），REM睡眠行動障害（四肢・体幹の運動，暴力的行動，大声を上げる，悪夢）が現れる.

治療▶ 認知機能障害にアセチルコリンエステラーゼ阻害薬，幻視などに非定型抗精神病薬・漢方薬・非薬物療法，パーキンソニズムに抗パーキンソン病薬（L-ドパ），REM睡眠行動障害に抗てんかん薬を使用する.

ⓓ 前頭側頭葉型認知症

病態▶ 初老期（40～60代）に発症する．初発症状は人格変化や行動異常で，病識がない．神経細胞内に嗜銀性封入体（Pick体）が認められるピック病が約8割を占める．難病に指定されている.

症状▶

初期	自発性低下，感情鈍麻，脱抑制（反社会的行動，道徳観低下）
中期	常同行動（同じ椅子に座る，同じ場所を周遊），考え無常（質問に真剣に答えようとしない），反復言語（同じフレーズを繰り返す）
後期	無動無言，寝たきり

治療▶ 根治治療がないため，対症療法を行う.

ⓔ クロイツフェルト・ヤコブ病

病態▶ 異常プリオンタンパクの脳内蓄積により発症するプリオン病の約8割を占める．ほかに，クールー病[27]，スクレイピー（ヤギやヒツジの脳症），ウシ海綿状脳症などがある.

疫学▶ 有病率は100万人に1人程度．発症は50～70代が多い.

症状▶ 発症後は認知症が急速に進行し，ミオクローヌス，視覚異常，小脳症状，錐体路徴候，錐体外路症状[28]などを呈し，9割は半年以内に無動性無言に陥る.

検査▶ 髄液検査では14-3-3タンパクの検出率が高く，脳波検査では6～7割で1Hz前後の周期性同期性放電（periodic synchronous discharge：PSD）を認める.

26・パーキンソン症状：安静時振戦・筋固縮・無動/動作緩慢・姿勢保持障害（4大運動徴候）のほか，小字症（字が小さくなる），小声症（声が小さくなる），脂漏性顔貌（顔が脂ぎる），仮面様顔貌（表情が乏しくなる），歩行時の前屈・すり足・小股・突進歩行，体が斜めに傾く（斜め徴候/ピサ徴候），嚥下障害などがある.

27・クールー病：パプア・ニューギニアの高地民族のなかにかつてみられた疾患で，死者を悼むための食人の風習により感染した.

28・錐体外路症状：大脳基底核および関連する神経路の障害による症状．手足が震える，動作が鈍くなる，目が上を向いたままになる，足がむずむずする，じっとしていられないなどの運動症状を指す.

f 軽度認知障害（MCI）

病態 ▶ 物忘れの訴えがあり，年齢や教育年数に応じた記憶テストの得点は低いが，認知症ではない状態のこと．認知症とも，知的に正常ともいえない中間の状態を指す．MCI（mild cognitive impairment）は，認知症の前駆段階であり，アルツハイマー型認知症はMCIを経て発症すると考えられている．

g 一時的に認知機能低下をきたすが治療可能な疾患

　早期に治療を行うことで劇的に認知機能が回復する認知症である．

❶ 正常圧水頭症

原因 ▶ 原因不明（特発性）と続発性（クモ膜下出血，頭部外傷など）がある．クモ膜下腔に髄液通過障害が生じ，髄液腔が拡大する．

症状 ▶ 歩行障害，認知症，尿失禁（症状はゆっくりと進行）がみられる．

治療 ▶ シャント手術により，髄液腔と頭蓋外の体腔（腹腔など）に短絡路（シャント）を造設する．

❷ 慢性硬膜下血腫

原因 ▶ 軽微な頭部外傷による微量出血により硬膜下に血腫が形成され，徐々に増大して脳を圧迫する．

危険因子 ▶ 高齢者，アルコール多飲者．

症状 ▶ 脳圧迫による症状として，頭痛，歩行障害，片麻痺，認知症が現れる．

治療 ▶ 穿頭ドレナージ術（頭蓋骨に穴を開けて，管を留置して緩徐に廃液する）を行う．

❸ 代謝異常

原因 ▶ 低血糖，低ナトリウム血症，ビタミンB_1欠乏症などで発症する．

治療 ▶ 原疾患の治療，電解質補正，ビタミン補充などを行う．

❹ 薬剤の副作用

原因 ▶ 抗うつ薬，抗精神病薬，睡眠薬，抗パーキンソン病薬などの副作用でみられる．

治療 ▶ 原因薬剤の中止，減量する．

❺ 甲状腺機能低下症

　p.251を参照のこと．

2 口腔疾患

口腔疾患には，歯および歯周疾患，口腔内の炎症や外傷，腫瘍性疾患，口唇口蓋裂などの先天異常，口腔粘膜疾患，顎関節の疾患などが含まれる．

1 病態

口腔内の腫瘍性疾患には，良性腫瘍，前がん性（異形成）病変，悪性腫瘍がある．

口腔がんは，歯肉や頰粘膜，舌の下（口腔底），舌に発症する悪性腫瘍で，そのうち舌がんが6割と最多である．男性に多く，60代で発生しやすい．

2 主な疾患

1 歯周病

病態▶ 歯に付着した歯垢（プラーク）中の細菌と細菌の毒素，およびそれらに対する炎症反応である．徐々に進行するため，気づかないうちに悪化し，歯肉炎，歯周炎となる．歯周病が悪化すると，口腔内の細菌が全身にめぐり，心筋梗塞や脳梗塞の発症にも関与する．

原因▶ 不十分な歯磨きにより，プラークが石灰化して歯石を形成し，歯石の周りにさらにプラークや歯周ポケット[1]が形成される．喫煙，糖尿病などの全身疾患，ホルモンバランスの乱れ，歯ぎしりや噛み合わせの問題なども関与している．

症状▶ 初期は自覚症状がない．歯肉炎の段階では，歯磨きで歯肉から出血，歯肉が赤く腫れる，口の中がねばつくなどの症状が現れる．歯周炎では，歯肉炎の症状に加えて，歯肉が下がり，歯周ポケットから排膿し，進行すると歯槽骨が溶けて歯を支えきれなくなるため歯がぐらつき，最終的には歯が抜ける．

検査▶ 歯周ポケットが深くなるほど歯周病が進行していると判定されるため，細い器具を歯周ポケットに挿入して溝の深さを測り，出血の有無を確認する．歯垢染色液によるプラークの付着状況を調べ

1 • 歯周ポケット：歯と歯茎（歯肉）の間にある溝のこと．

ることもある．X線撮影にて歯槽骨の状態を検査する．

治療▶歯のクリーニング，適切な歯磨き指導を行う．定期歯科受診による歯石除去と歯肉状態を確認する．ときに歯科矯正治療をする．重度の歯周炎や，治療しても改善されない場合は抜歯となることもある．

┣❷う 蝕

概要▶虫歯のこと．飲食物に含まれる糖分を栄養として増殖した，ミュータンス菌などの虫歯の原因菌が作り出す酸によって歯が溶け（脱灰），歯に穴が空く．エナメル質のみの損傷は唾液による再石灰化作用によって自然治癒が期待できるが，進行すると，う蝕部分を削り取り，欠損部位を詰めたり，かぶせたりする歯科治療が必要となる．糖分摂取を控え，適切な歯磨き，定期的な歯科検診による予防が有効である．

症状▶歯のエナメル質が溶けると軽い痛み，さらにその内側の象牙質や歯の中の神経や血管が通る歯髄にう蝕が進行すると強い痛みを感じたり，熱いものや冷たいものがしみたりする．さらに進行すると歯の神経が壊死し，顎の骨に炎症を生じる．

進行度▶カリエス（虫歯の意味）の頭文字をとって「C」の文字で進行度を表す．

C0	白濁または着色のある要観察歯
C1	エナメル質が脱灰した初期虫歯
C2	象牙質まで進行した虫歯
C3	歯髄まで進行した虫歯
C4	歯根だけが残った状態

治療▶初期虫歯はプラークの除去，フッ化物の塗布・フッ素入り歯磨き剤を用いたブラッシングを行う．う蝕が進んだ場合は，病巣部分を削って，コンポジットレジンや金属で詰め物をする．神経に達している場合には，感染した神経を除去し，歯の中を消毒してから詰め物をした上にかぶせ物（クラウン）を装着する．さらに進行して治療が困難な場合には抜歯する．必要に応じて，入れ歯，ブリッジ，インプラントなど人工的な歯を装着する．

┣❸口内炎・舌炎

病態▶口腔内粘膜や舌の炎症のこと．

原因▶ウイルス（ヘルペス性口内炎，帯状疱疹，ヘルパンギナなど），真菌（カンジダなど），自己免疫疾患，機械的刺激（義歯や歯先が当たる），

貧血，薬剤による薬疹などがある．

症状 ▶ 炎症部分が痛む．びらんや潰瘍，味覚異常の原因となることもある．貧血では舌の前が赤くなり，痛みを伴う．

治療 ▶ 含嗽薬，内服薬，塗り薬を使用する．ウイルス性では抗ウイルス薬が投与されることもある．カンジダ性には抗真菌薬が投与される．義歯や歯による褥瘡性潰瘍では，口腔粘膜や舌に強く当たる部分を研磨することで改善する．貧血には，その原因により鉄剤やビタミンB_{12}が投与される．

┣④ 舌がん

病態 ▶ 舌にできる悪性腫瘍で口腔がんの一つである．舌の側面や裏側にできることが多い．

誘因 ▶ はっきりとした原因は不明だが，舌側に傾いて生える歯や合わない義歯などで繰り返し傷つけられる部分に発生することから，繰り返される刺激が誘因と考えられている．喫煙，過度の飲酒も誘因となる．

症状 ▶ 痛みを伴う発赤・びらん，周囲が硬い潰瘍，白斑などが現れる．進行すると，しゃべりにくい，食べ物を噛んだり飲みこんだりがしにくいなどが自覚される．首のリンパ節に転移すると，首に硬いしこりが触れる．

検査 ▶ CT検査・MRI検査，超音波検査を行う．一部を切除して病理組織検査を行い，確定診断につなげる．転移が疑われる場合はPET/CT検査を行う．

治療 ▶ 放射線治療（小線源治療／組織内照射），手術や舌の再建に加えて，術後に食事や会話などの機能障害に対するリハビリを行う．さらに抗がん剤治療と放射線治療を併用する場合もある．

3 頭頸部疾患

頭頸部は頭蓋底から鎖骨までの範囲を指し，咽頭，喉頭，口腔，鼻腔，副鼻腔，唾液腺，甲状腺が含まれる．頭頸部領域は，発声，嚥下，咀嚼などの生命活動を維持するうえで重要な機能を担っており，治療後の機能障害や美容上の問題（整容）を考慮して治療方針を決定する．

1 病態

頭部から頸部のなかで，眼球と脳を除く範囲の疾患を頭頸部疾患と呼ぶ．炎症性疾患，腫瘍性疾患などがある．

発生場所によってさまざまな腫瘍があるが，悪性のものを頭頸部がんと呼び，その90%以上は扁平上皮がん，次は腺がんである．そのほかに，肉腫，リンパ腫などがある．頻度の高いものとしては，舌がん，喉頭がん，下咽頭がん，甲状腺がんなどがある．

2 主な検査

CT検査，MRI検査，内視鏡（咽喉頭ファイバースコープ），組織の病理検査を行う．

3 主な疾患

① 甲状腺疾患

①バセドウ病
②橋本病
③亜急性甲状腺炎

② 咽頭・喉頭・唾液腺炎症性疾患

a 急性咽頭炎

病態▶ かぜを引いてのどが痛い原因の一つである．口蓋垂と扁桃や咽頭後壁が赤く腫れる．扁桃に強い炎症がある場合には急性扁桃炎

や扁桃周囲膿瘍に移行する.

原因▶ウイルス感染（パラインフルエンザウイルス，アデノウイルス，インフルエンザウイルス）や，細菌感染（連鎖球菌，インフルエンザ菌）などによる．特殊なものに，クラミジア，梅毒トレポネーマ，結核菌，ジフテリア菌などの感染によるものもある.

症状▶のどの違和感や痛み，ものを飲み込むときの痛み（嚥下痛），発熱，頸部リンパ節腫脹を伴うこともある．全身症状として，筋肉痛や関節痛，全身倦怠感が出ることもある.

検査▶視診（のどの発赤や腫脹，白苔付着の有無），インフルエンザウイルス・アデノウイルス・溶連菌では迅速キットにより数分で判定可能である．細菌感染を疑う場合は，咽頭の細菌培養検査を行う.

治療▶ウイルス性咽頭炎は自然治癒することも多いため，対症療法が基本となる．安静にし，水分・栄養を補給する．痛みや発熱には解熱鎮痛薬を使用する．咽頭へのルゴール塗布や，ステロイドのネブライザー吸入治療などを行う．細菌性の場合は適切な抗菌薬を処方する．重症例では点滴で抗菌薬を投与する.

b 溶連菌感染症

病態▶溶血性連鎖球菌の感染によって発症する上気道感染症や皮膚の化膿症である．のどに感染し，咽頭炎や扁桃炎，猩紅熱を引き起こす．潜伏期間は2〜5日．抗菌薬を投与するが，治療が不十分な場合はリウマチ熱や急性糸球体腎炎などの合併症の発症につながる.

原因▶主にA型溶血性連鎖球菌によって引き起こされる.

症状▶急性期には，高熱，のどの痛み，イチゴ舌などがみられる．嘔吐や，手足に小さな赤い発疹，頭痛，腹痛，首のリンパ節腫脹を生じることもある．咳や鼻水は伴わない．回復期に発疹から皮むけがみられることもある.

検査▶迅速定性検査キットによる咽頭拭い液中のA群β溶連菌抗原の検出を行う.

治療▶抗菌薬，解熱鎮痛薬を投与する.

c 急性喉頭蓋炎

病態▶小児に多くみられる感染症である．あらゆる刺激が気道の閉塞を引き起こす可能性があるため，診察室で咽頭や扁桃をみるために舌圧子で舌を押さえることで窒息が誘発されてしまうこともある．救命のための気管挿管や気管切開の準備をしてから診療する.

好発▶2〜4歳.

原因▶インフルエンザ菌によるものがほとんどである.

症状▶呼吸困難，発熱，強い咽頭痛（唾液を飲み込むことができずに口から垂れ流す），チアノーゼなどがみられる．重症例では昏睡状態と

なり，気道が閉塞して窒息死する．

治療 ▶ 喉頭蓋が強く腫（は）れて窒息のおそれがある場合は，救命処置として気管切開を行う．薬物療法は入院のうえ，抗菌薬やステロイドの投与を1〜2週間継続する．このとき喉頭蓋（こうとうがい）の浮腫（ふしゅ）が強ければ，3〜4日は人工呼吸管理をする．

d ウイルス性唾液腺炎（だえきせん）

病態 ▶ 唾液腺炎はその原因により，細菌性，ウイルス性，アレルギー性，自己免疫性に分けられる．ウイルス性唾液腺炎の代表的なものとしては，ムンプスウイルスの感染によって生じる流行性耳下腺炎（りゅうこうせいじかせんえん）（おたふくかぜ）である．一度かかると免疫ができて再感染しないとされており，予防接種の対象疾患となっている．

症状 ▶ 潜伏期間は2〜3週間．小児に多いが，成人では精巣炎（睾丸炎）（せいそうえん（こうがん）えん），卵巣炎（らんそうえん）などを併発して不妊（ふにん）の原因となることもある．最初は片側に生じ，数日遅れて両側に発症することが多い．急性のものでは，唾液腺に痛みや腫れが起こり，まれに顎下腺（がくかせん）に起こることもある．

治療 ▶ 安静と解熱鎮痛薬の投与などの対症療法だが，局所には冷湿布を使い，うがいをすることも有効である．

3 頭頸部腫瘍

a 咽頭がん

病態 ▶ 咽頭にできるがんであり，がんのできる部位により，上咽頭がん，中咽頭がん，下咽頭がんに分けられる．

発症要因 ▶ 過度の飲酒（とくに飲酒により顔が赤くなる人が継続的に飲酒すると発がんリスクが高い），喫煙．上咽頭がんはEBウイルス感染，中咽頭がんはヒトパピローマウイルス（HPV）感染が関与していると考えられている．

症状 ▶

上咽頭がん	中咽頭がん	下咽頭がん
耳閉感，難治性の中耳炎，鼻出血，鼻閉．進行すると複視，視力低下，顔面の感覚障害・痛みが現れる	咽頭違和感，咽頭痛，血痰が現れる	嗄声（させい），咽頭の違和感，咽頭痛，血痰．進行すると嚥下障害，呼吸困難が現れる

診断 ▶ 内視鏡（喉頭ファイバースコープ）による確認．確定診断は，腫瘍の一部を生検して病理検査を行う．浸潤や転移の有無を確認するために，CTやMRIなどの画像検査を行う．

治療 ▶

上咽頭がん	中咽頭がん	下咽頭がん
放射線治療の反応がよい腫瘍が多く，化学療法，放射線治療が基本	早期であれば手術または放射線治療により根治可能．HPV感染のある場合は，化学放射線治療の効果が高い	早期であれば，喉頭を温存した下咽頭部分切除や放射線治療，化学療法による根治を目指す．進行すると，下咽頭喉頭全摘出術と遊離空腸移植による再建術

　咽頭摘出により声が出ない状態（失声）では，気管食道シャント法（気管と食道の間にシリコン製の一方通行弁を留置し，肺からの呼気を利用して発声），電気咽頭（電気式人工喉頭をのど元に当てて，振動を利用して発声），食道発声法（空気を呑み込み，食道内にとどめて吐き出すことで発声）などの代用音声で補うことが可能である．

🅑 喉頭がん

病態 ▶食道と気道が分かれる場所にある喉頭（のど仏）にできるがんであり，頭頸部がんのうち最も罹患数が多い．できる場所により，声門がん，声門上部がん，声門下部がんの3つに分けられる．

好発 ▶喉頭がん全体の半数以上は声門がんである．60歳以上に多く，圧倒的に男性が多い．

危険因子 ▶喫煙，飲酒．喉頭がん患者の90％は喫煙者である．そのほか，声帯を酷使する職業やアスベストを使用する職業，逆流性食道炎による慢性的な刺激などによるものもある．

症状 ▶声枯れが1ヵ月以上続いたり，飲み込むときに引っ掛かりを感じたりするときは早めに受診する．

声門がん	声門上部がん	声門下部がん
早期から嗄声，声が低くなるため，早期に発見されやすい．進行すると呼吸困難，血痰が現れる	のどの異物感やいがらっぽさ，食べ物を飲み込むときの痛みがある	無症状だが，進行すると声の異常や呼吸困難が現れる

検査 ▶喉頭ファイバースコープを鼻から挿入して喉頭の内部を直接観察する．確定診断には病変の一部を採取して病理検査を行う．腫瘍の進行度と広がりの程度や転移の有無は，超音波検査やCT・MRI検査を行う．

治療 ▶基本的には手術でがんの病巣そのものを取り除く方法が選択されるが，抗がん剤による化学療法や放射線治療など，進行の程度や全身状態，患者の希望に合わせて決定する．初期は喉頭部分切除や放射線治療，進行している場合は首の中央を切開して喉頭全摘出術をするため声は出なくなるが，代用音声で補うことができる．喉頭を残したい場合は，喉頭亜摘出術で発声機能を残したり，放射線治療と化学療法を併用したりする．発声や嚥下機能を回復するための

リハビリテーションや，舌やのどの筋肉を強化する訓練が指導される．

予後 ▶ 治療後1〜3年以内に再発する可能性があるため，定期的な外来受診が必要となる．

◖C◗ 甲状腺腫瘍

病態 ▶ 甲状腺の腫瘍の多くは機能異常を伴わず，悪性であっても根治が期待できることが多い．甲状腺全体が腫れる**びまん性甲状腺腫**と部分的にしこりのように腫れる結節性甲状腺腫がある．

分類 ▶ 良性腫瘍（濾胞腺腫），多くは良性の腫瘍性病変（腺腫様甲状腺腫，甲状腺嚢胞），悪性腫瘍（乳頭がん，濾胞がん，低分化がん，髄様がん，未分化がん，悪性リンパ腫）に分けられる．

好発 ▶ 20〜50代の女性に多い．

症状 ▶ 甲状腺にしこりがあるほかは，何も自覚症状がない．

治療 ▶ 良性腫瘍は基本的には経過観察を行う．大きくなってきたり，甲状腺ホルモンを過剰に分泌するとき（プランマー病[1]）は甲状腺片葉切除術を行う．悪性腫瘍では甲状腺片葉切除術から甲状腺全摘出術に加えてリンパ節郭清を行うのが基本だが，放射性ヨウ素によるアイソトープ治療（内照射療法）や外照射療法からなる放射線治療を行うこともある．進行がんでは分子標的薬治療を行うこともある．

1 ● プランマー病：良性の甲状腺腫瘍の一つ．甲状腺ホルモンを過剰に分泌することにより，甲状腺機能亢進症の原因となる．

4 循環器疾患

全身に血液を循環させる心臓や血管などに異常をきたす疾患を循環器疾患と呼ぶ．高血圧，心疾患（心不全，心筋症，弁膜症，不整脈），血管疾患（大血管疾患，肺血管疾患，末梢血管疾患，脳血管疾患）を含むが，これらの病態を理解するためには，その原因となる動脈硬化や生活習慣病の疾病管理についての理解が不可欠である．

1 病態

動脈硬化を基盤とする循環器疾患の発症には生活習慣が深く関与するため，食生活・運動習慣などの改善について啓発するなど発症予防対策が重要であり，高血圧，喫煙，耐糖能異常，多量飲酒，脂質異常症に対する循環器疾患予防対策が基本となる．また，高血圧予防には，肥満予防，減塩，カリウムの摂取，運動などが重要である．

2 主な検査

① 心電図，ホルター心電図検査，運動負荷心電図
② 心臓超音波（心エコー）検査，負荷心臓超音波検査
③ 脈波伝播速度検査（ABI/PWV）：下肢末梢動脈閉塞と血管の硬さを測定．動脈硬化リスクを評価
④ 頸動脈超音波検査：頸動脈プラークや内膜中膜複合体肥厚など，動脈硬化の程度を観察
⑤ 心筋血流イメージング：負荷心筋シンチグラフィ（SPECT），心臓MRI，心臓CT
⑥ 心臓カテーテル検査
  • 冠動脈造影：右冠動脈と左冠動脈のそれぞれを造影して狭窄や閉塞の有無を調べる．
  • 冠動脈内イメージング：血管内超音波（IVUS），光干渉断層（OCT），血管内視鏡．
  • 左室造影：左心室にピッグテールカテーテルを挿入して，左室を造影する．心臓内の圧較差も測定できる．

- 心臓電気生理学的検査：不整脈のカテーテル治療の必要性を
評価する．

3　主な疾患

❶ 心疾患

a 虚血性心疾患

　心臓を養う冠動脈の異常（狭窄・閉塞）によって心筋虚血をきたす疾患のこと．冠動脈内プラークの破裂に伴う急性冠症候群（急性心筋梗塞，不安定狭心症）や，冠動脈狭窄によって労作時に心筋虚血を生じる労作性狭心症は，冠危険因子[1]のコントロールが不十分な状態で生じやすい．

　安定型狭心症は，労作性狭心症のほか，冠動脈がけいれんして狭窄（攣縮）を生じる冠攣縮性狭心症と微小血管狭心症があり，これらは安静時に胸痛を生じる．

○ 狭心症の分類

器質的狭心症 （物理的に冠動脈が狭い）	労作性狭心症，不安定狭心症（ → 急性心筋梗塞に移行しやすい）
機能的狭心症 （狭くないが刺激で縮む）	冠攣縮性狭心症，微小血管狭心症

1 急性冠症候群（ACS）

概要 ▶冠動脈のプラーク破綻（破裂やびらん），冠動脈内の血栓形成などにより，突然，冠動脈が閉塞することによって起こる心臓発作である．冠動脈が閉塞しかかった状態の不安定狭心症から，完全に閉塞することで心筋が壊死する急性心筋梗塞に至るまでの病態を含む概念である．

> 急性冠症候群（ACS）＝急性心筋梗塞（AMI）＋不安定狭心症（UAP）

原因 ▶冠危険因子（喫煙，糖尿病，高血圧，脂質異常症，家族歴）のほか，肥満・メタボリックシンドローム，高尿酸血症，ストレス，睡眠不足，運動不足，加齢，男性，閉経後の女性が危険因子となる．

症状 ▶突然に発症し，20分以上続く冷汗を伴う胸痛・胸部圧迫感が現れる．下顎や左肩に痛みが放散することもある（放散痛）．悪心・嘔吐，息切れ，失神を伴うこともある．Killip分類によって重症度を評価する．

1 • 冠危険因子：動脈硬化を起こす危険因子のこと．喫煙，高血圧，脂質異常症，糖尿病の危険度が高く，十分に管理することが重要．ほかには，肥満，年齢，腎機能障害，運動不足，精神的ストレス，高尿酸血症，心血管病の家族歴などがある．

○ Killip 分類

I	心不全徴候なし．肺野に湿性ラ音なく，III音を聴取しない
II	軽度～中等度心不全．全肺野の50%未満の範囲で湿性ラ音を聴取あるいはIII音を聴取する
III	重度心不全，肺水腫．全肺野の50%以上の範囲で湿性ラ音を聴取する
IV	心原性ショック．血圧90mmHg未満，尿量減少，チアノーゼ，冷たく湿った皮膚，意識障害を伴う

診断 ▶ 心電図(ST上昇 → 冠性T波 → 異常Q波)，心臓超音波検査，血液中の心筋逸脱酵素(心筋トロポニン，CK，CK-MB，AST，LDH)の検査を行い確認する．

治療 ▶ 胸痛が持続する場合，酸素投与のうえ，緊急カテーテル治療ができる医療施設に救急搬送する．閉塞部位にバルーンによる冠動脈拡張や，冠動脈ステント留置を行う経皮的冠動脈形成術(PCI)を速やかに実施する．多枝病変やPCIが困難な症例については，冠動脈バイパス手術(CABG)を行う．アスピリンなどの抗血小板薬など，病態に応じた薬物療法も必要である．

2 労作性狭心症

概要 ▶ 動脈硬化などにより慢性的な冠動脈の器質的狭窄によって，冠血流が阻害されることで生じる疾患のこと．ヨーロッパでは，慢性冠症候群とも呼ぶ．

原因 ▶ 冠危険因子(喫煙，糖尿病，高血圧，脂質異常症)．

症状 ▶ 冷汗を伴うような強い労作時胸痛・胸部圧迫感が現れる．安静や亜硝酸薬の舌下錠服薬にて改善する．

診断 ▶ 虚血を疑う症状と心筋虚血評価[2]を行い，冠動脈造影により確認する．

治療 ▶ 虚血の程度が強ければ，PCIあるいはCABGを行う．必要に応じて，脂質異常症治療薬や抗血栓薬を投与する．再発，悪化防止のためには，厳重な冠危険因子のコントロールが重要である．内服薬はβ遮断薬を用いる．

3 冠攣縮性狭心症

概要 ▶ 冠動脈の攣縮によって生じる安静時狭心症のこと．東洋人，とくに日本人に多い．

原因 ▶ 血管内皮機能異常による一酸化窒素産生低下に伴う冠動脈の攣縮である．危険因子は喫煙．

症状 ▶ 夜間～早朝にかけて安静時に生じる胸痛がみられる．過換気呼吸によっても誘発される．

診断 ▶ 胸痛に一致する心電図のST上昇．冠攣縮誘発試験(アセチルコリン，エルゴノビン)を行い確認する．

2 • 心筋虚血評価：労作性狭心症における心筋虚血の評価のこと．安静時には症状や所見がないため，何らかの負荷試験を行う．運動負荷心電図検査(自転車エルゴメータ/トレッドミル)，負荷心臓超音波検査(運動負荷/薬物負荷)，負荷心筋血流イメージング(運動負荷/薬物負荷心筋SPECT)など．症状が典型的でない場合，冠動脈有意狭窄の評価として冠動脈CTを行うこともある(陰性的中率が高いため，画像所見がなければ器質的狭窄は否定できる)．

治療 ▶ 禁煙の徹底に加えてカルシウム拮抗薬を投与する.

4 微小血管狭心症

概要 ▶ 原因, 症状, 診断, 治療は, 冠攣縮性狭心症とほぼ同じだが, 小動脈レベルの血管攣縮によって生じる狭心症のことをいう. 冠攣縮誘発試験により冠動脈の攣縮が確認できなくても, 症状の再現と心電図変化がある場合に, 微小血管障害による狭心症と診断する.

b 心不全

概要 ▶ 心臓の機能低下により息切れやむくみが起こり, だんだんと症状が悪化して死に至る. 心不全は高齢者によくみられる一般的な疾患の一つである. 心不全の発症を予防し, 進行を遅らせ, 増悪するのを防ぐことが重要である. 左室収縮機能が保たれているが拡張機能が低下した心不全(HFpEF)と, 左室収縮機能が低下した心不全(HFrEF)とに区別できる.

原因 ▶ 高血圧性心疾患, 虚血性心疾患, 弁膜症, 心筋炎, 心筋症(拡張型心筋症, 肥大型心筋症), 不整脈など, さまざまな原因によって生じる.

症状 ▶ 軽度〜中等度では, 易疲労感, 労作時息切れ, 浮腫などが現れる. 重度では, うっ血による症状(呼吸困難, 起座呼吸, 発作性夜間呼吸困難など)と, 低心拍出量による症状(不穏, 意識障害, 冷汗, チアノーゼ[3], 乏尿など)が出現する. 自覚症状に基づき, NYHA心機能分類によって4段階に分ける.

3 ・チアノーゼ:酸素不足により, 口唇や爪, 顔全体が青紫色の状態.

○ NYHA心機能分類

分 類	心不全の状態と症状
Ⅰ度	心臓に何らかの疾患はあるが, 日常生活で症状はない.
Ⅱ度	安静時および軽労作時には症状はないが, 強い労作時に疲労や動悸が生じる.
Ⅲ度	安静時には症状はないが, 軽労作でも疲労や動悸が生じる.
Ⅳ度	安静時にも心不全症状があり, 労作で症状が増悪する.

分類 ▶ 心不全の進展ステージによってA〜Dの4つに分類する. ステージAは器質的心疾患のないリスクステージ, ステージBは器質的心疾患のある無症候性心不全, ステージCは症候性心不全, ステージDはとくに緩和ケアや終末期ケアが必要な難治性心不全である.

● 心不全の進展ステージ

ステージA	器質的心疾患のないリスクステージ	リスク因子をもつが器質的心疾患がなく，心不全症候のない患者（高血圧，糖尿病，動脈硬化性疾患など）
ステージB	器質的心疾患のあるリスクステージ	器質的心疾患を有するが，心不全症候のない患者（虚血性心疾患，左室肥大・左室駆出率低下，無症候性弁膜症など）
ステージC	心不全ステージ	器質的心疾患を有し，心不全症候を有する患者（既往も含む）
ステージD	治療抵抗性心不全ステージ	おおむね年間2回以上の心不全入院を繰り返し，有効性が確立しているすべての薬物療法・非薬物療法について治療してもNYHA Ⅲ度より改善しない患者（とくに緩和ケアや終末期ケアが必要）

検査▶血液検査（BNP，NT-proBNP），胸部X線検査，心臓超音波検査，その他（心不全の原因疾患による）．

治療▶心不全の原因疾患および，心不全とそのリスクの進展ステージに応じた薬物療法と非薬物療法（経皮的冠動脈形成術，冠動脈バイパス術，心臓リハビリテーション，デバイス治療）を行う．ショックを伴う急性心不全には，大動脈内バルーンパンピング（IABP），循環補助用ポンプカテーテル（インペラ®），体外式膜型人工肺（ECMO）などの補助循環装置を使用する．

1 心臓弁膜症

病態▶心臓を構成する4つの部屋の出口の部分に存在して血液の逆流を防ぐ4つの弁（三尖弁，肺動脈弁，僧帽弁，大動脈弁）のいずれか，または複数の弁の機能不全により，血液の流れが悪くなる疾患である．弁の開きが悪いものを狭窄症，閉じが悪くなるものを閉鎖不全症と呼ぶ．

原因▶先天的な弁の変形（大動脈二尖弁など），加齢によるもの（大動脈弁狭窄症など），外傷（僧帽弁閉鎖不全など），リウマチ熱の後遺症（僧帽弁狭窄症など），心筋梗塞などが原因で発症するが，進行すると心不全や突然死の原因となる．

症状▶息切れ，動悸，むくみなどが現れる．大動脈弁狭窄症では，胸痛，呼吸困難，失神が出現する．

検査▶問診，聴診，血液検査（BNP，NT-proBNP），心臓超音波検査．治療方針決定のために心臓カテーテル検査を行うこともある．

治療▶薬物療法（降圧薬，利尿薬，抗凝固薬など），経カテーテル大動脈弁留置術（TAVI）や置換術（TAVR），手術（心臓弁形成術，心臓弁置換術）を行う．

❷ 心筋症

病態▶ 全身に血液を送るポンプとして働く心臓の筋肉に異常があることにより，心ポンプ機能が低下する．特発性拡張型心筋症（DCM）や肥大型心筋症（HCM）は難病に指定されている．

原因▶ 多くは原因不明である．DCMでは心筋へのウイルス感染や免疫異常との関与が考えられている．HCMの多くは心筋の収縮に関わるタンパク質の遺伝子変異[4]が原因とされている．心筋梗塞や狭心症などが原因となる虚血性心筋症，大量飲酒が原因のアルコール性心筋症，妊娠・出産時のホルモンが関与する周産期心筋症，筋ジストロフィーなどに伴う心筋症などがある．

症状▶ 軽症では自覚症状はないが，動悸，息切れ，易疲労感，むくみなどが出現する．進行すると呼吸困難，失神が起こる．心筋症によっては不整脈や脳梗塞の原因となることもある．

検査▶ 心電図・ホルター心電図，血液検査（BNP，NT-proBNP，トロポニン），心臓超音波検査，胸部X線検査，胸部CT検査・MRI検査，心臓カテーテル検査（＋心筋生検），心筋シンチグラフィ．

治療▶ 薬物療法（β遮断薬，RAS阻害薬，利尿薬）が基本．薬物療法だけでは改善しない場合，心臓ペースメーカ植込みによる心臓再同期療法を行う．心機能が著しく低下した心筋症では心臓移植が必要なこともある．

❸ 心サルコイドーシス

病態▶ 肺・胸部リンパ節，眼，皮膚，肝臓や腎臓，筋肉など全身のさまざまな臓器に肉芽腫をつくる慢性の免疫疾患であるサルコイドーシスのうち，心臓に病変があるものをいう．心臓以外に病変が見つからない場合には，心臓限局性サルコイドーシスという．

好発▶ 日本人に多い．男性より女性に多く，女性では中高年，男性では20代に多く発症する．

原因▶ 不明だが，自己免疫疾患の関与が推測されている．

症状▶ 不整脈症状（動悸，失神，めまい），心不全症状（動悸，息切れ，浮腫）が現れる．

検査▶ 心電図・ホルター心電図，心臓超音波検査，造影MRI検査（遅延造影パターン）．診断がつかない場合は，心臓カテーテル検査での心筋生検を行う．心サルコイドーシスの診断がついている場合には，炎症の広がりや活動性，治療後の効果判定，他臓器病変を診断する目的で，PET検査が可能である．

治療▶ 薬物療法（ステロイドの投与）を行うが，効果が十分でない場合は，頻脈に対するカテーテル心筋焼灼術（アブレーション）や，症例によっては心臓ペースメーカや植込み型除細動器を考慮することも

4 • 遺伝子変異：生まれもった遺伝子の違いや，遺伝子が何らかの原因で後天的に変化すること．遺伝子の多様性を意味するバリアントと呼ぶこともある．

ある.

4　心アミロイドーシス

病態 ▶ アミロイドーシス[5]のなかで，アミロイドタンパクが心臓に沈着して心臓機能障害を引き起こすのが，心アミロイドーシスである.

原因 ▶ 形質細胞により産生されたMタンパク軽鎖に由来するALアミロイドーシスと，遺伝性あるいは加齢によりトランスサイレチン(TTR)四量体が不安定化することで，アミロイド線維を形成するTTR型心アミロイドーシスが主である.

症状 ▶ 心不全，不整脈(心房細動，伝導障害ならびに心室性不整脈)，末梢神経障害.手根管症候群が先行することもある.

検査 ▶ 心電図，心臓超音波検査(エコー輝度が上昇した求心性左室肥大，拡張障害，心膜液貯留など)，心臓MRIガドリニウム造影(心内膜側に強い遅延造影)，心筋シンチグラフィ(99mテクネチウム-ピロリン酸の心筋への集積はTTR型アミロイドーシスで集積強度が強い).

診断 ▶ 確定診断は生検組織におけるアミロイドタンパクの沈着を証明する(コンゴーレッド染色).病型診断のために各種アミロイドタンパクに対する特異抗体を用いた免疫組織染色が必要である.遺伝性アミロイドーシスでは遺伝子解析を行う.

治療 ▶ 心不全に対する薬物療法を行う.ALアミロイドーシスでは，自己末梢血幹細胞移植を併用したメルファラン大量静注療法を行い，家族性アミロイドーシスでは肝移植が有用である.TTR型アミロイドーシスには，TTR四量体安定化薬や核酸医薬を用いる.

C　心膜炎

病態 ▶ 心臓を包み込む心膜に炎症が生じて，心膜腔に過剰な心膜液がたまると心膜炎となる.急性に発症したものを急性心膜炎，6ヵ月以上にわたって続くものを慢性心膜炎と呼ぶ.

原因 ▶ 急性心膜炎の多くはウイルス感染が原因である.ほかに，結核菌などの細菌や真菌などの感染，外傷，自己免疫疾患，甲状腺機能低下症，特定の薬物，腎不全，心臓手術後，放射線治療などが原因となることもある.慢性心膜炎は，急性心膜炎の慢性化や，がん，結核，甲状腺機能低下症などが原因となる.原因不明の心膜炎も少なくない.

症状 ▶ 急性心膜炎では感冒様症状(咳，咽頭痛，発熱，下痢，悪心・嘔吐など)のあとに，咳や深呼吸，横向きに寝ると増強する胸痛が出現する.心膜液が増加し，心臓を圧迫する心タンポナーデや，急性心筋炎・心不全から血圧低下・意識低下を引き起こすとショック状態から死に至る.慢性心膜炎では，持続する息切れや咳き込み，疲労感などがある.

5 ● アミロイドーシス：免疫グロブリンや肝臓で産生されるトランスサイレチン(TTR)などにより，アミロイドと呼ばれる線維構造をもつタンパク質が形成される.それがさまざまな臓器に沈着し，機能障害を引き起こす一連の疾患群をアミロイドーシスと呼ぶ.

検査▶聴診にて心膜摩擦音，心臓超音波検査（心膜液貯留，心膜肥厚，輝度亢進など），胸部X線検査（心拡大，慢性心膜炎では心膜の石灰化），心臓カテーテル検査や心膜生検を行うこともある．

治療▶安静，痛みや発熱への対症療法（解熱鎮痛薬，抗炎症薬），細菌性では抗菌薬を投与する．心タンポナーデでは，心膜穿刺・心膜ドレナージを行う．心機能低下の原因となる場合には手術による心膜除去を行う．自己免疫疾患やがんが原因の場合は原因治療を行う．

d 不整脈と伝導障害

病態▶脈の乱れ，脈が異常に速い（頻脈），異常に遅い（徐脈，洞停止）といった脈拍の異常をいう．慢性的に続く不整脈と，発作的に生じる不整脈や，短期間で停止する（非持続性）不整脈とがある．心臓突然死の原因となる致死的不整脈（持続性心室頻拍 → 心室細動 → 心停止[6]，に移行しやすい不整脈）に注意する．

○ 主な不整脈

期外収縮	上室性	心房性期外収縮
	心室性	心室性期外収縮
徐 脈		洞不全症候群（SSS），房室ブロック
頻 脈	上室性	心房頻拍（PAT），発作性上室性頻拍（PSVT），WPW症候群（ウォルフ・パーキンソン・ホワイト症候群）心房細動（AF），心房粗動（AFL）
	心室性	心室頻拍（VT），心室細動（VF）

原因▶加齢，好ましくない生活習慣，高血圧・糖尿病・脂質異常症・肥満など生活習慣病に伴うもの，心疾患に伴うもの，QT延長症候群[7]，電解質異常，薬物中毒，原因が不明なものなどがある．

症状▶動悸，脈とび，脈が速い，脈が遅い，立ちくらみ・めまい，意識消失など，不整脈の種類による．不整脈が原因で，心臓から脳への血流が急激に減少して起こるめまいや心原性失神をアダムス・ストークス症候群と呼ぶ．洞不全症候群のうち，頻脈性発作と徐脈を交互に繰り返すRubenstein（ルーベンシュタイン）分類Ⅲ型を徐脈頻脈症候群と呼ぶ．

○ 洞不全症候群の分類（Rubenstein分類）

Ⅰ型	原因不明かつ持続性の洞徐脈
Ⅱ型	原因不明かつ持続性の洞停止または洞房ブロック
Ⅲ型	上記Ⅰ型，Ⅱ型の徐脈性不整脈に頻脈発作*を合併するもの（徐脈頻脈症候群）

＊発作性上室性頻拍，心房細動，心房粗動のいずれかまたは2種類の頻脈発作の合併

治療▶原因疾患があるものはその治療を行う．頻脈性不整脈では，電気的焼灼術（カテーテルアブレーション）や薬物療法を行うが，致死

6 • 心停止：心臓の電気的活動が停止し，心筋が無収縮になった状態．心停止が3分以上続くと脳死に至る．

7 • QT延長症候群：心電図上，著しいQT時間の延長と，多彩なT波の形態異常を特徴とし，多形性心室頻拍などの心室性不整脈から失神・突然死を引き起こす疾患群．先天性と薬剤の影響などによる後天性とがある．

的不整脈については，植込み型除細動器（ICD）の適応となることもある．徐脈性不整脈は，原因となる疾患の治療や原因となる薬剤の中止が奏効せず，失神・意識消失などの重篤な症状を伴う場合では心臓ペースメーカ植込み術を行う．

① 心房細動

概要 ▶ 心房で発生した電気的刺激が心房内で多数の不規則な電気的回路を形成し，心房が速くて不規則な興奮を繰り返すことにより生じる絶対的不整脈のこと．

検査 ▶ 心電図ではQRS波形は正常だが，P波はなく，基線は不規則に細かく連続性に動揺する．ホルター心電図により，心拍数のコントロール状況や最大RR間隔をみる．失神を伴うような徐脈性心房細動は，ペースメーカ植込みが必要となる場合もある．

分類 ▶ 7日以内に自然停止する発作性心房細動，7日以上自然停止せずに治療で除細動される持続性心房細動，治療によっても除細動できなかった永続性心房細動に分類される．高齢者で治療を要する不整脈のなかでは最多である．

治療 ▶ 心原性脳塞栓症や心不全の原因となるため，抗凝固療法や心不全予防のための心拍数コントロールが必要となる．発作性心房細動や発症後1年以内の持続性心房細動は，カテーテルアブレーションのよい適応となる．

② WPW症候群

Wolf-Parkinson-White（ウォルフ パーキンソン ホワイト）症候群のこと．先天的にあるケント束と呼ばれる副伝導路を通じて，心房の電気的興奮が心室に早期に達することにより心電図上ではデルタ波がみられる．WPW症候群患者に生じた発作性上室頻拍や心房細動（幅広いQRSを伴うため偽性心室頻拍と呼ぶ）では，心拍数が200回/分を超えるような異常に速い頻脈発作をきたすことにより，心室細動に移行することがあるため危険である．

③ QT延長症候群

心電図で心臓の興奮からの回復を意味する再分極過程を反映するQT時間が延長することにより，トルサード・ド・ポアンツと呼ばれる心室細動に移行しやすく，QRS波形が捻（ねじ）れるような多形性心室頻拍を生じる失神や突然死の原因となる症候群のこと．先天的なチャネル遺伝子異常によるものと，後天的な薬物によるものや，電解質異常によるものがある．薬剤誘発性QT延長症候群の原因となる薬剤には，抗不整脈薬，抗アレルギー薬，抗菌薬，向精神薬などがある．

④ ブルガダ症候群

12誘導心電図のV_1とV_2誘導に特徴的な形のST上昇を認め，心停

止蘇生や心室細動，失神の既往のある症候群のことをいう．心臓電気生理に異常をきたす遺伝性疾患であり，多形性心室頻拍や心室細動に起因する失神や心臓突然死を引き起こす．心停止から蘇生した患者や，突然死の家族歴を有する患者では，心臓突然死のリスクが高いため，植込み型除細動器（ICD）を使用する．

5 心停止

心臓の電気的活動が停止し，心筋が無収縮になった状態のことをいう．心停止が3分以上続くと脳死に至る．重症患者や終末期の患者では，心停止が起こる前には，速く浅い呼吸，動脈圧低下，進行性の意識レベルの低下がみられる．心停止後はときに短時間（5秒未満）のけいれん発作を伴う．心停止では無呼吸，脈拍消失，意識消失となり，動脈圧は測定不能となる．数分後に瞳孔は散大し，対光反射がなくなる．

6 先天性心疾患

病態▶生まれつきの心疾患を先天性心疾患と呼び，心臓の中隔に穴が空いていたり，弁の働きが悪かったり，4つある心臓の部屋の数が少なかったりするなど，さまざまな疾患を含む．顔や唇，手足が青紫色になるチアノーゼ性心疾患と，チアノーゼを伴わない非チアノーゼ性心疾患がある．

主な先天性心疾患
心室中隔欠損症（VSD）
心房中隔欠損症（ASD）
心内膜床欠損症（ECD）
動脈管開存症（PDA）
エブスタイン奇形
ファロー四徴症（TOF）
大血管転位症（TGA）
大動脈縮窄症（CoA）

疫学▶小さなものも含めると，新生児の100人に1人の割合で発生する．頻度的には，心室中隔欠損症，肺動脈狭窄，心房中隔欠損症が多くみられる．

原因▶染色体異常や単一遺伝子変異を伴うものもあるが，多くは原因不明の多因子遺伝により，胎児の心臓を形づくる過程で何らかの問題が生じたことが原因と考えられている．妊娠中の要因としては，喫煙やアルコール摂取，リチウムやサリドマイドの服用，風疹ウイルスの感染，糖尿病や膠原病などは発症リスクを高めるとされる．

症状▶チアノーゼ性心疾患では，泣いたり，いきんだり，発熱したときにチアノーゼが顕著となる．非チアノーゼ性心疾患では，呼吸が速くなったり，汗をかきやすくなったり，哺乳不良や体重減少がみられる．

治療▶心臓の中隔に穴が空いているタイプの疾患では自然閉鎖が期待できるものもあるが，手術やカテーテル治療によってふさぐ治療が必要になるものもある．肺動脈弁狭窄などでは，カテーテル治療でバルーンを膨らませて弁を広げる治療や，人工の弁を入れる治療

を行う．開胸手術が必要な疾患も少なくない．

┣❷ 血管疾患

ⓐ 大動脈疾患

1 大動脈瘤

概要▶大動脈が病的に膨らんだ状態のこと．瘤のできた場所により，胸部大動脈瘤，腹部大動脈瘤などと呼ぶ．

原因▶動脈硬化，高血圧，喫煙，ストレス，脂質異常症，糖尿病，睡眠時無呼吸症候群，遺伝などのほか，外傷や感染（梅毒による中膜破壊など）・炎症などによる大動脈瘤もある．

分類▶形による分類（紡錘状，嚢状），発症部位による分類（胸部，胸腹部，腹部）がある．

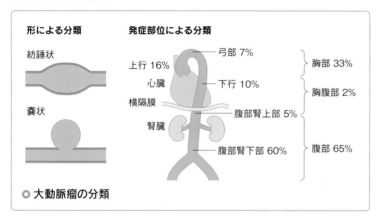

形による分類
- 紡錘状
- 嚢状

発症部位による分類
- 上行 16%
- 弓部 7%
- 心臓
- 下行 10%
- 横隔膜
- 腎臓
- 腹部腎上部 5%
- 腹部腎下部 60%
- 胸部 33%
- 胸腹部 2%
- 腹部 65%

● **大動脈瘤の分類**

症状▶多くは無症状のまま大きくなり，ほかの病気の際に行った検査で偶然に見つかることが多い．大動脈瘤が大きくなると，反回神経が瘤で圧迫され，嗄声（しわがれ声）や誤嚥の原因となることもある．急速に大きくなり，破裂が差し迫った場合は，持続する強い痛み（胸痛や背部痛，腹痛や腰痛）が生じる．

検査▶CT（大動脈瘤の大きさや性状，瘤内の血栓形成状態を評価）．

治療▶破裂すると胸腔や腹腔内に大量出血し，ショック状態になるため，緊急手術でしか救命できない．大動脈瘤が大きくなって破裂する危険性が高くなると，予防的に大動脈瘤を人工血管に置き換える手術や，カテーテル治療によるステントグラフト内挿術を行う．

2 大動脈解離

概要▶大動脈壁を構成する内膜，中膜，外膜のうち，中膜が何らかの原因で裂け（エントリー形成），血管壁内に血液が流れ込んで裂け目（解離）が広がる．男女とも70代に多く，冬場の日中の発症が多い．大動脈解離では，本来の血管腔（真腔）とは別の偽腔が形成される．

偽腔内が血栓で置き換わると偽空血栓閉塞型，それ以外は偽腔開存型となる．

原因▶喫煙，高血圧，糖尿病，脂質異常症，ストレスなどの動脈硬化を引き起こす要因のほか，睡眠時無呼吸症候群の関与もあると考えられている．マルファン症候群によるもの，梅毒によるものもある．

分類▶DeBakey分類(Ⅰ型，Ⅱ型，Ⅲa型，Ⅲb型)，Stanford分類(A型，B型)がある．

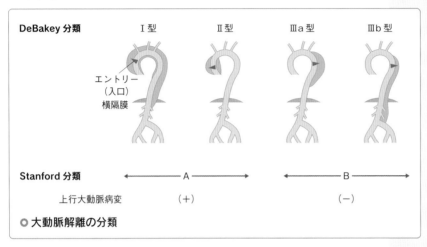

DeBakey 分類　Ⅰ型　　Ⅱ型　　Ⅲa型　　Ⅲb型

エントリー（入口）
横隔膜

Stanford 分類　◀―――― A ――――▶　◀―――― B ――――▶
上行大動脈病変　　　　（＋）　　　　　　　（－）

○ 大動脈解離の分類

症状▶突然の激しい背部痛や胸痛が生じる．大動脈やその分枝の解離部位により，多彩な症状を示す．ときに破裂して死に至る．

検査▶胸腹部CT（解離腔や血栓形成状態を評価）．

治療▶上行大動脈に解離のあるStanford A型は開胸緊急手術を行う．上行大動脈に解離のないStanford B型は降圧治療や除痛による保存的治療やステントグラフト内挿術を行う．慢性期は厳重な血圧管理を行う．

3 高安動脈炎

概要▶大動脈やその分枝に炎症性壁肥厚をきたし，その結果として狭窄，閉塞，拡張病変を生じる原因不明の非特異的大型血管炎である．指定難病の一つとなっている．男女比は1：8，若い女性に好発する．

原因▶不明だが，何らかのウイルス感染症が引き金となり，自己免疫的な機序が関与して血管炎が起こると考えられている．

症状▶微熱あるいは高熱，全身倦怠感が数週間から数ヵ月続く．病変を生じた動脈の支配臓器に，特有の虚血障害が起こる．

病変部位	主な症状・合併疾患
脳血管	めまい，立ちくらみ，頭痛，視力障害，失神発作
冠動脈	狭心症，心筋梗塞
大動脈	息切れ・動悸（大動脈弁閉鎖不全），大動脈瘤，大動脈解離
腎動脈	腎性高血圧
上肢の動脈	血圧の左右差，腕の疲れ，脈なし
下肢の動脈	歩行困難

検査▶血液検査（活動期は赤沈亢進，CRP上昇），CT，MRI，PET/CT[8]（進行すると動脈の狭窄や閉塞，慢性期は石灰化を伴う狭窄），血管造影（炎症の強いときは施行しない）．

治療▶副腎皮質ホルモン（ステロイド）を投与する．再燃したら免疫抑制薬，もしくはトシリズマブ（分子標的治療薬）皮下注射を併用する．血栓性合併症予防に抗血小板薬・抗凝固薬を投与する．約20％では外科治療を要する．

b 末梢血管疾患

1 閉塞性動脈硬化症

病態▶四肢（特に下肢）の血管が動脈硬化によって狭くなったり詰まったりすることで，血行障害が起こる．初期は手足がしびれたり，冷たくなったりする程度だが，進行すると歩行時の足やふくらはぎの痛みを自覚し，休むと軽減する間欠性跛行（かんけつせいはこう）が出現する．さらに進行すると安静時にも痛み，潰瘍（かいよう），壊死（えし）を生じ，下肢切断が必要となることもある．

原因▶喫煙，糖尿病，高血圧，脂質異常症などにより引き起こされる．

症状▶しびれ・冷汗 → 間欠性跛行 → 安静時下肢痛 → 潰瘍形成・壊死に至る．

検査▶足関節上腕血圧比（ABI）検査，下肢動脈超音波検査，造影CT検査，MRA検査，下肢動脈造影検査．

治療▶まず，禁煙，運動療法を指導する．薬物療法，カテーテルによる血管内治療，手術（人工血管や静脈を用いたバイパス手術）を行う．潰瘍や壊死があれば切断せざるを得ない場合もある．

2 レイノー症候群

病態▶四肢末梢（指先）の細動脈の攣縮（れんしゅく）や寒冷グロブリンなどにより，寒冷刺激などで指先の循環障害をきたす．女性に多く，高齢者より若年者で多くみられる．レイノー症候群は片頭痛，異型狭心症，肺高血圧症を伴うこともある．

原因▶80％は原因不明の原発性レイノー症候群である．続発性レイノー症候群は，さまざまな疾患に伴って発生するが，多くは結合組

8 ● PET/CT：PET（陽電子放出断層撮影）は核医学検査の一種で，ブドウ糖代謝の指標となる18F-FDGを用いたFDG-PET検査などにより，全身の機能を調べることができる．PET/CT検査では，CT検査による形態の異常だけでなく，PET検査による機能の異常を同時にみることで診断の精度を上げ，がんや炎症の病巣，腫瘍の大きさや場所の特定，良性・悪性の区別，転移の状況や治療効果の判定，がんの再発の診断などに用いられる．てんかん，バイパス手術のための心筋評価，大血管炎，悪性腫瘍や悪性リンパ腫でほかの画像診断により病期・転移・再発の診断ができないときなどに用いられる．

織疾患（膠原病）である．強皮症（SSc）や混合性結合組織病（MCTD）
では必発する．全身性エリテマトーデス（SLE），多発筋炎・皮膚筋
炎，結節性多発性動脈炎，シェーグレン症候群，悪性関節リウマチ，
寒冷グロブリン血症などで認められる．そのほか，薬剤性（β遮断薬，
エルゴタミン），職業性（振動機械の使用），動脈硬化，胸郭出口症候
群なども原因となる．

症状 ▶ 指先の皮膚が蒼白化し，虚血状態が続くとチアノーゼで紫色
となり，血流が回復してくると反応性充血による赤色となる．

治療 ▶ 生活指導（禁煙，寒冷刺激の回避），薬物療法（カルシウム拮抗薬
など）を行う．

❸ 下肢静脈瘤

病態 ▶ 足の皮下静脈が瘤状に盛り上がったり，網目状に浮き上がっ
たりした状態のこと．静脈弁の機能不全で発生する．深部静脈血栓
症と異なり，肺血栓塞栓症の原因とはならない．良性の疾患である
ため静脈瘤が破裂したり，脳梗塞や心筋梗塞の原因となったり，下
肢切断が必要になることはない．

原因 ▶ 長時間の立ち仕事，肥満，筋肉がやせてしまった高齢者，妊
娠・出産経験者に好発する．

症状 ▶ 下肢の皮下に瘤状や網目状に浮き出るが，特に症状がない場
合が多い．下肢のだるさやむくみ，痛み，かゆみを感じる場合もあ
る．進行すると下腿に湿疹や色素沈着，重症では皮膚に潰瘍を生じ
ることもある．

検査 ▶ 視診・触診，下肢静脈超音波検査，造影CT検査，造影MRI
検査．

治療 ▶ 生活指導（長時間立ち続けない，脚を高くして寝る，適度な運動
をする，脚を清潔に保つ），圧迫療法（弾性ストッキング，弾性包帯），
手術（静脈瘤を除去するストリッピング手術，レーザーを用いた血管内焼
灼術），硬化療法（静脈瘤内に薬物を注入して硬化させる）などを行う．

❹ 深部静脈血栓症

病態 ▶ 四肢または骨盤の深部静脈内で血液が凝固し，血栓による閉
塞をきたす．

危険因子 ▶ 高齢，肥満，がん，手術後，妊娠・出産，外傷，長時間
の飛行機への搭乗や避難所生活（長時間の不動状態と脱水），脚の麻痺，
避妊薬内服などが要因となる．

症状 ▶ 無症状の場合もあるが，片側のふくらはぎや大腿が腫れてむ
くむ．血栓が肺に飛ぶと肺血栓塞栓症（エコノミークラス症候群，ロン
グ・フライト血栓症）となり，突然，呼吸困難や胸痛をきたし，ときに
死に至る．

検査 ▶ 血液検査（Dダイマー高値），下肢静脈エコー検査．

予防 ▶ 歩行や足首の運動，脱水を避ける，弾性ストッキングを着用する．

治療 ▶ 抗凝固薬，ときに血栓溶解薬または外科的血栓除去を行う．

┣❸ 血圧の異常

　体動時の一過性の血圧上昇と異なり，安静時でも慢性的に血圧の高い状態が続くと高血圧と診断される．高血圧の基準は家庭血圧135/85 mmHg以上，診察室血圧140/90 mmHg以上である．家庭血圧のほうが長期的な予後を反映しやすいため，家庭血圧を基準に降圧治療を行う．

a 本態性高血圧

病態 ▶ 高血圧の90％は，腎疾患やホルモン異常など血圧を上昇させる原因がない本態性高血圧である．

原因 ▶ 遺伝的な素因のほか，塩分の過剰摂取，喫煙，飲酒，肥満，加齢，ストレス，睡眠不足，寝不足などが関与する．

症状 ▶ とくに症状のないまま進行することが多い．肩こりや頭重感，めまい，動悸，息切れが出ることもある．

検査 ▶ 血圧測定，二次性高血圧を否定するための基本検査（血液検査，尿検査，心電図検査，胸部X線検査，超音波検査など），高血圧の合併症を調べる検査（血液検査，心電図検査，心臓超音波検査，脈波伝播速度検査，頸動脈超音波検査など）．

治療 ▶ 生活指導（減塩，禁煙，節酒，適度な運動，肥満では体重減量を指導），薬物療法（降圧薬）を行う．

予後 ▶ 放置すると，動脈硬化が進行し虚血性心疾患（急性心筋梗塞，狭心症）や脳血管疾患（脳梗塞，脳出血），心不全，慢性腎臓病などの原因となる．

b 腎性高血圧

病態 ▶ 腎動脈が細くなること（腎動脈狭窄）によって腎臓から昇圧物質のレニンが分泌されて血圧が高くなる．心拍出量の増加と末梢血管抵抗の増大が特徴的である．若い女性の高血圧や，突然に発症した拡張期高血圧，急に血圧が上昇してきた難治性高血圧では腎性高血圧を疑う．

原因と狭窄部位 ▶ 80％は動脈硬化性（高齢者，ほかの動脈硬化性疾患に合併），20％は線維筋性異形成（若年，通常は女性）である．そのほか，高安動脈炎（若い女性に多い），塞栓，外傷，腫瘍による腎茎部の外部圧迫などのまれな原因もある．動脈硬化性腎性高血圧や高安動脈炎では腎動脈の入り口部分が狭窄し，線維筋性異形成では腎動脈の中央部に狭窄病変を認める．

症状 ▶ 高血圧は自覚症状に乏しいことが多いが，肩こりや頭重感，めまい，動悸（どうき），息切れが出ることもある．

検査 ▶ 腹部超音波検査，血液検査（カプトリル負荷にてレニン上昇），腎血管造影，MRアンギオグラフィ（MRA）．

治療 ▶ 高血圧に対する薬物療法を行う．高度の腎動脈狭窄にはカテーテル治療による経皮的血管形成術（PTA）を行い，動脈硬化性ではステント留置を行うこともある．

ⓒ 肺高血圧症

概要 ▶ 安静臥位（がい）において肺動脈平均圧が25mmHgを超える状態である．肺血管の収縮や壁の肥厚により，肺動脈の血圧（肺動脈圧）が高くなり，右心不全をきたす．肺末梢動脈の異常と左心室の異常に大きく分けられる．

分類 ▶ 肺動脈性肺高血圧症（特定疾患），慢性血栓塞栓性肺高血圧症（CTEPH）（シーテフフ）[9] がある．

原因 ▶ 膠原病，先天性心疾患，肺疾患，器質化血栓，その他などがある．

症状 ▶ 息切れ，倦怠感，立ちくらみ，めまいなどがみられる．進行すると，むくみ，チアノーゼ，失神が起こる．

治療 ▶ エンドセリン系薬剤，プロスタサイクリン系製剤，NO系製剤の併用薬物療法を行う．CTEPHでは肺動脈血栓内膜摘除術（PEA）やバルーン肺動脈形成術（BPA）が行われる．

9 • 慢性血栓塞栓性肺高血圧症（CTEPH）：肺動脈内に発生する器質化血栓による肺動脈の閉塞と，それに伴う肺高血圧症を特徴とする疾患．右心不全や呼吸不全が進行し，予後は不良．

5 呼吸器疾患

呼吸の目的は，生体のガス交換（酸素を取り入れ，炭酸ガスを排出）による生命の維持である．外呼吸（外界からのO_2取り込みとCO_2の排出）と内呼吸（組織へのO_2の供給とCO_2の受け取り）からなる．

酸素カスケード ▶ 気道 ＞ 肺胞 ＞ 肺毛細血管 ＞ 組織

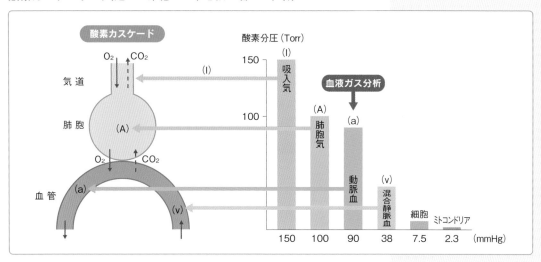

1 病態

❶ 換気障害の病態

a 閉塞性換気障害

病態 ▶ 上気道・下気道の気道閉塞，支持組織の脆弱性などで起こる．

定義 ▶ 1秒率[1]の低下（$FEV_1/FVC < 70\%$）．

主な疾患 ▶ 気管支喘息，慢性閉塞性肺疾患（COPD），びまん性汎細気管支炎，肺水腫などで引き起こされる．

b 拘束性換気障害

病態 ▶ 肺の弾性低下，肺容量の減少，胸郭変形，胸膜疾患，呼吸筋力の障害，浮腫などで起こる．

定義 ▶ ％肺活量の低下（$\%VC < 80\%$）．

主な疾患 ▶ 間質性肺炎，肺切除後，胸膜炎，気胸，重症筋無力症，

1 • 1秒率（FEV1.0％）：呼吸機能検査の項目の一つ．努力肺活量のうち，最初の1秒間に吐き出された量（1秒量）の割合．気管支拡張薬投与後の1秒率が70％未満のとき，COPDと診断される．

153

肺水腫，肥満などで引き起こされる．

┣❷ 呼吸不全

PaO_2 60mmHg以下を呼吸不全と呼ぶ．呼吸不全は時間的経過から，急性呼吸不全と慢性呼吸不全（1ヵ月以上）に分けられる．

呼吸不全は病態により，低酸素血症（PaO_2 60mmHg以下）のみのⅠ型呼吸不全（$PaCO_2$は45mmHg以下）と，低酸素に加えて高二酸化炭素血症を伴うⅡ型呼吸不全（$PaCO_2$は45mmHgを超える）とに分けられる．

	$PaCO_2$	主病態	機序	原因
Ⅰ型呼吸不全	正常 （45mmHg以下）	肺不全	ガス交換不全	肺内シャント 換気・血流不均衡 拡散能低下
Ⅱ型呼吸不全	異常 （高二酸化炭素血症）	ポンプ不全	換気不全	肺胞低換気

ⓐ Ⅰ型呼吸不全

肺胞におけるガス交換能の指標である肺胞気動脈血酸素分圧較差（$AaDO_2$）が開大する．ほとんどの急性呼吸不全はⅠ型呼吸不全であり，Ⅱ型呼吸不全よりも予後不良のことが多い．

❶ 短絡（シャント）

解剖学的シャント	気管支循環（気管支動脈 → 肺静脈），テベシウス静脈（冠動脈 → 左室）．心拍出量の約2〜5％
病的なシャント	肺動静脈瘻，右左シャントを有する先天性心疾患

❷ 換気血流比不均等（シャント様効果）

血流は保たれるが，換気が障害される．気道疾患，間質性肺疾患，肺胞疾患，肺循環障害など，気道肺胞系・肺血管系に異常をきたすすべての疾患が原因となる．

拡散障害	肺拡散能力測定試験（DL_{CO}）で評価
肺胞膜の障害・間質の肥厚	間質性肺炎，肺水腫，薬剤性肺障害
肺毛細血管血液量の減少	多発性肺血栓塞栓症，肺門部腫瘍による肺動脈の狭窄・閉塞，貧血など 肺胞面積の減少：肺切除，広範な無気肺，COPDなど

ⓑ Ⅱ型呼吸不全

肺胞低換気（肺胞に酸素が入っていかない状態）で生じる低酸素血症である．気道閉塞，喘息重症発作，睡眠薬・麻酔薬の使用，神経筋疾患，胸郭変形などが原因となる．

2 主な症状

　低酸素血症による息切れ，呼吸困難がみられる．軽症では労作時呼吸困難，重症になると身の回りのことをするだけで息切れを感じて，日常生活が困難となる．高二酸化炭素血症が進行すると，頭痛や血圧上昇，羽ばたき振戦，意識レベルの低下などがみられる．

3 主な所見

喘鳴（ぜんめい）▶呼吸困難による努力性呼吸の患者で聴取する副雑音のこと．

コース・クラックル	粗い水疱音，断続性ラ音（ゴロゴロ，ブツブツ）	心不全・肺水腫，肺炎
ウィーズ	小気管支または細気管支の狭窄による呼気性の喘鳴，連続性ラ音（ヒューヒュー，キューキュー，ピーピー）	気管支喘息
ストライダー	気管・喉頭の狭窄による吸気性の喘鳴，連続性ラ音（ゼーゼー，ヒューヒュー）	声門浮腫，クループ，舌根沈下，気管内異物

4 主な検査

1 血液ガス分析検査の正常値

血液ガス分析検査項目	正常値
pH	7.35〜7.45
PaO_2（動脈血の酸素分圧：酸素化）	80〜100mmHg（Torr）
	80mmHg未満（＝低酸素血症） 60mmHg以下（＝呼吸不全）
$PaCO_2$（動脈血の二酸化炭素分圧：換気量）	35〜45mmHg（Torr）
HCO_3^-（重炭酸イオン）	22〜26mEq/L
Base Excess（塩基過剰）	−2〜＋2mEq/L
SaO_2（動脈血のヘモグロビンの酸素飽和度）	95〜98％以上

⊢❷ 動脈血酸素飽和度

　動脈血酸素飽和度(PaO_2)はヘモグロビン(Hb)の何％が酸素と結合しているかを示す，酸素化能の指標である．動脈血液ガスから計算した動脈血酸素飽和度はSaO_2で表す．

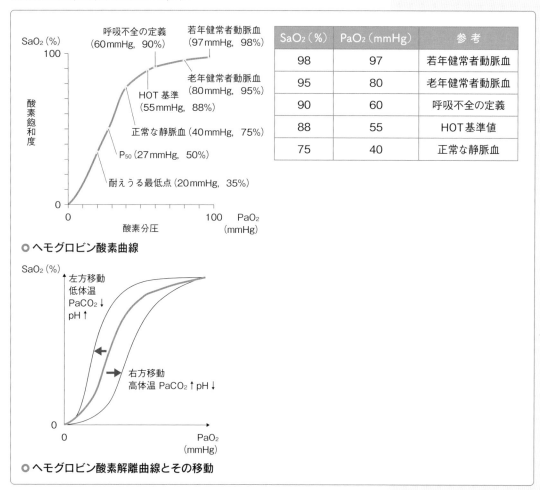

SaO_2（％）	PaO_2（mmHg）	参　考
98	97	若年健常者動脈血
95	80	老年健常者動脈血
90	60	呼吸不全の定義
88	55	HOT基準値
75	40	正常な静脈血

○ ヘモグロビン酸素曲線

○ ヘモグロビン酸素解離曲線とその移動

⊢❸ パルスオキシメータ

　経皮的に動脈血酸素飽和度(SpO_2)を簡単に，非侵襲的に，連続的に，リアルタイムに測定できる．赤色光と赤外光の2種類の光を爪床に当て，それぞれの光の酸化型Hbと還元型Hbの吸光度の差を利用して測定する．呼吸(SpO_2)と循環(脈拍数)の両方をモニタリングできる．SpO_2の正常値は96〜100％である．

測定上の注意点 ▶ 呼吸モニタとしての利用はあくまでも酸素化の指標である．換気やガス交換能の評価には，動脈血液ガス分析が必要である．

代表的な誤差要因 ▶ 体動，マニキュア，末梢循環障害，不整脈，一酸

化炭素(CO)中毒(COヘモグロビンが酸化型Hbと同じ吸光度のため，SaO_2は高く出る)，メトヘモグロビン血症(メトヘモグロビンが還元型Hbと同じ吸光度のため，SaO_2は低く出る)などで注意する．

├❹ 呼吸機能検査

p.46を参照のこと．

├❺ 画像診断・内視鏡検査

胸部X線検査，胸部CT，気管支内視鏡検査．

5 主な治療

原因となる疾患に対する薬物療法や手術・放射線治療などのほか，在宅酸素療法(HOT)[2]，非侵襲的陽圧換気療法(NPPV)[3]などの換気補助療法，呼吸リハビリテーションがある．

呼吸管理戦略 ▶ PaO_2上昇のために，F_IO_2上昇(O_2吸入)，P_B上昇(高気圧療法)，$PaCO_2$低下(換気補助)，$AaDO_2$低下(原病の治療)を目指す．

$$PaO_2 = F_IO_2 (P_B - 47) - (PaCO_2/0.8) - AaDO_2$$

6 主な疾患

├❶ 急性気管支炎・肺炎

ⓐ 急性気管支炎

病態 ▶ かぜ症候群での上気道の急性炎症が気管から気管支へと連続的に波及し，気道上皮の壊死・脱落などが起こり，気道が障害されることで発症する．

原因 ▶ ウイルス性が多い．一部では，ウイルス感染に引き続いて，二次性の細菌感染が起こる場合もある．

症状 ▶ 咳，痰が出る．発熱，食欲不振，全身倦怠感や前胸部不快感を伴うこともある．細菌による二次感染では膿性痰となる．

検査 ▶ 一般的には身体所見に乏しく，軽度なことが多い．肺炎の合併を鑑別するために，胸部X線検査や胸部CT検査を行うこともある．

治療 ▶ 対症療法(安静，水分栄養補給)，細菌感染が疑われた場合には抗菌薬を投与する．

予後 ▶ 一般的に良好である．基礎疾患を有する患者に細菌感染を合併したような症例は，肺炎に移行しやすい．

2 • 在宅酸素療法(HOT)：家庭や屋外で酸素吸入を行う治療．慢性呼吸不全や肺高血圧，慢性心不全の治療として用いられ，症状の改善や生活の質の向上に効果があり，寿命の延伸が期待できる．

3 • 非侵襲的陽圧換気療法(NPPV)：気管切開することなくマスクを介して陽圧をかけて換気を行う治療．慢性呼吸不全患者のうち，低酸素血症に加えて慢性的に二酸化炭素の蓄積を伴ったⅡ型呼吸不全に行う人工呼吸療法．

b 市中肺炎

病態 ▶ 肺炎による死亡数はわが国では悪性新生物，心疾患に続く第3位である．肺炎は<u>市中肺炎</u>と<u>院内肺炎</u>に大別される．市中肺炎は，<u>病院外で日常生活をしていた人に，細菌やウイルスなどの病原微生物が感染して肺に炎症を起こすもの</u>をいう．

症状 ▶ 咳，痰，息切れ，胸の痛み，発熱などがみられる．疲れやすい，発汗，頭痛，吐き気，筋肉痛，腹痛や下痢などがみられることもある．高齢者では，肺炎を起こしても非典型例が少なくない．

原因菌 ▶ <u>肺炎球菌</u>(7～8割)，インフルエンザ菌，マイコプラズマ，クラミジア(クラミドフィラ)などの感染により発症する．

胸部X線検査 ▶ 大葉性肺炎(区域性分布)，気管支透亮像(エア・ブロンコグラム)．

治療 ▶ 病原微生物に対する抗菌薬の投与を行う．軽症では外来通院，重症では入院のうえ抗菌薬を点滴投与する．

c マイコプラズマ肺炎

病態 ▶ 潜伏期は2～3週間，飛沫感染で伝播する．診断した場合には，週単位で翌週の月曜日に保健所に届け出る．3週間以上咳が止まらない場合は，マイコプラズマ肺炎を疑う．胸部聴診所見に乏しい．

原因 ▶ マイコプラズマ(*Mycoplasma pneumoniae*)の感染によって発症する肺炎である．

症状 ▶ 頑固な乾性咳，数日持続する発熱，全身倦怠感がみられる．中耳炎，胸膜炎，心筋炎，髄膜炎の合併症が報告されている．

検査 ▶ 胸部X線検査(一過性肺浸潤像がみられる異型肺炎像)，マイコプラズマ抗原迅速検査キット(咽頭部後壁を付属の綿棒で擦過して検体採取)，培養検査(2～3週間を要する)，ペア血清による抗体価の有意な上昇．

治療 ▶ マクロライド系抗菌薬を投与する．

d 誤嚥性肺炎

病態 ▶ 嚥下機能障害のために唾液や食べ物，あるいは胃液などと一緒に細菌を気道に誤って吸引することにより発症する肺炎である．<u>高齢者の肺炎のなかで最多</u>であり，入院加療が必要となることが多い．一度，誤嚥性肺炎をきたすと，回復しても以前のような食事摂取ができなくなることが多いため，予防が重要である．

原因 ▶ 誤嚥により口の中の細菌が食べ物や唾液とともに，気管から肺に入り込むことにより起こる．高齢者に多く，オーラルフレイルやサルコペニアによる摂食・嚥下障害が原因となる．脳梗塞後遺症やパーキンソン病などの神経疾患，寝たきりの患者に多く発生し，咳反射の減弱や嚥下機能の低下による．肺炎球菌や口腔内常在菌で

ある嫌気性菌が原因となることが多い．吐物を大量に吸引した場合には，胃酸による化学性肺炎(メンデルソン症候群)を起こすこともある．

症状▶発熱，咳，膿のような痰が典型的である．なんとなく元気がない，のどがゴロゴロ鳴る，などの非特異的な症状のみのことも多い．

検査▶胸部X線検査(肺炎像)，血液検査(白血球増加，炎症反応亢進)．

治療▶抗菌薬の投与が基本．嚥下機能に悪影響を及ぼす薬物があれば中止か変更する．嚥下反射を改善するアンジオテンシン変換酵素阻害薬の投与を検討することもある．呼吸状態や全身状態が不良な場合は入院加療となる．口腔ケアの徹底，嚥下指導・誤嚥防止のリハビリテーションを行う．喫煙は気道粘膜の浄化を抑制するため，禁煙指導も重要である．肺炎球菌のワクチンも有効である．

喫煙を正しく理解する

- タバコの煙は副流煙のほうが有害である．
- タバコの煙は空気清浄機ではきれいにならない．
- 軽いタバコはフィルターのミシン目(穴)から空気が入るために，ニコチン・タールの測定値が低い(→ 深くくわえたり，指で塞ぐと濃い煙を吸ってしまう)．
- タバコの本数を減らすほど，根元まで大切に吸うため血中ニコチン濃度は上昇する．
- 親の屋内喫煙により，子どもの受動喫煙曝露は15倍(非喫煙の親をもつ子どもとの尿中ニコチン濃度の比較)．
- 加熱式タバコと電子タバコともに，有害性(強い毒性，発がん性)が報告されている．

╋2 気胸，縦隔気腫

a 自然気胸

病態▶何らかの原因により空気が胸腔内に入って肺がしぼんでしまうことから，肺のパンクにたとえられる．本来は陰圧である胸膜腔の内圧が上がり，息を吸っても肺が広がりにくく呼吸ができない状態となる．通常は空気の漏れがある程度になると止まることが多いが，ときに空気が漏れ続けて，胸膜腔の空気が増えて心臓や肺を強く圧迫する(緊張性気胸)場合は，死に至る危険がある重篤な状態である．

分類▶健康な人に起こる原発性自然気胸と，何らかの肺疾患に関連して起こる続発性自然気胸とがある．嚢胞性肺疾患では，肺の上のほうにできやすいブラ[4](肺の微小構造が壊れて小さな風船のようになったもの)が破れて肺の表面に穴が開くことで気胸を発症する．

好発▶原発性自然気胸は，若年のやせ型で背の高い男性に発生しやすい．50代以降の喫煙者にみられるのは，肺気腫などの基礎疾患に合併しやすい続発性自然気胸である．

4・ブラ：気腫性嚢胞のうち，病理組織学的に肺の実質内にある直径1cm以上の比較的大きな嚢胞をブラ，胸膜直下にある直径1cm以下の比較的小さな嚢胞をブレブと呼ぶ．

症状▶突然の胸の痛みと呼吸困難が現れる．緊張性気胸では，高度の呼吸困難とチアノーゼ，ショックなどが出現する．

検査▶胸部X線検査・胸部CT（胸膜腔内に空気の存在，気胸の原因となる肺疾患がないかを確認）．

治療▶肺表面の穴が小さく軽度の気胸であれば，安静のみで改善する．胸膜腔の空気が多い場合はチューブを入れて空気を抜くが（胸腔ドレーン[5]留置による脱気療法），空気の漏れが止まらない場合は，チューブから人工的に胸膜癒着を起こす目的で薬物を注入する．手術で穴を塞ぐ場合もある．

予後▶適切な治療をすれば良好だが，再発することがあり，過激な運動を避けるなど注意が必要である．

b その他の気胸

その他の気胸として，肺の病気に続発する気胸や外傷に伴う続発性気胸がある．症状や検査は自然気胸と同様である．治療では気胸を引き起こした原病や外傷の治療が必要となる．原因となった病気や外傷の程度によって予後は異なる．

30〜40代の女性にみられる月経随伴性気胸もあるが，頻度は少ない．

c 縦隔気腫

病態▶何らかの原因による縦隔への空気の侵入により，胸骨切痕部に皮下気腫がみられ，心拍に同期したバリバリ音またはプツプツ音（捻髪音）を伴う．これらの雑音は心拍動と一致し，左側臥位にしたときに前胸部（とくに胸骨左縁）で最もよく聴取される（Hamman徴候）．

原因▶肺胞破壊による縦隔への空気の侵入，食道穿孔，食道または腸管破裂によって頸部または腹部から縦隔への空気の侵入により起こる．

症状▶肋骨下の胸痛，激痛のこともある．縦隔構造の圧迫を伴う緊張性縦隔気腫はまれである．

検査▶胸部X線検査（縦隔内に空気）．

治療▶通常は治療の必要なし．縦隔気腫が食道または腸管の破裂に続発するものであれば入院治療を行うが，肺胞破壊に続発するものであれば入院は不要である．

─❸ 慢性肺疾患

a 気管支喘息

病態▶気道の慢性炎症を主体とし，さまざまな刺激に反応して変動性に気道が発作的に収縮して狭くなること（気道狭窄）を繰り返す．発

気管支喘息の診断目安
1）発作性の呼吸困難，喘鳴，胸苦しさ，咳の反復
2）可逆性の気流制限
3）気道過敏性の亢進
4）アトピー素因の存在
5）気道炎症の存在（好酸球性）
6）他疾患の除外

5 ●胸腔ドレーン：排液を目的とするチューブ全般をドレーンと呼ぶが，胸腔ドレーンとしてトロッカー式のチューブを使うことが多いため，トロッカーと呼ぶこともある．

作的な閉塞性換気障害による喘鳴[6]，呼吸困難，咳などの臨床症状で特徴づけられる．気道炎症や気道過敏性亢進は自然に，あるいは治療により可逆性を示す．持続する気道炎症は，気道障害とそれに続く気道構造の変化（リモデリング）により非可逆性の気道狭窄をもたらすこともある．1995年には年間7,000人を超えていた喘息死は，近年，1,600人前後で推移している．

原因▶気管支喘息の悪化要因としては，喫煙・受動喫煙，かぜなどの感染症，ダニやペットの毛，天候や大気汚染，激しい運動，カビ，ストレスなどがある．気道炎症には炎症細胞浸潤や，炎症性サイトカインなどの液性因子が関与している．

症状▶呼吸困難，喘鳴（ゼーゼー，ヒューヒュー），咳嗽（とくに夜間，早朝に出現しやすい）．重症発作では低酸素血症，チアノーゼが現れる．

治療▶教育（禁煙指導など），吸入ステロイド薬（抗炎症薬），気管支拡張薬（吸入 β_2 刺激薬，キサンチン誘導体，吸入抗コリン薬），ロイコトリエン拮抗薬，抗体製剤（抗IgE抗体，抗IL-5抗体，抗IL-5受容体抗体），気管支熱形成術，発作時に酸素吸入・輸液，治療のモニタリング（ピークフローメータ，呼気一酸化窒素濃度）などを行う．

b 慢性閉塞性肺疾患（COPD）

病態▶COPDは肺気腫や慢性気管支炎と呼ばれてきた肺疾患の総称であり，肺気腫病変優位の気腫型COPDと末梢気道病変優位の非気腫型COPDとが混在した病態である．肺胞の破壊や，線維化・慢性炎症による壁肥厚から気道の高度狭窄を伴う正常に戻ることのない気流閉塞（閉塞性換気障害）により，ビア樽状の胸郭がみられる．低酸素血症，慢性呼吸不全のほか，呼吸器感染症による急性増悪を繰り返す．

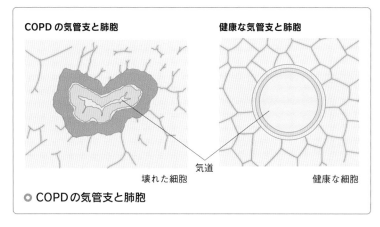

COPDの気管支と肺胞　　　　健康な気管支と肺胞

気道

壊れた細胞　　　　　　　　　健康な細胞

● COPDの気管支と肺胞

原因▶タバコ煙などの有害物質を長期にわたり吸入することで曝露される．中高年以降になって発症するため，「肺の生活習慣病」とさ

6•喘鳴：副雑音ともいわれ，音を発して呼吸している状態．患者は呼吸困難による努力性呼吸をしていることが多い．成人では，左心不全に伴う肺水腫，肺炎が多く，乳児ではRSウイルス感染症に多い所見．

れる.

症状 ▶ 咳嗽,喀痰がみられる.徐々に進行する労作時呼吸困難(息切れ)から動的呼吸機能障害(労作時に呼吸数や換気量増加に対して,呼気に時間がかかるため呼気が不十分となり,肺過膨張が進行して吸気に限界が生じる)へと増悪する.

検査 ▶ 胸部X線検査(肺の過膨張,透過性亢進,横隔膜平低化.心陰影は肺に圧迫されて細長く変形した滴状心),呼吸機能検査(閉塞性換気障害:気管支拡張薬吸入後の1秒率が70%未満),胸部CT(低吸収領域の散在).

治療 ▶ 早期の禁煙,薬物療法(吸入抗コリン薬,吸入β₂刺激薬),在宅酸素療法,呼吸リハビリテーション,栄養療法などを行う.

予後 ▶ COPDになると呼吸機能はほとんど改善しない.早期に禁煙したほうが,呼吸機能は維持できる.

c 間質性肺炎

病態 ▶ 肺の間質に炎症性細胞浸潤を認め,炎症・変化が起こる.原因により経過はさまざまだが,急速に進行するものや,急性増悪を繰り返すもの,緩やかに進行するものがある.

原因 ▶ 不明(特発性間質性肺炎),自己免疫疾患,鳥など動物由来のタンパク,カビなどの吸入抗原,金属,木材,鉱石などの粉塵(じん肺),化学物質・薬剤など(薬剤性間質性肺炎,放射線肺臓炎など)が原因となる.

症状 ▶ 痰を伴わない咳,空咳(乾性咳嗽),息切れ,ばち指などが出現する.

合併症 ▶ 肺がん,気胸,肺高血圧,肺炎(感染性).

検査 ▶ 動脈血液ガス分析(低酸素血症,高二酸化炭素血症),胸部X線・胸部CT(両側に間質性陰影),血液検査(KL-6[7],SP-D[8]),呼吸機能検査,肺生検・気管支肺胞洗浄,6分間歩行検査.

治療 ▶ 薬物療法(抗線維化薬,ステロイド,免疫抑制薬).急性増悪による急速な呼吸不全では,人工呼吸器による呼吸サポートを行う.運動療法,在宅酸素療法などを行い,進行例では肺移植が行われる.

d 特発性肺線維症(IPF)

病態 ▶ IPFでは,肺胞の壁に炎症や損傷が起こって線維化し,酸素の取り込みが悪化する.

原因 ▶ 原因不明だが,喫煙は危険因子である.50歳以上の男性に多く,そのほとんどが喫煙者である.

症状 ▶ 初期は無症状.労作時息切れ,乾性咳嗽が現れ,進行すると呼吸困難が生じる.

検査 ▶ 動脈血液ガス分析(低酸素血症,高二酸化炭素血症),胸部X

7 • KL-6:間質性肺炎で上昇する血中バイオマーカー.

8 • SP-D:肺サーファクタントタンパクD.びまん性肺疾患(特発性間質性肺炎,膠原病に関連した間質性肺炎,過敏性肺臓炎など)の診断マーカー,活動性の指標としても用いられる.

線・胸部CT（両肺野肺容量低下，両肺野網状影，蜂巣肺は下肺野，末梢に優位），気管支肺胞洗浄.

治療▶進行したIPFでは抗線維化薬を投与する．ステロイドや免疫抑制薬を使うこともある．呼吸不全が進行すると在宅酸素療法（HOT）を行う.

❹ 肺水腫

病態▶肺胞を網目状に取り巻く毛細血管から血漿成分が肺胞内に滲み出すことにより，肺胞内に液体成分がたまり，肺での酸素の取り込みが障害されることにより呼吸不全をきたす.

原因▶心不全による心原性肺水腫と，非心原性肺水腫（急性呼吸窮迫症候群，重症肺炎，敗血症，重症外傷など）がある.

症状▶呼吸困難が生じる．進行すると，起座呼吸，夜間発作性呼吸困難が現れる．重症例では，ピンク色の泡沫状の喀痰，チアノーゼ，血圧低下，意識低下，ショックなどが出現する.

検査▶動脈血液ガス分析（低酸素血症），胸部X線（心陰影拡大，両側下葉に浸潤影）.

治療▶利尿薬，酸素投与，原因疾患の治療を行う．人工呼吸器による気道陽圧呼吸を行う.

❺ 肺血栓塞栓症

病態▶静脈血に入った塞栓子（血栓など）が肺動脈に詰まり，酸素を取り込めなくなったり，心臓から血液を押し出せなくなったりする．突然死の原因となることもある．予防対策は，早期離床，積極的な運動（予防体操，手術後のリハビリテーション），弾性ストッキングの着用，間欠的空気圧迫法などを行う.

原因▶航空機などで長時間座っていて下肢の血流が滞り，下肢静脈内で血栓が生じる深部静脈血栓症（DVT）から発症する（エコノミークラス症候群）．大きな手術（とくに骨盤の手術や足の手術）後や長期臥床，大規模災害後の避難所生活などにおいて，静脈血栓塞栓症（深部静脈血栓症，肺血栓塞栓症）の発症リスクが高まる．がんなどの疾患，薬剤，脱水，加齢，遺伝的な素因などによっても血栓が生じやすくなる.

症状▶突然に生じる呼吸困難，胸の痛み，咳が出現する．下肢のむくみや痛みが先行することもある．突然に意識障害や心停止をきたす場合もある.

検査▶胸部CT・肺血管造影（楔状の造影欠損），肺血流シンチグラフィ（区域性の欠損影）.

治療▶血栓溶解剤，抗凝固療法を行う．カテーテルを用いた治療や外科手術をする場合もある．重症例では，人工心肺が必要になることもある．

├6 肺動静脈瘻

病態▶シャント血管により，肺動脈と肺静脈が（肺毛細血管を介さずに）直接つながっている状態のこと．多くは先天性であり，胎生期における正常な血管の発生が損なわれたことが原因と考えられている．脳塞栓や脳膿瘍の原因となるため，肺動静脈瘻がある場合には，無症状でも治療が勧められる．遺伝性出血性毛細血管拡張症では，繰り返す鼻血や皮膚粘膜の毛細血管拡張など，肺以外の部位にも動静脈瘻が多発する（欧米人に多い）．

症状▶とくになし．胸部X線検査にて異常陰影として偶然発見されることが多い．動静脈瘻のシャント血流が増加すると，低酸素や労作時呼吸困難が現れる．

診断▶胸部CT，血管造影検査．

治療▶血管内カテーテルによる流入動脈のコイル塞栓治療，手術による切除を行う場合もある．

├7 腫瘍

a 肺がん

病態▶肺から発生したものを原発性肺がん，他臓器から発生して肺に転移したものを転移性肺がんと呼ぶ．がんのなかで肺がんが最も死亡数が多い．肺がんには，小細胞がんと非小細胞がん（扁平上皮がん，腺がん，大細胞がん）があり，非小細胞がんが80％を占める．

原因▶肺がんの70％は喫煙が原因とされる．

症状▶肺がんに特徴的な症状はないが，血痰は肺がんを強く疑う．咳，痰，倦怠感，体重減少などがみられる．最も多いのは無症状で，検診やほかの病気で胸部X線検査やCTを撮り，偶然に発見される．

検査▶喀痰細胞診，胸部X線・胸部CT（区域性の無気肺，腫瘍陰影，リンパ節腫脹など），気管支鏡を用いた細胞診．肺がんの進行度を調べるためには，全身CTやPET検査，脳MRI，骨シンチグラフィなどが用いられる．

治療▶小細胞がんは発見時にはすでに転移していることが多く，遠隔転移がある場合は抗がん剤による化学療法を行う．遠隔転移がない場合は，化学療法と胸部放射線治療の組み合わせが用いられる．非小細胞がんはⅠA期では手術（肺葉切除＋リンパ節郭清），手術可能なⅠB期〜Ⅲ期までは手術後に化学療法を組み合わせる．手術が不

可能な場合は，胸部放射線治療と化学療法の併用療法を行う．放射線治療ができない場合には，化学療法と分子標的治療を行う．

○ **非小細胞がんの臨床病期と治療方法**

臨床病期（ステージ）	治療方法
ⅠA ⅠB	手術 手術，化学療法
Ⅱ	手術，化学療法
Ⅲ	手術，化学療法 化学療法，手術 化学療法＋放射線治療
Ⅳ	化学療法，分子標的治療
再発	化学療法，分子標的治療，放射線治療

b 悪性胸膜中皮腫

病態 ▶ アスベスト（石綿）を吸い込んでから25〜50年後に，壁側胸膜の中皮細胞から発生する悪性腫瘍である．臓側胸膜にも急速に広がり，胸水が貯留し，脳や肝臓，骨に転移する．

　悪性胸膜中皮腫はアスベスト吸入と強い関連があるため，労働災害として労働者災害補償保険法による保険給付を受けることができる．そのほか，アスベストが関与したと考えられる肺がんを含め，同法の対象とならない場合でも「石綿による健康被害の救済に関する法律」による救済給付を受けることができる．

　現在，アスベストの輸入・使用は禁止されているが，これまで建築用資材などで使用されてきた量などから，2020年が発症のピークと考えられている．

症状 ▶ 初期は無症状だが，胸水がたまると，胸の痛み，呼吸困難，息切れ，咳が出現する．さらに進行すると，倦怠感，体重減少，発熱が現れる．

診断 ▶ 胸水を採取し，がん細胞，細菌，結核菌などを調べる．がん細胞が含まれていれば悪性胸膜腫瘍，さらに胸腔鏡下手術などによる生検によって組織を採取して診断する．転移の有無はPET/CT検査を行う．

治療 ▶ 手術，化学療法，放射線治療，緩和ケアなどを行う．

c 縦隔腫瘍

病態 ▶ 縦隔内臓器に発生する腫瘍の総称．良性から悪性までさまざまなものがある．比較的まれな腫瘍である．胸腺腫，嚢胞，神経原性腫瘍，甲状腺腫などの良性腫瘍が多い．悪性度の高い腫瘍では，胚細胞性腫瘍，胸腺がん，悪性リンパ腫がある．

症状 ▶ 腫瘍の大きさが小さい段階では無症状である．胸部X線検査

やCT検査などで偶然発見される.

検査▶胸部X線検査，胸部CT検査，胸部MRI検査，超音波検査，腫瘍マーカー．診断には組織生検，病理診断が用いられる.

治療▶良性腫瘍では一般的に手術を行う．悪性腫瘍では，手術，放射線治療，化学療法のいずれかや併用療法を行う.

6 消化器疾患

消化管は，上部消化管（食道・胃・十二指腸）と下部消化管（小腸・大腸）からなる．大腸は結腸（盲腸・上行結腸・横行結腸・下行結腸・S状結腸）と直腸（直腸S状部・上部直腸・下部直腸）に分けられる．

食道は漿膜（しょうまく）に覆われておらず，食道粘膜は咽喉頭（いんこうとう）と同じ重層扁平上皮である．胃粘膜は単層円柱上皮である．胃底腺の主細胞からはペプシノゲンが分泌され，胃酸によって活性化されてペプシン（タンパク分解酵素）となる．

1 消化管の働き

胃は胃酸やペプシンなどによる消化作用をもち，十二指腸乳頭部からは胆汁や膵液などの消化液が分泌される．腸管内には約9Lの水分が入り，小腸では各種栄養素と約8Lの水分が吸収される．大腸では，小腸からの粥状（かゆ）の腸内容物の水分吸収と糞便の輸送，直腸における排便反射の機能をもつ．腸内細菌はセルロースを低鎖脂肪酸に変換し，ビタミンB群とビタミンKを産生し，結腸粘膜細胞はカリウムイオン（K^+）を分泌する．腸管からの水分の吸収が不十分だと軟便や下痢となる．

2 病 態

❶ 炎症性消化管疾患

急性炎症性疾患	急性胃炎，感染性腸炎（細菌・ウイルス），抗菌薬起因性腸炎，虚血性腸炎，など
慢性炎症性疾患	慢性胃炎，萎縮性胃炎，潰瘍性大腸炎，クローン病，腸結核，アメーバ赤痢，放射線照射性腸炎，単純性潰瘍，など

❷ 機能性消化管疾患

上部消化管	機能性ディスペプシア（FD）
下部消化管	過敏性腸症候群（IBS），大腸憩室症，全身疾患（糖尿病や膠原病）に起因する機能障害，など

┣ ③ 消化管腫瘍

良性腫瘍	腺腫，平滑筋腫，脂肪腫，血管腫，リンパ管腫，など
悪性腫瘍	がん[1]（胃，大腸，小腸），悪性リンパ腫，カルチノイド腫瘍，GIST[2]（消化管間質腫瘍），平滑筋肉腫，など

1 • がん：上部・下部消化管におけるがんは，上皮（消化管粘膜）由来の悪性腫瘍．小腸がんは非常にまれ．

3　主な検査

腹部単純Ｘ線検査 ▶ 立位や左側臥位で撮影．腹腔内遊離ガス像，消化管内異常ガス像などを検出する．

腹部超音波検査 ▶ 非侵襲的に反復検査が可能．疼痛が強いと検査困難．

腹部CT ▶ 腹腔内の膿瘍や腫瘍など，実質臓器の診断に有用である．消化管穿孔では少量の腹腔内遊離ガス像（フリー・エア）が診断の決め手となる．

Ｘ線造影検査 ▶ 小腸造影検査，注腸造影検査（バリウム使用）など．多発憩室，大腸がんなどの診断に用いる．腸重積・Ｓ状結腸軸捻転症では診断のみならず，診断的加療にも用いられる．

腹部血管造影検査 ▶ 急性腸間膜血管閉塞や実質臓器の破裂・出血などの診断のみならず，血栓溶解剤投与や血管塞栓術などのカテーテルによる治療も可能である．

上部内視鏡検査 ▶ 出血源の同定，内視鏡的止血術（クリッピング，エタノール局注，トロンビン散布，ヒートプローベ焼灼など）に用いられる．内視鏡的加療が困難なときは手術を行う．

下部内視鏡検査 ▶ 小腸内視鏡検査（バルーン内視鏡，カプセル内視鏡），大腸内視鏡検査．消化管出血に対する出血源の同定・治療，原発性腸閉塞の診断・治療（イレウス管挿入による消化管減圧治療など）に用いられる．

2 • GIST：消化管間質腫瘍．胃や腸の消化管壁の粘膜下にある未熟な間葉系細胞に由来する消化管間質腫瘍であり，胃や小腸に多く，大腸や食道の発生はまれ．

4　主な治療

　粘膜内の早期がんはリンパ節転移の可能性がないので内視鏡治療を行う．粘膜下層のがんは約10％にリンパ節転移がみられるため，深達度から判断して，手術か内視鏡治療かを選択する．内視鏡治療後の病理診断でリンパ節転移がある場合は，外科的な追加切除を行う．進行がんでは，化学療法・放射線治療・手術治療を併せた集学的治療を行い，患者のQOLを保つ．

┣ ① 薬物療法

　炎症性疾患の多くは，薬物療法などの保存的治療を行う．進行が

んでは化学療法を行う.

▶❷ 内視鏡的粘膜切除術（EMR）

ポリープや悪性腫瘍の切除の際に，内視鏡的に行う切除のこと．病変粘膜下層に生理食塩水を注入し，スネア（金属性のワイヤーでできた輪）をかける．スネアを絞って通電し，病変部を切除して回収する．良性腫瘍を含めた隆起性病変を切除・治療することをポリペクトミーと呼ぶ（通称，ポリペク）．

▶❸ 内視鏡的粘膜下層剥離術（ESD）

早期がんに対する内視鏡的手技の一つ．内視鏡で観察し，病変の周辺に切り取る範囲の目印をつけ（マーキング），粘膜下層に薬剤を注入して病変を浮き上がらせた状態とし，ナイフ状の内視鏡治療器具でマーキングを囲むように周囲の粘膜を切除し，専用ナイフで病変を剥離して切り取る．切り取った病変は回収して病理検査に出し，出血がある場合には，止血デバイスを用いて止血処理を行う．

▶❹ 手 術

手術には開腹手術と腹腔鏡下手術がある．腹腔鏡下手術では，腹壁に数ヵ所の小さな穴を開けて，腹腔鏡と電気メスなどを入れてモニター画像を見ながらがんを切除する．開腹手術で起こりやすい腸管の癒着が少なく，回復が早い利点があるが，遠隔操作のため操作範囲に限界があり，臓器や血管の損傷により開腹手術となることもある．

進行がんでは転移の可能性があるリンパ節を検討し，その結果をもとにがんの部位とその血管に沿ったリンパ節を切除し，切除した消化管の前後で縫合してつなぎ合わせる．治癒が不可能な場合でも，がんにより消化管が狭くなって食事が摂取できない状況や便通異常がある場合に，生活の質（QOL）を少しでも改善させるために腫瘍を含めた消化管の切除を行うこともある．がんの手術では，根治性と機能温存のバランスが大切である．

5 主な疾患

▶❶ 上部消化管（食道・胃・十二指腸）

ⓐ 胃食道逆流症（GERD）

病態 ▶ 胃食道逆流により引き起こされる胸焼け症状を生じる疾患で

あり，炎症などの食道粘膜障害（びらん，潰瘍）がある逆流性食道炎と，炎症所見のない非びらん性胃食道逆流症（NERD）とがある．食道裂孔ヘルニアを合併しやすい．

治療▶ 酸分泌抑制薬（PPI）を8週間投与＋生活習慣の改善・アルギン酸塩や制酸薬の頓用・消化管運動亢進薬もしくは漢方薬を用いる．

ⓑ 食道裂孔ヘルニア

病態▶ 横隔膜の食道裂孔から，胃を中心とする腹部臓器が縦隔内に脱出した状態のこと．GERDの原因となる．

好発▶ 腹部肥満の中年男性（内臓脂肪の増加により腹腔内圧が上昇），高齢女性（結合組織の脆弱化，脊椎の変形により食道裂孔開大）．

治療▶ 外科的手術（腹腔鏡下噴門形成術）や内視鏡治療（内視鏡的逆流防止粘膜切除術）．

ⓒ 食道損傷

①腐食および瘢痕性食道狭窄．

②マロリー・ワイス症候群：飲酒後，激しい悪心・嘔吐を繰り返し，胃内圧の上昇により食道胃接合部の粘膜裂傷が生じて出血する．

③ブールハーヴェ症候群（特発性食道破裂）：正常な下部食道に突然に破裂・穿孔が生じる．胸水，皮下気腫，縦隔気腫を併発する．比較的まれだが，非常に重症である．

④食道異物による損傷：ボタン型電池，義歯，錠剤のPTP[3]アルミ箔などの誤飲．魚骨，ピンなどによる損傷．

ⓓ 食道・胃静脈瘤

病態▶ 門脈圧亢進症により，側副血行路が発達し，食道または胃周囲の血管が拡張した病態である．静脈瘤が破裂すると死に至ることもある．

原因▶ 肝硬変が原因となることが多い．

診断▶ 上部消化管内視鏡検査，CT検査（門脈−胃・食道周囲の血行動態を把握）．

治療▶ 破裂時には内視鏡的静脈瘤結紮術（EVL），SBチューブによる圧迫止血，輸血，抗利尿ホルモン（バゾプレシン）静注（門脈圧を下げるため），内視鏡的食道静脈瘤硬化療法（EIS）を行う．待機的治療として，バルーン下逆流性経静脈的塞栓術（B-RTO），経頸静脈的肝内門脈肝静脈シャント（TIPS）を行うこともある．

ⓔ 食道がん

病態▶ 食道上皮から発生する悪性腫瘍である．

疫学▶ 60歳以上の男性に多い．男女比5：1．

原因▶ 喫煙，飲酒（とくに飲酒により顔が赤くなる人はリスクが高い），

3・PTP：錠剤やカプセルをプラスチックとアルミで挟んだシート状のもの．プラスチック部分を強く押すとアルミが破けて中の薬が1つずつ取り出せるようになっている．PTP包装の薬をはさみで切断して小分けにして保存してしまうと，内服するときにPTPを誤飲してしまい，消化管の壁を傷つける可能性が高まる．

刺激物（とくに熱いもの），食道アカラシアなどが原因となる．

好発部位▶胸部中部に多い．

組織型▶扁平上皮がん（95％），腺がん（1～3％）．

診断▶上部消化管内視鏡検査（生検），とくに表在がんの発見には，ルゴール染色（不染帯）やNBI（狭帯域光観察）が重要である．造影CT検査，PETなどで病期分類（ステージⅠ，Ⅱ，Ⅲ，Ⅳ）を診断する．

症状▶早期は無症状．進行すると，つかえ感，食欲低下，体重減少，胸骨後部痛が現れる．

治療▶内視鏡治療（EMR，ESD），外科的手術（胸部食道全摘術＋リンパ節郭清＋胃管吊り上げ胸骨後ルート再建術），抗がん剤（5-FU，シスプラチン，ドセタキセルなど），放射線治療などを行う．

予後▶進行がんは予後不良．

f 食道アカラシア

病態▶嚥下時の下部食道括約筋（LES）の弛緩不全と，食道体部の正常な蠕動波の消失を特徴とする消化管運動機能障害である．

頻度▶10万人に1～6人が発症．20～40代に多い．性差なし．

原因▶不明だが，食道平滑筋内にあるアウエル・バッハ神経叢の変性・消失を認める．

症状▶嚥下障害，前胸部痛，悪心・嘔吐（胃液を含まない），精神的緊張や冷たい食事などの寒冷刺激で症状が増悪する．

診断▶上部消化管内視鏡検査（胃がんや食道がんなど，ほかの疾患を除外），上部消化管造影検査（バリウムの食道内の停滞と食道の拡張像，噴門部の通過障害），食道内圧測定（LES弛緩不全，食道体部の一次蠕動波の消失）．

治療▶薬物療法（カルシウム拮抗薬，亜硝酸薬，鎮痙薬），内視鏡的バルーン拡張術，外科的に筋層切開術，内視鏡的筋層切開術（POEM）などを行う．

g 急性胃炎

病態▶何らかの原因により胃粘膜に急性の炎症が生じる疾患である．組織学的には，好中球を主体とした炎症性細胞浸潤，発赤，浮腫がみられる．

原因▶外因性と内因性に分けられる．

外因性	薬物	非ステロイド性抗炎症薬，副腎皮質ホルモン（ステロイド），など
	化学薬品	強酸，アルカリ性物質
	飲食物	香辛料，冷熱食品，高濃度アルコール
	放射線	上腹部に対する放射線照射

内因性	細菌・ウイルス感染	ヘリコバクター・ピロリ，ブドウ球菌，など
	アレルギー	食物アレルギー，好酸球性

症状▶心窩部痛，悪心・嘔吐，上腹部不快感が現れる．ときに吐血する．

診断▶症状発現後，早期に内視鏡検査（粘膜の発赤，びらん，出血，浮腫）．

治療▶原因の除去，局所の安静．酸分泌抑制薬，粘膜防御系薬剤を投与する．

❻ 慢性胃炎

病態▶胃粘膜の慢性的炎症により固有胃腺の減少・萎縮と炎症細胞浸潤がみられる疾患の総称である．

原因▶外因性と内因性の慢性刺激が原因である．ヘリコバクター・ピロリ（*H. pylori*）が慢性胃炎の重要な病原因子となる．5歳以下の小児期に経口感染（井戸水，親からの口移しなど）し，

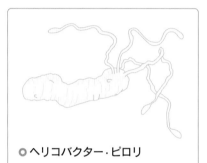

◎ヘリコバクター・ピロリ
胃の中に生息するらせん状のグラム陰性桿菌．4～8本の鞭毛をもち，強力なウレアーゼ活性により高濃度アンモニアを産生する．

成人では長期持続感染によりさまざまな疾患を引き起こす．

◎ ピロリ菌感染と関連する疾患

慢性活動性胃炎	胃十二指腸潰瘍	
	胃過形成性ポリープ	
	胃腺腫	
	胃マルトリンパ腫	
	萎縮性胃炎（慢性胃炎）	→胃がん
その他	特発性血小板減少性紫斑病	
	鉄欠乏性貧血	

症状▶無症状か，胃部不快感が現れる．

検査▶血液検査で胃がんリスクを層別化する ABC 検診，内視鏡を用いない非侵襲的なピロリ菌検査，内視鏡を用いて検体を採取する侵襲的なピロリ菌の感染診断検査がある．

◎ ABC検診（胃がんリスク層別化検診）による分類

	A	B	C	D
H. pylori IgG抗体	（−）	（＋）	（＋）	（−）
ペプシノゲン（PG）	（−）	（−）	（＋）	（＋）
胃がん発生リスク	低	やや高い	高い	かなり高い
内視鏡検査	不要	3年に1回	2年に1回	毎年

◎ ピロリ菌の感染診断法

侵襲的診断法（内視鏡により胃から検体を採取）	培養法	鏡検法	迅速ウレアーゼ試験
非侵襲的診断法（内視鏡を使わない）	尿素呼気試験	Hp抗体法	便中抗原

ⅰ 消化性潰瘍

病態 ▶ 消化液（主に胃酸）による自己消化作用により発生する粘膜欠損である．胃潰瘍と十二指腸潰瘍がある．粘膜の障害の程度は，粘膜欠損の深さが粘膜筋板に及ばなければ「びらん」，粘膜筋板に及ぶと「潰瘍」となる．

原因 ▶ 諸説あるが，近年では *H. pylori* が潰瘍の主因の一つであることが明らかになっている．

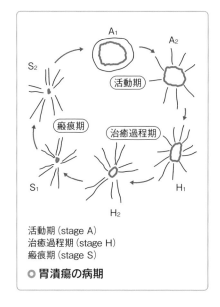

活動期（stage A）
治癒過程期（stage H）
瘢痕期（stage S）
◎ **胃潰瘍の病期**

好発 ▶ 胃潰瘍は50代に多く，十二指腸潰瘍は40代に多い．

症状 ▶ 上腹部痛（胃潰瘍は食後，十二指腸潰瘍は空腹時），悪心・嘔吐，体重減少，食欲低下，吐血・下血が現れる．

合併症 ▶ 出血，穿孔(せんこう)，狭窄(きょうさく)．

診断 ▶ 上部消化管造影検査，内視鏡検査．

治療 ▶ 初期治療として胃酸分泌抑制薬（プロトンポンプ阻害薬，H_2受容体拮抗薬）と *H. pylori* 除菌療法（プロトンポンプ阻害薬＋抗菌薬2剤）による原因の除去．除菌療法の成功率は約80％，除菌成功後は消化性潰瘍の再発が有意に減る．

ⅉ 胃ポリープ

病態 ▶ 胃に発生する上皮性，良性，隆起性病変である．

分類▶過形成性ポリープ，胃底腺ポリープ，特殊型（炎症性，症候性，家族性）に分けられる．

治療▶内視鏡的にポリープ切除（ポリペクトミー）を行う．

k 胃がん

病態▶日本では頻度の高い悪性腫瘍である．男女比は2：1と男性に多い．

好発▶60〜70代に多い．

原因▶*H. pylori*（除菌療法により減少傾向），遺伝的素因，食物（食塩・炭水化物の過剰摂取，焼け焦げた魚介類），喫煙，飲酒の関与も考えられている．

症状▶早期胃がんの多くは無症状であり，健診で発見されることが多い．進行胃がんでは体重減少，腹痛，食欲低下がみられる．

診断▶上部消化管内視鏡検査，CT検査．

治療▶内視鏡治療（ESD，EMR），手術（胃切除＋リンパ節郭清・周辺臓器の合併切除＋消化管再建），薬物療法（抗がん剤，分子標的薬，免疫チェックポイント阻害薬），緩和ケアなどを行う．

l 胃GIST（消化管間質腫瘍）

病態▶GISTは胃や腸など消化管の壁に発生する肉腫の一種であり，希少がんである．

好発▶中高年（60代が最多）．

原因▶c-kit遺伝子変異が原因である．異常なKITタンパクが産生され細胞が異常増殖する．

症状▶悪心，腹痛，下血・吐血とそれに伴う貧血などが生じる．腫瘍が大きくならないと症状が出ないため，発見が遅れる．

検査▶CT，MRI，内視鏡検査．細胞を採取して免疫染色でKIT陽性を認める．

治療▶手術（部分切除），分子標的治療薬を投与する．

m 胃MALTリンパ腫

病態▶胃に発生するB細胞系の低悪性度リンパ腫である．

治療▶*H. pylori*陽性の胃MALT（マルト）リンパ腫では，*H. pylori*の除菌が第一選択となる．

n 機能性ディスペプシア（FD）

病態▶症状の原因となる明らかな異常がないのに，慢性的にみぞおちの痛み（心窩部痛）や胃もたれなどのディスペプシア症状が現れる病気である．

○ FDを引き起こす原因

胃・十二指腸運動の障害された場合	胃排出の異常：遅くても早くても症状と関連 胃適応性弛緩の異常：食事のときに胃が拡張せず，早期膨満感を自覚
胃・十二指腸の知覚過敏が生じている場合	少ない刺激で症状が出やすい．胃の拡張刺激や，十二指腸での胃酸や脂肪に対する知覚過敏
心理的要因がある場合	不安・抑うつ症状や生育期の虐待歴を背景に，胃腸の運動や感覚に変化が起こる
胃酸が原因となる場合	胃酸が胃や十二指腸を刺激して，それらの運動や知覚に影響を与える
その他の原因	アルコール，喫煙，不眠．ヘリコバクター・ピロリ菌感染，遺伝的要因，サルモネラ感染による感染性胃腸炎の既往，瀑状胃[4] など

4 • 瀑状胃：胃の上部が拡張し変化したもの．

症状▶食後のもたれ感，早期膨満感，心窩部痛，胸焼けなどが現れる．胃のむかつき，食欲不振，悪心・嘔吐などが出ることもある．

検査▶内視鏡検査，ピロリ菌検査，血液検査．

治療▶生活習慣の改善（刺激の強い食べ物や脂肪分の多い食事を減らす，アルコールやカフェインを摂り過ぎない），薬物療法，ピロリ菌感染症を合併している場合には除菌する．

┣② 下部消化管（小腸・大腸・結腸・肛門）

a 腸の炎症性疾患

① 急性感染性腸炎

原因▶細菌性（サルモネラ，カンピロバクター，ブドウ球菌，赤痢菌，腸管出血性大腸菌など），ウイルス性（エンテロウイルス，アデノウイルス，ノロウイルスなど）によるものがある．

症状▶急激な腹痛，下痢，発熱，嘔吐，脱水症状，血便（細菌性のみ）がみられる．

診断▶原因食の同定，便培養，大腸内視鏡検査と生検組織培養．

治療▶安静，脱水症状があれば輸液を投与し，細菌性では抗菌薬を投与する．

② 抗菌薬起因性腸炎

❶ 急性出血性大腸炎

疫学▶20〜30代に好発．近年は減少傾向にある．

原因▶抗菌薬の投与（ペニシリン系が70〜80％）．クレブシエラ・オキシトカが高率に検出される．

症状▶急激な腹痛，血性下痢が出現する．全身状態は良好である．

診断▶抗菌薬投与の既往を確認し，大腸内視鏡検査で病状を確認する．

治療▶原因抗菌薬の中止，対症療法で軽快する．

❷ 偽膜性腸炎

疫学 ▶高齢者で重篤な基礎疾患を有する，大手術後，悪性腫瘍の合併などに多い．

原因 ▶広域抗菌薬の投与による腸内細菌の菌交代現象により，クロストリジウム・ディフィシルの増殖・毒素産生に起因する．

症状 ▶下痢，発熱，悪心・嘔吐，脱水症状がみられる．

診断 ▶抗菌薬投与の既往，大腸内視鏡検査により偽膜形成を確認する．便培養によりクロストリジウム・ディフィシルを同定または便中毒素を証明する．

治療 ▶原因抗菌薬の中止，対症療法，バンコマイシン，メトロニダゾールを投与する．

❸ MRSA腸炎

疫学 ▶消化管術後の高齢者に多い．病変の主座は小腸にある．

原因 ▶抗菌薬投与に伴うメチシリン耐性黄色ブドウ球菌（MRSA）の異常増殖が原因となる．

診断 ▶抗菌薬投与の既往，便培養を確認する．

治療 ▶原因抗菌薬の中止，対症療法，バンコマイシンを投与する．

❸ 虚血性大腸炎

疫学 ▶60〜70代に多い．女性に多い．心臓・血管障害のある患者に多い．

原因 ▶下（上）腸間膜動静脈の閉塞性または非閉塞性障害により，その支配領域の大腸に区域性の虚血性変化をきたす．血管側因子（動脈硬化，血栓，塞栓，血管攣縮など）と，腸管内圧の亢進（便秘，腸閉塞など）は発病に関与すると考えられている．

症状 ▶急激な腹痛，下痢，血便，冷汗，嘔吐などが現れる．

分類 ▶臨床経過により，一過性型，狭窄型，壊疽型に分類される．

診断 ▶血液検査（白血球増多，CRP高値，赤沈亢進），注腸造影検査（拇指圧痕像，管腔狭小化，変形，縦走潰瘍），大腸内視鏡検査（粘膜浮腫，発赤，縦走潰瘍，びらん形成）を確認する．

治療 ▶一過性型では対症療法（禁食・輸液・安静など），壊疽型では緊急手術，狭窄型では腸閉塞症状があれば待機的手術を行う．

❹ 潰瘍性大腸炎

病態 ▶粘血便を主症状とし，再発を繰り返す慢性・難治性の炎症性腸疾患である．直腸から上行性に近位大腸へ炎症が進展する．

疫学 ▶10〜30代での発病が多い．性差なし．日本では増加傾向にあり，患者は20万人以上いる．

原因 ▶腸管免疫の機能異常を認めるが，根本的な原因は不明である．

症状 ▶慢性に続く粘血便，下痢，腹痛，発熱，貧血，体重減少など

がみられる．劇症の場合，大量出血，腸穿孔，中毒性巨大結腸症が現れる．腸管外合併症として，関節炎，口内炎，皮膚炎，血栓症などがある．

分類▶病変の広がりにより，全大腸炎型，左側大腸炎型，直腸炎型などに分類される．臨床経過により，再燃寛解型，慢性持続型，一過性型，急性電撃型に分類される．重症度により，軽症，中等症，重症，劇症に分類される（軽症と中等症が90％以上）．

診断▶血液検査（白血球増多，CRP高値，赤沈亢進，貧血，栄養障害），注腸造影検査（鉛管状腸管，鋸歯状変化，炎症性ポリープ），大腸内視鏡検査（粘膜のびまん性の発赤と浮腫，びらん，潰瘍，炎症性ポリープ），病理組織検査（粘膜〜粘膜下層主体の炎症，陰窩炎，陰窩膿瘍）を確認する．

治療▶心身の安静，食事制限，重症例では入院治療のうえ，輸液で腸管安静とする．薬物療法（5-アミノサリチル酸製剤，ステロイド，免疫調節薬，免疫抑制薬，抗TNF-α抗体製剤など），血球成分吸着除去療法，外科手術（大腸全摘術，回腸・肛門管吻合術）などを行う．外科手術の適応は，大出血，腸穿孔，中毒性巨大結腸症，狭窄，がん性変化，慢性・難治性病変である．

5 クローン病

病態▶下痢や腹痛を主症状とする，再発を繰り返す慢性・難治性の炎症性腸疾患．病変部位は，口腔から肛門までの消化管全域に及ぶが小腸および大腸に多い．

疫学▶10〜30代での発病が多く，男女比は2：1と男性に多い．日本では増加傾向にあり，患者は4万人以上いる．

原因▶腸管免疫の機能異常を認めるが，根本的な原因は不明である．

症状▶慢性に続く下痢，腹痛，発熱，血便，貧血，体重減少，肛門病変などが生じる．腸管外合併症として，関節炎，口内炎，皮膚炎，胆石症などがある．

分類▶病変部の広がりにより小腸型，小腸大腸型，大腸型に分類される．

診断▶血液検査（白血球増多，CRP高値，赤沈亢進，貧血，栄養障害），内視鏡・X線造影検査（非連続性病変，縦走潰瘍，敷石像，狭窄，瘻孔，膿瘍など），病理組織検査（全層性炎症，非乾酪性類上皮細胞肉芽腫，深い潰瘍，狭窄，瘻孔）を確認する．

治療▶外科手術後の再発が多いため，内科的治療が主体となる．薬物療法（5-アミノサリチル酸製剤，ステロイド，免疫調節薬，抗TNF-α抗体製剤など），栄養療法（完全静脈栄養療法，経腸栄養療法），外科手術（腸管切除，人工肛門造設術，狭窄形成術など）などを行う．外科手

術の適応は，腸管の狭窄，瘻孔，膿瘍，穿孔，がん性変化，難治性肛門病変である．発症後10年で50％以上の患者で外科手術が必要になる．

🄖 腸結核

原因 ▶ 腸管への結核菌の感染（原発性，肺結核などからの二次感染）．好発部位は回盲部．

症状 ▶ 腹痛，食欲不振，体重減少，発熱が現れる．

診断 ▶ ツベルクリン反応陽性，インターフェロン γ 遊離試験が陽性となる．血液検査（赤沈亢進，貧血），糞便や生検組織で結核菌を同定．内視鏡・X線造影検査（非連続性病変，輪状・帯状潰瘍，腸管変形・短縮など），病理組織検査（乾酪性肉芽腫，特殊染色による結核菌の検出）を確認する．

治療 ▶ 抗結核薬（イソニアジド，リファンピシン，エタンブトール，ストレプトマイシン，ピラジナミド），外科手術（適応は，狭窄，穿孔，大量出血）．

🄗 アメーバ赤痢

原因 ▶ エンタモエバ・ヒストリティカの感染（経口，性行為感染）による．中年男性が多い．

症状 ▶ 粘血下痢（イチゴゼリー状），腹痛がみられる．

診断 ▶ 大腸内視鏡検査（潰瘍やびらん形成．盲腸と直腸に好発），糞便や生検組織からアメーバ原虫を検出，血清アメーバ抗体を測定する．

治療 ▶ メトロニダゾールが著効する．

🄑 腸の腫瘍性疾患

🄙 小腸の腫瘍

疫学 ▶ 小腸腫瘍はまれ．悪性腫瘍に限ると全消化管悪性腫瘍の約2％となる．

良性腫瘍	腺腫，平滑筋腫，脂肪腫，リンパ管腫
悪性腫瘍	腺がん，悪性リンパ腫，平滑筋肉腫

症状 ▶ 良性では無症状が多いが，大きくなると腸重積を合併することもある．悪性腫瘍では，腹痛，嘔吐，腹部膨満，出血などがみられる．

診断 ▶ 小腸造影検査や小腸内視鏡検査（カプセル内視鏡，バルーン内視鏡）．バルーン内視鏡での生検組織検査では，病理診断も可能である．

治療 ▶ 内視鏡的摘除，外科的切除．悪性腫瘍の転移例では抗がん剤投与などを行う．

2 大腸の腫瘍

❶ 大腸ポリープ

病態 ▶ 大腸の管腔内に突出した限局性の隆起性病変である.

疫学 ▶ 腫瘍性ポリープは50～70代に好発. 男性に多い.

症状 ▶ 無症状の場合が多いが, ときに出血, 腹痛, 便通異常がみられる.

診断 ▶ 大腸内視鏡検査や注腸造影検査で, 偶然に発見される場合が多い.

分類 ▶ 病理組織学的には腫瘍性(腺腫性ポリープ), 非腫瘍性(過形成性ポリープ, 過誤腫性ポリープ, 炎症性ポリープなど)に分類される.

治療 ▶ 腺腫性ポリープは, 大型になるとがん化の危険性が高まるため切除する. 大腸ポリープの切除法には内視鏡的摘除と外科的摘除があり, 病変の大きさや部位などで選択する. 多くは内視鏡的摘除が可能である. 内視鏡的摘除法には, 内視鏡的ポリペクトミー, 内視鏡的粘膜切除術(EMR), 内視鏡的粘膜下層剥離術(ESD)などがある.

❷ ポリポーシス

病態 ▶ ポリープが多発したものをポリポーシスと呼ぶ. 消化管に同じ組織型のポリープが多発する場合は, 消化管ポリポーシスという(遺伝性の場合が多い). 消化管ポリポーシスでは, 消化管のみならず消化管外病変を伴う場合が多い.

症状 ▶ 多くは無症状だが, 血便, 下痢, 腹痛などの消化器症状が出ることもある.

診断 ▶ 内視鏡検査などでポリープの有無を確認する. 眼底の異常や, 体表面に骨腫や軟部腫瘍(表皮嚢胞, 線維腫など)が出現することもある.

分類 ▶ 組織学的には, 腺腫性, 過誤腫性, 炎症性などに分類される.

腺腫性ポリポーシス	家族性大腸腺腫症(FAP), MYH関連腺腫症, ターコット症候群
過誤腫性ポリポーシス	ポイッツ・イエーガー症候群(PJS), 若年性ポリポーシス(JP), コーデン病
その他	クロンカイト・カナダ症候群(CCS), 炎症性ポリポーシス, など

治療 ▶ 腺腫性ポリポーシスはがん化の危険性が高いため, 大腸がん合併の有無にかかわらず外科的大腸切除が必要である.

❸ 大腸がん

病態 ▶ 大腸(結腸・直腸・肛門)の粘膜を発生母地とする上皮性悪性腫瘍であり, 多くは腺がんである. 病変部位は直腸からS状結腸に多い.

原因 ▶ 大腸がんの原因は不明だが, 大腸粘膜の遺伝子異常や食事な

どの環境因子が発がんに関与すると考えられている．腺腫を介した
がん化が多いが，大腸粘膜が直接がん化する場合がある．

症状▶早期がんは自覚症状なし．症状を伴う場合の多くが進行がん
で，病変部位により症状が異なる．

◎ 大腸がん（進行がん）の自覚症状

直腸がん	血便を伴うことがあり，便周囲に鮮血が付着する．がんが直腸の全周性に発育すると，便が細くなり，さらに進行すると排便障害を生じる
左側結腸がん	便の細小化，便通異常，血便などを認めることがある
右側結腸がん	自覚症状をきたしにくい．がんが進行して腫瘤を触知したり，貧血が進行するなど全身状態が悪化してから発見される場合もある

診断▶大腸がん検診には便潜血検査を用いるが，早期がんの約40％
は偽陰性になる．大腸内視鏡検査で観察し生検組織検査で確定診断
をする．直腸がんでは，直腸診や直腸鏡検査が有用な場合もある．
転移の診断には，腹部超音波検査，CT検査などを用いる．

病期分類▶早期がん（がんが粘膜から粘膜下層にとどまる）と，進行が
ん（がんが固有筋層より深く浸潤）に分類される（転移の有無は問わない）．

ステージ分類▶

壁深達度	リンパ節転移	ステージ
Tisがん（粘膜内にとどまる）		0
T1がん（粘膜下層にとどまる）	なし	Ⅰ
T2がん（固有筋層にとどまる）		
T3がん（漿膜下層 or 外膜にとどまる）		Ⅱ
T4がん（漿膜を破って浸潤）		
リンパ節転移がある		Ⅲ
血行性転移（肝転移，肺転移）or 腹膜播種がある		Ⅳ

治療▶治療法には，内視鏡的摘除，外科的切除，抗がん剤を使用す
る化学療法などがある．

内視鏡的摘除	がんが粘膜または粘膜下層浅層までにとどまるもの（早期がん）は，転移の危険性がないかきわめてまれであるため，内視鏡的摘除で治療可能な場合が多い
外科的切除	がんが粘膜下層深層以下に浸潤している場合に選択し，リンパ節郭清も同時に行う．開腹手術と腹腔鏡下手術がある．切除後は吻合や腸管再建術が必要となる
化学療法	肝臓などの臓器に遠隔転移を認めたり，リンパ節転移が陽性の場合に選択する

　直腸がんの手術には肛門を切り取り直腸に人工肛門（ストーマ）を

つくる方法（直腸切断術）と，肛門括約筋を残して結腸と肛門管をつなぐ自然肛門温存術式（括約筋温存術式）がある．手術後の後遺症として排尿障害や性機能障害がある．

ⓒ 腸の運動異常に起因する疾患

1 過敏性腸症候群

病態▶腸管の器質的変化を伴わない腸管運動および分泌機能の異常で，種々の便通異常とともに，腹痛や腹部膨満感などの症状をきたす疾患である．

疫学▶人口の10％前後，消化器関連の医療機関受診者の約30％を占める．40歳以下の若年者に多く，農村部より都市部，肉体労働者より精神労働者（デスクワーク，サービス業）に多い．

原因▶不明だが，心理的・社会的ストレスで増悪する．細菌やウイルスによる腸炎から回復したあとに発症しやすい．

症状▶便通異常や腹痛，ガス症状が主体である．腹痛や腹部の不快感は排便することで楽になる．

分類▶便性状により，下痢型，便秘型，混合型に分けられる．男性は下痢型，女性は便秘型が多い．

診断▶過去3ヵ月間，月に3日以上にわたって腹痛や腹部不快感が繰り返し起こり，①排便によって症状が軽快する，②発症時に排便頻度の変化がある，③発症時に便形状（外観）の変化がある，の3つの項目のうち2つ以上がある．

治療▶病気についての患者教育が重要である．生活習慣や食習慣を改善する（脂肪の多い食事を避ける，刺激物とアルコールを控え，休養とリフレッシュを勧める）．薬物療法（止瀉薬，抗コリン薬，緩下薬，5-HT$_3$受容体拮抗薬，抗うつ薬，向精神薬）．

2 大腸憩室症

病態▶大腸壁の一部が外側に囊状（袋のように）に突出し，腸管腔と交通している状態のこと．固有筋層を欠く仮性憩室が多く，腸間膜対側に好発する．

原因▶病因は不明だが，先天的要因および腸管内圧の亢進などの後天的要因が関与している．

疫学▶患者は増加傾向にあり，60代では20％以上にみられる．日本人は右側結腸，欧米人は左側結腸に多く，多発する場合が多い．

症状▶憩室だけでは無症状だが，憩室出血があると下血が，憩室炎になると虫垂炎と同様の腹痛が生じる．悪化すると，出血（多発憩室の場合，出血源がわからないことが多い），穿孔，膿瘍を形成する．結腸憩室炎を繰り返すと大腸狭窄をきたすことがある．

診断▶大腸内視鏡検査，注腸造影検査で確認する．

治療▶自覚症状がなければ治療の必要はない．憩室炎では，禁食，輸液，抗菌薬を投与する．憩室出血には内視鏡的止血術，動脈塞栓術，外科手術を行う．穿孔や狭窄，瘻孔形成では外科的切除が行われる．

d その他の腸の疾患

1 腸重積（じゅうせき）

病態▶絞扼性（こうやく）イレウスの原因となる．0～2歳の乳幼児に発症することが多いが，成人に起こることもある．重なった腸管が壊死すると腹膜炎や敗血症に至る．

原因▶小児では原因不明．成人では小腸腫瘍や結腸がんなどの影響で慢性的に進行する．開腹手術後に腸管の蠕動が亢進して起こることもある．

症状▶嘔吐，腹痛，血便が生じる．

検査▶腹部超音波・CT（重積腸管の同心円状所見：Target sign），注腸造影検査（蟹爪様の陰影欠損 → そのまま高圧浣腸にて整復を試みる）．

治療▶迅速な処置が必要である．非観血的整復：高圧浣腸にて整復（発症12時間以内），観血的整復：開腹手術，腹腔鏡下手術．

2 イレウス（腸閉塞）

病態▶種々の原因により，腸管内容の通過が障害された状態である．腸管の閉塞により，腸管内容・ガス貯留から腸管内圧の上昇，腸管の循環障害をきたして腸管壊死や腹膜炎を発症するとともに，腸内細菌の異常増殖に伴うエンドトキシン[5]産生から敗血症に至ることもある．嘔吐に伴う水分・電解質の喪失から脱水や代謝性アシドーシス，循環血液量の減少などからショックとなり，播種性血管内凝固症候群（DIC）や多臓器不全となる．

5 •エンドトキシン：グラム陰性菌の外膜を構成するリポ多糖類（LPS）．さまざまな生理活性を有し，発熱や炎症の原因となる．

分類▶

機会的イレウス	単純性（閉塞性）イレウス	腸管壁の質的変化による閉塞（腫瘍，瘢痕，狭窄，圧迫，捻れによる閉塞癒着，結石，誤飲した異物，寄生虫など）
	絞扼性（複雑性）イレウス	腸管の血流障害を伴う（索状物による腸管の絞扼，腸重積，大腿ヘルニア嵌頓（かんとん）など）
機能的イレウス	麻痺性イレウス	腹膜炎や開腹手術後，薬剤など
	痙攣性イレウス	外傷，中毒，結石（胆石・腎結石）発作に伴う

症状▶腹痛（間欠性，痙攣性．絞扼性イレウスでは激痛），腹部膨満感，嘔吐，排ガス・排便の停止がみられる．

身体所見▶視診（腹部の膨隆），聴診（絞扼性：金属性腸雑音・間欠的な腸雑音亢進，麻痺性：腸雑音の低下），打診（鼓音），触診（限局性の膨隆した腸管の触知．腹部：軟，筋性防御：少）．

検査 ▶ 腹部単純X線検査（立位での鏡面像，臥位でのケルクリングひだ），腹部超音波検査，腹部CT（絞扼性腸閉塞では限局性の腸管の拡大・腹水），消化管造影（イレウス管造影）検査（口側腸管の拡張）．

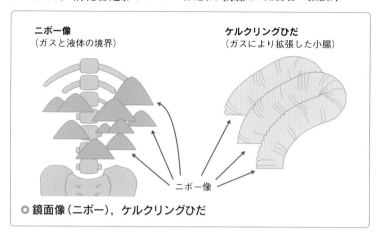

ニボー像
（ガスと液体の境界）

ケルクリングひだ
（ガスにより拡張した小腸）

ニボー像

◉ **鏡面像（ニボー），ケルクリングひだ**

治療 ▶ 禁食・点滴（腸管の安静），下部内視鏡を用いた経肛門的イレウス管挿入術（減圧治療），手術（絞扼性イレウスが疑われる場合，2週間以上イレウス管で解除できないなど）．軸捻転は大腸内視鏡にて整復する．大腸がんが原因の原発性腸閉塞では，経肛門的に腸閉塞管やステントを挿入して減圧を行い，緊急手術（人工肛門造設術）を回避できる症例が増えている．

3 虫垂炎

疫学 ▶ 急性腹症で最も頻度が高い．10〜30代に好発するが，どの年代にも起こる．

病因 ▶ 糞石，異物，腫瘍，粘膜下リンパ濾胞の過形成などの原因により，虫垂内腔が閉塞・狭窄して，そこに感染が生じることにより発症する．

病型分類 ▶

カタル性	炎症が粘膜に限局
蜂窩織炎性	炎症が筋層から全層に波及
壊疽性	炎症が進行して，壁が壊死に陥り，膿瘍や腹膜炎を併発

続発病変 ▶ 穿孔 → （続発性）穿孔性腹膜炎，麻痺性腸閉塞，盲腸周囲膿瘍・ダグラス窩膿瘍．

症状 ▶ 心窩部痛 → （徐々に右下方に痛みが移動）→ 右下腹部の限局性疼痛＋随伴症状（発熱・食欲不振など）．

所見 ▶ ブルンベルグ徴候（右下腹部の反跳痛）・筋性防御（腹壁がきわめて硬い状態）．これらは腹膜刺激症状である．直腸診での，ダグラス窩（特に右周辺）の圧痛，熱感を伴う炎症性腫瘤の触知．

検査▶血液検査（炎症所見：白血球増多，CRP上昇），腹部超音波検査・腹部CT検査（虫垂の腫大，糞石，膿瘍など），腹部X線検査（糞石を確認できることがある），尿検査（泌尿器疾患との鑑別）.

治療▶手術，抗菌薬投与，手術＋抗菌薬投与の併用.

注意！▶妊娠4ヵ月以降の急性虫垂炎では，子宮の増大により虫垂の位置が移動するとともに，腹膜刺激症状が出にくい．小児では進行が早く，穿孔を起こしやすい（5歳以下の発症もある．乳児はまれ）.

❹ 痔核（じかく）

病態▶痔核（いぼ痔）は痔瘻（あな痔）や裂肛（切れ痔）とともに肛門の3大疾患である．肛門の病気のなかでは最多である.

原因▶肛門周囲の血液のうっ滞（うっ血）や周囲の組織が脆弱となり，伸びて肛門から脱出することによる.

分類▶歯状線[6]を隔てて肛門の外側にできる外痔核と，歯状線付近にまたがって直腸粘膜との境にできる内痔核がある.

治療▶生活習慣・排便習慣の改善，薬物療法（坐薬，軟膏），硬化療法（痔核に薬剤を注入して硬化・収縮させる），手術療法（痔核結紮切除術）.

❺ 便秘

p.101を参照のこと.

6・歯状線：直腸と肛門のつなぎ目.

　肝胆膵疾患とは，肝臓，胆道（胆管・胆囊），膵臓の疾患の総称である．

　検査としては，腹部超音波検査，CT検査，MRI検査（多相撮影，MRCP，SPIO），内視鏡的逆行性膵胆管造影法（ERCP），超音波内視鏡検査（EUS），組織検査（肝生検，胆汁・膵液細胞診，EUS-FNA）などがある．

　治療は，薬物療法，外科治療，化学療法，内視鏡治療，カテーテル治療，経皮的治療，EUS下ドレナージなど，疾患の病態や病期に応じて選択される．

1 肝疾患

1 肝臓の働き

栄養素の代謝	体に必要なタンパク質や糖質を合成．ブドウ糖やタンパク質を貯蔵しやすい形にして蓄える
解毒作用	食物を分解する際に発生するアンモニアを分解．摂取したアルコールや薬剤を分解
胆汁の生成・分泌	脂肪の消化に必要な胆汁を合成．ビリルビンを排泄

2 肝臓病の原因

微生物	ウイルス（HAV，HBV，HCV，HEV，EBV，CMV），細菌，カビ（真菌），寄生虫	各種ウイルス性肝炎，肝硬変，肝細胞がん，日本住血吸虫など
薬剤	薬剤の副作用	薬剤性肝障害
アルコール	大量飲酒	アルコール性肝障害，アルコール性脂肪肝
自己免疫	過剰な免疫反応	自己免疫性肝炎，原発性胆汁性胆管炎
偏った栄養	肥満，低栄養	非アルコール性脂肪性肝炎
遺伝	遺伝性疾患	ウィルソン病など
その他	原因不明	特発性門脈圧亢進症，肝外門脈閉塞

┣❸ 肝臓病の変化

発症から数週間後	急性肝炎
急性肝炎から6ヵ月以上後	慢性肝炎
慢性肝炎となってから10～30年後	肝硬変
肝硬変となってから5～10年後	肝がん・肝不全

┣❹ 主な疾患

ⓐ 非アルコール性脂肪性肝疾患

病態▶過量飲酒によるアルコール性脂肪肝では，進行すると肝炎や肝硬変になるが，非アルコール性の脂肪肝でも肝臓病が進行することが知られるようになり，非アルコール性の脂肪肝から脂肪肝炎，さらに肝硬変に進行した状態までを含む一連の肝臓病のことを非アルコール性脂肪性肝疾患（NAFLD）と呼ぶ．

原因▶多くは，肥満，糖尿病，脂質異常症，高血圧を伴っており，メタボリックシンドロームの肝臓病と考えられている．NAFLDの多くは進行しないが，10～20％は徐々に悪化して肝硬変に進行したり，肝がんを発症したりする．この脂肪肝（NAFL）から徐々に進行する肝臓病を非アルコール性脂肪性肝炎（NASH）という．

好発▶男性は中年層，女性は高齢層に多い．

検査▶超音波検査・CT検査（脂肪肝の所見），NASHは肝生検によって診断する．

症状▶かなり進行しない限り症状はない．NASHが肝硬変に進行すると，黄疸や足のむくみ，腹水貯留による腹部膨満感が出現する．

治療▶NAFLでは，生活習慣の改善と経過観察をする．NASHでは，肥満があれば食事・運動療法による減量，高血圧・糖尿病・脂質異常症などの基礎疾患があればそれぞれに対する薬物療法を，なければビタミンEの投与を行う．高度肥満例では，減量手術を考慮することもある．

ⓑ 肝嚢胞

病態▶肝臓の中にできる嚢胞（液体が貯留）のこと．孤立性の肝嚢胞は一般的に良性疾患であり，健診で偶然に見つかることが多い．

キツネに寄生する多包虫の幼虫による感染症（エキノコックス症）の肝嚢胞では，黄疸と胸部不快感が出現し，嚢胞が破裂すると発熱・蕁麻疹・重篤なアナフィラキシー反応をきたすことがある．

症状▶小嚢胞では無症状．

検査▶腹部超音波検査，腹部CT．

治療▶小さな嚢胞は放置しても問題はない．嚢胞が大きくなって胃

や腸など周囲の組織を圧迫して症状があるときや, 嚢胞が出血などにより大きくなって痛みを生じる場合, 嚢胞の内腔にポリープや腫瘍が出現すると治療の対象となる. 外科的病変切除, 内容液をドレナージ（排液）する場合もある.

c ウイルス性肝炎

病態 ▶肝臓に親和性のあるウイルスが感染することにより, 肝細胞を宿主の免疫系が攻撃することで肝炎が起こる. A〜E型肝炎ウイルス, EBウイルス, サイトメガロウイルスなどがある. 70％以上がC型肝炎である.

A型肝炎	A型肝炎ウイルス（HAV）の感染によって発症する肝炎. 糞便, 魚介類からの経口感染. 急性肝炎を呈して2週間〜1ヵ月で自然治癒し, 慢性化しない. まれに劇症化することもある. A型肝炎ワクチンがある.
B型肝炎	B型肝炎ウイルス（HBV）の感染によって発症する肝炎. 針刺し・輸血などの血液感染, 母親から子どもへの垂直感染や性行為で感染. 成人の初感染では90％以上が一過性感染で終わるが, ときに劇症肝炎に進行（1％）. 乳幼児のHBV感染は90％以上が持続感染となり, そのうちの10％は慢性肝炎, 90％は無症候性キャリアとなる. 慢性肝炎に移行すると自然治癒は難しい. B型肝炎ワクチンがある.
C型肝炎	C型肝炎ウイルス（HCV）の感染によって発症する肝炎. 過去の輸血・血液製剤の使用・予防接種・鍼治療, 医療従事者の針刺し事故, 入れ墨, 麻薬の回し打ちなど, 血液を介して感染. 急性感染の30〜40％は治癒し, 60〜70％はC型慢性肝炎となる. 治療は直接作用型抗ウイルス薬（DAA）を投与. 進行した肝硬変には投与できないが, 副作用が少なく高齢者にも投与可能である.
E型肝炎	E型肝炎ウイルス（HEV）の感染によって発症する肝炎. 上下水道が十分に整っていない国に多い. シカ・イノシシ・ブタ肉の生食が感染のリスクを高める. 妊婦に感染すると致死率が高い（20〜30％）. 慢性化しない.

d 肝硬変

病態 ▶あらゆる慢性進行性肝疾患の終末像である. 高度の線維化により肝臓は硬く小さくなる. 肝機能の低下と門脈圧亢進が主な病態である.

原因 ▶

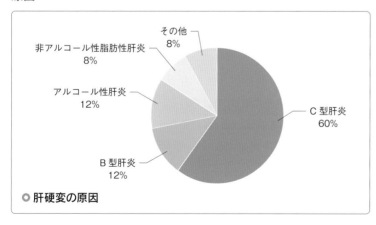

その他
8%

非アルコール性脂肪性肝炎
8%

アルコール性肝炎
12%

B型肝炎
12%

C型肝炎
60%

◉ 肝硬変の原因

症状・合併症 ▶ 代償期は自覚症状に乏しいが，食欲不振や全身倦怠感などがある．非代償期になると，黄疸，腹水・浮腫（アルブミン低下により血管内の浸透圧低下＋門脈圧亢進），門脈圧亢進症（食道胃静脈瘤 → 消化管出血），さらに進行すると肝性脳症（アンモニア蓄積による意識障害），肝細胞がんへと移行する．

治療 ▶ 代償性肝硬変は原因に対する治療を行う．タンパク質が不足している場合には，特殊アミノ酸製剤で栄養状態を改善する．

ⓒ 肝細胞がん

発生要因 ▶ B型肝炎ウイルスあるいはC型肝炎ウイルスの持続感染により肝細胞の炎症と再生が長期にわたって繰り返され，それに伴って遺伝子の突然変異が積み重なってがんとなる．多量飲酒，喫煙，食事性のアフラトキシン（カビから発生する毒素の一種），肥満，糖尿病，男性が危険因子である．非ウイルス性の肝細胞がんの原因として脂肪肝も注目されている．

分類 ▶

組織型分類	低分化，中分化，高分化の3つに分け，さらに未分化がんを区別する
病期分類	肝細胞がんの病期分類，肝細胞がんTNM悪性腫瘍の分類
肝障害度分類	肝予備能の評価として肝障害度をA〜Cの3段階に分ける．肝硬変の程度を把握するためにチャイルド・ピュー分類のA〜Cを用いることもある

症状 ▶ ほとんどなし．進行すれば，腹部のしこり・圧迫感，痛みなどが現れる．

検査 ▶ 腹部超音波検査，CT検査，MRI検査，腫瘍マーカー検査（AFP，PIVKA-II，AFP-L3分画）．

治療 ▶ 外科治療（肝切除，肝移植），ラジオ波焼灼療法（RFA），肝動脈化学塞栓療法（TACE），化学療法などを行う．

2　胆道疾患

　肝臓から十二指腸までの胆汁の通り道を総称して「胆道」という．肝内胆管，肝外胆管，胆囊，十二指腸乳頭（ファーター乳頭）に分けられる．胆囊は肝右葉下面にある袋状の臓器で，長さ8〜10cm，容積約50mLである．胆汁の流れが悪くなると，胆道疾患を発症する．

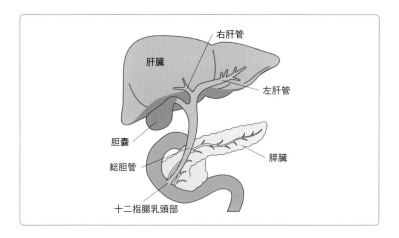

┣❶ 胆嚢の働き

胆管より胆汁を取り込み，貯蔵・濃縮する．十二指腸に入った食物の刺激により十二指腸粘膜から**コレシストキニン**が分泌され，胆嚢が収縮して，濃縮された胆汁を総胆管から十二指腸乳頭部より排泄する．

┣❷ 胆汁の働き

胆汁は緑茶色の苦味があるアルカリ性の液体である．ビリルビン（赤血球のヘムタンパクから生成）や胆汁酸が含まれるが，消化酵素は含まない．

胆汁の役割 ▶

- 脂肪を乳化・分解し，膵リパーゼによる消化を行いやすくする
- 異化生成物を排泄する
- コレステロールを排泄する
- 細菌の細胞膜を溶解し，小腸上部での腸内細菌の増殖を妨げる

┣❸ 腸肝循環

胆汁の95％が小腸下部（回腸）で再吸収され，門脈を介して肝臓に戻り，再度，胆汁として分泌される．5％は便や尿に排泄される（尿の黄色，便の茶色は胆汁の色）．

┣❹ 胆道疾患の原因

胆 石	急性胆嚢炎，急性胆管炎
炎 症	原発性硬化性胆管炎，IgG4関連硬化性胆管炎，など
腫 瘍	胆嚢がん，胆管がん

胆管拡張（とくに肝内胆管拡張）が診断の契機として重要である．

┼5 主な疾患

a 胆石症

病態 ▶胆嚢や胆管に結石ができることで腹痛などを生じる．中高年以上の発症が多く，コレステロール結石は中年以降の肥満女性にできやすい．

胆石の分類 ▶

コレステロール系結石（60％）	コレステロール含有量が70％以上．50～60代，女性，肥満，（アジア人より）欧米人，妊娠，ホルモン補充療法・経口避妊薬でリスクが高まる	純コレステロール石
		混合石（コレステロールとビリルビンが混在）
		混成石（中心はコレステロール，周囲にビリルビンが各々層をなす）
色素系（ビリルビン系）結石（20～40％）	胆汁うっ滞後に細菌感染をきたすと，不溶性となったビリルビンが胆汁中のカルシウムイオンと結合	ビリルビンカルシウム石：総胆管結石が多い．高齢者に多い
		黒色石：近年増加傾向．溶血性貧血，胃全摘術後，肝硬変に合併しやすい
その他の結石（20％以下）		炭酸カルシウム石，脂肪酸カルシウム石，など

胆石の頻度 ▶胆嚢結石 ＞ 総胆管結石 ＞＞＞ 肝内結石

胆嚢にできる結石	胆嚢結石
胆汁が通る胆管内にできる胆管結石	総胆管結石
肝臓内の胆管にできる肝内胆管結石	肝内結石

原因 ▶コレステロールなどの脂肪分の多い食事．胆石のできやすい体質，大腸菌の感染，赤血球が破壊されることで起こる溶血性貧血，肝硬変，肥満などが原因となる．

症状 ▶半数以上はサイレント・ストーン（無症候性胆石）．胆石により胆汁の流れが悪くなると，食後や夜間，とくに油っぽい食事を摂取したあとに，疝痛発作（胆石発作）と呼ばれる強い右季肋部痛を生じたり，胆道感染症の原因となることもある．

b 急性胆嚢炎

病態 ▶胆嚢に急性に生じた炎症性疾患のこと．胆汁うっ滞に感染が加わる急性閉塞性化膿性胆管炎（AOSC）では，エンドトキシンが循環血液中に流入し，播種性血管内凝固症候群（DIC）や多臓器不全を引き起こす致死的病態となる．

分類 ▶

カタル性胆嚢炎	胆嚢が軽く炎症を起こしている
化膿性胆嚢炎	胆嚢が化膿して腫れている
壊死性胆嚢炎	重症化して胆嚢の一部が壊死したり，穴が開いたりする
気腫性胆嚢炎	細菌感染により胆嚢内にガスを発生する

原因▶多くは胆石が原因である．胆石により胆嚢管が閉塞し，さらに細菌感染を生じたり，膵液が胆嚢内に逆流したりすることで引き起こされる．胆嚢の奇形や捻転(ねじれる)，胆嚢の血行障害，周囲にある臓器の炎症，腫瘍による胆嚢管の狭窄，寄生虫，膠原病，アレルギー反応などによるものもある．

症状▶悪寒戦慄を伴う高熱，数時間にわたる食後の右季肋部痛．悪心・嘔吐，食欲不振を伴うこともある．シャルコットの3徴(腹痛，発熱，黄疸)を伴うことがある．まれに意識障害，ショックがみられる．

所見▶マーフィー徴候(右季肋部を圧迫したまま深呼吸をしてもらうと，痛みで呼吸が止まること)．

検査▶血液検査，腹部超音波検査，腹部CT・MRI．内視鏡的逆行性胆管膵管造影法(ERCP)，経皮経肝胆嚢ドレナージ(PTGBD)による生検．

治療▶禁食，補液，抗菌薬，胆嚢ドレナージ(胆嚢内の感染胆汁を抜く)が基本．全身状態が落ち着いてから手術(胆嚢摘出術)．壊疽性胆嚢炎では炎症の沈静化を待たずに緊急手術を行う．腹腔鏡手術が一般的だが，上腹部手術の既往があり癒着が懸念される場合や，炎症がきわめて強い場合には開腹手術を行う．

c 胆嚢ポリープ

胆嚢内に生じる2cm以下の粘膜の隆起で，周囲の粘膜面と区別できるものを胆嚢ポリープという．腫瘍性ポリープ(良性，悪性)と非腫瘍性ポリープ(多くはコレステロールポリープ)がある．通常，症状はないが，大きさが1cmを超えたり，ポリープの茎が広く，隆起の少ないものは悪性の可能性があるため精密検査を行う．

d 膵胆管合流異常

膵管と胆管が十二指腸壁外で合流する先天奇形である．十二指腸乳頭括約筋の作用が合流部に及ばず，膵液が胆管へ逆流する病態である．約80％が先天性胆道拡張症を合併する．10～30％に胆道がんを生じる．

e 胆道がん

胆道がんは日本を含めたアジア圏に多い．胆道がんは，発生した部位によって，胆嚢がん，胆管がん，乳頭部がんの3つに分けられる．胆道がんの初発症状の約90％が黄疸である．画像所見では，胆嚢壁の異常や胆管の拡張を認める．膵がんの次に予後不良である．

3　膵疾患

❶　膵臓の役割

膵臓の3つの重要な機能 ▶ 胃酸の中和，食物の消化，血糖の調節．

外分泌機能	十二指腸へ分泌．胃酸を中和する重炭酸塩，食物を消化する膵酵素が含まれる	炭水化物の分解	アミラーゼ
		タンパク質の分解	トリプシン，エラスターゼ
		脂質の分解	リパーゼ，ホスホリパーゼ
内分泌機能	膵ランゲルハンス島から血液中へ分泌．血糖の調節，急激な消化・吸収を抑制	血糖値を上げる	グルカゴン（A細胞）
		血糖値を下げる	インスリン（B細胞）
		インスリン・グルカゴン分泌抑制，胃腸の蠕動運動抑制，消化管の吸収抑制	ソマトスタチン（D細胞）

❷　主な疾患

ａ　急性膵炎

病態 ▶ さまざまな原因により膵酵素（主にトリプシン）が膵内で活性化し，膵組織や膵周辺組織を自己消化して炎症を引き起こす．

原因 ▶ アルコール性は男性に多く，胆石と特発性（原因不明）は女性に多い．そのほかには，医原性（ERCP，薬剤）や腹部外傷，ウイルス感染などが含まれる．

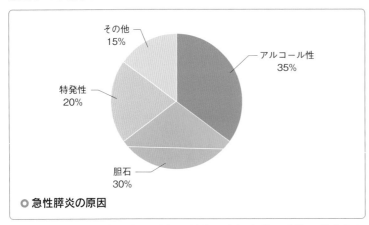

◉ **急性膵炎の原因**

症状 ▶ 上腹部痛，背部痛，悪心・嘔吐，腹部膨満，発熱，黄疸などがみられる．重症の場合は，血管透過性亢進による循環血液量減少（血管内脱水，ショック），腎障害，呼吸障害がみられる．

特徴的な所見 ▶ 皮膚内出血斑（カレン徴候：腹腔内出血を反映した臍周

囲の皮膚着色斑，グレイ・ターナー徴候：腹腔内出血により左側腹部が着色）．

検査 ▶ 血中または尿中の膵酵素（アミラーゼ，リパーゼなど）の上昇（ただし，その上昇の程度は重症度に比例しない），急性炎症反応（白血球上昇，CRP上昇），胸部X線検査（左側胸水貯留），腹部X線検査（イレウス所見：限局性腸管麻痺による臍周囲の左上腹部空腸ガス，麻痺のため大腸ガスが停滞して下行結腸にガスがない），腹部超音波（膵臓の腫大・低エコー），腹部CT・MRI（膵臓の腫大・内部の不均一化・膵周囲の浮腫・膿瘍および血腫形成）→ 膵炎の重症度分類に用いられる．

治療 ▶ 安静，絶飲食，大量輸液（循環不全の防止），膵酵素活性阻害薬の投与．重症膵炎では，抗菌薬（2次感染症予防），血液濾過透析（循環不全，腎不全，アシドーシスの補正），人工呼吸管理（血管外漏出による胸水貯留），膵局所動注療法（動脈内に留置したカテーテルから膵酵素活性阻害薬と抗菌薬を持続注入）などを行い，感染例では4週以降後に壊死物質除去術を行う．

b 慢性膵炎

病態 ▶ 長期にわたり膵臓に小さな炎症を繰り返すことで非可逆的な慢性変化（膵実質の破壊と不規則な線維化など）を生じ，膵臓の内分泌機能・外分泌機能の低下を伴う．代償期から移行期に至り，発症後10年で非代償期に至る．膵がんの発症リスクが高い．

原因 ▶ アルコール性は男性に多く，膵石や糖尿病を合併する．特発性や胆道疾患（胆石など）は女性に多い．脂質異常症や副甲状腺機能亢進症を伴うものもある．

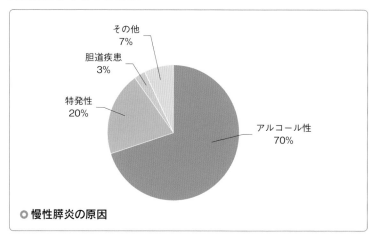

その他
7%

胆道疾患
3%

特発性
20%

アルコール性
70%

◉ **慢性膵炎の原因**

症状 ▶ 背部痛（40％が自覚），体重減少（20％），口渇・多尿，黄疸，脂肪便，イレウス，腹水，吐血・下血，胸水などが現れる．

治療▶

代償期の治療	生活指導（断酒，禁煙，脂肪制限食），薬物療法（NSAIDs，タンパク分解酵素阻害薬，胃酸分泌抑制薬，消化酵素補充）
非代償期の治療	糖尿病に対するインスリン療法，消化吸収不全に対する高力価の消化酵素薬
合併症に対する治療	膵石：膵管ステント，ESWL（体外衝撃波結石破砕術），手術 膵仮性嚢胞（すいかせいのうほう）：内視鏡下嚢胞ドレナージ術

c 自己免疫性膵炎

病態▶自己免疫学的機序による慢性進行性炎症性疾患である．膵腫大・膵管の狭細化を認め，膵臓にリンパ球や形質細胞が浸潤し線維化する．ときに膵がんとの鑑別が重要である．

症状▶上腹部痛，黄疸，糖尿病の悪化がみられる．

治療▶ステロイドが奏効する．

d 膵嚢胞性疾患

膵嚢胞性疾患の分類▶

非腫瘍性嚢胞（良性疾患）	膵仮性嚢胞（急性膵炎後，慢性膵炎に伴う）
	貯留嚢胞（末梢の膵管の閉塞により生じる．膵がんの間接所見のこともある）
	単純性嚢胞
腫瘍性嚢胞（悪性化リスクあり）	膵管内乳頭粘液性腫瘍（IPMN）
	粘液性嚢胞腫瘍（MCN）
	漿液性嚢胞腫瘍（SCN）
	膵神経内分泌腫瘍（P-NET）
	充実性偽乳頭状腫瘍（SPN）

検査▶CT検査，MRI/MRCP（MR胆管膵管撮影）検査，超音波内視鏡検査（EUS），内視鏡的逆行性胆管膵管造影検査（ERCP），陽電子放出断層撮影（FDG-PET）検査．

1 膵管内乳頭粘液性腫瘍（IPMN）

粘液を産生する腫瘍が膵管の中にできる疾患のこと．年間の発がん率は1%．約10年でがんになるといわれている．また，嚢胞と関係ない部位にも膵がんができやすいとされる．がんの早期発見のために定期的に経過をみる．

2 漿液性嚢胞腫瘍（SCN）

小嚢胞が集まったもの，大きな嚢胞がまじったもの，固形に見えるものなど，いろいろな形態をとる．

③　単純嚢胞

囊胞のうち，大きさが5mm以下の小さいものをいう．

④　貯留囊胞

膵管がタンパク栓や結石，腫瘍などにより，膵液が詰まってできた囊胞のこと．

⑤　粘液性囊胞腫瘍（MCN）

中年女性で膵尾部に発生しやすい悪性の囊胞である．隔壁が厚く，夏みかん様構造をとり，膵管との交通を認めない．破裂することもあるため，見つかれば手術となる．

e　膵がん

病態 ▶ 膵臓にできる悪性腫瘍で，多くは膵管細胞から発生する膵管がん（90〜95％）である．膵がんは年々増加している．病初期には症状がなく，スクリーニング方法が確立されていないため，早期診断が困難である．診断時には転移や主要血管（門脈，上腸間膜動脈，脾動脈，総肝動脈，腹腔動脈など）への浸潤が認められることが多く，根治的外科切除が実施できる割合は2割に満たない．すべてのがん腫のなかで，最も予後が悪い．

発生要因 ▶ 血縁者に膵がん，乳がんや卵巣がんの既往がある．糖尿病や慢性膵炎の既往，膵管内乳頭粘液性腫瘍（IPMN）が存在する．

症状 ▶ 早期は症状なし．進行すると，腹痛，食欲不振，腹部膨満感，黄疸，腰背部痛が現れる．そのほか，急な糖尿病の発症や悪化が膵がん発見のきっかけとなることもある．

検査 ▶ 腫瘍マーカー検査（CA19-9），腹部超音波検査・CT検査（主膵管の拡張，嚢胞），MR胆管膵管撮影（MRCP），超音波内視鏡（EUS）や超音波内視鏡下穿刺吸引生検（EUS-FNA），内視鏡的逆行性胆管膵管造影検査（ERCP），PET検査（進行がんでの転移を確認），EUS-FNAやERCPを使った膵液細胞診検査．

治療 ▶ 手術（膵頭十二指腸切除，膵体尾部切除，膵全摘術など），放射線治療，薬物療法，免疫療法，緩和ケアなどを行う．

8 内分泌・代謝疾患

　内分泌はホルモンを介して生体内における細胞間の情報伝達を行い，標的臓器へのホルモンの分泌は，ポジティブフィードバックによって調節される．内分泌疾患は，内分泌器官の炎症，変性，自己免疫疾患による破壊，腫瘍などにより，ホルモン分泌異常（過剰・低下）をきたす．

　代謝とは，生命維持のために行われる生体内での合成・化学反応であり，その細胞間のシグナル伝達形式には複数の伝達型がある．

❶ 細胞間のシグナル伝達形式

伝達型	細胞間のシグナル伝達形式
オートクリン型	細胞から伝達物質が放出され，同じ細胞の受容体に受け渡される
パラクリン型	細胞から伝達物質が放出され，隣の細胞の受容体に受け渡される
エンドクリン型	細胞から伝達物質が放出され，血流にのって運ばれて，少し離れた細胞の受容体に受け渡される
細胞接触型	隣り合った細胞同士が伝達物質を直接受け渡す
神経型	神経ニューロン端末から放出された伝達物質が，その先にある細胞の受容体に受け渡される

❷ ホルモンの種類

ペプチドホルモン	成長ホルモン，インスリンなど大部分のホルモン，サイトカイン
ステロイドホルモン	副腎皮質ホルモン，性腺ホルモン，ビタミンD_3など
アミノ酸誘導体	副腎髄質ホルモン（アドレナリン，ノルアドレナリン），甲状腺ホルモン
プロスタグランジン	プロスタグランジン（PG）D_2，PGE_1，PGE_2，PGI_2など

3 ホルモン調節

a 視床下部・下垂体前葉ホルモン

視床下部	下垂体	標的臓器（ホルモン）
GnRH	→ LH（黄体ホルモン）	→ 精巣（テストステロン） 卵巣（エストロゲン）
	→ FSH（卵胞刺激ホルモン）	
CRH	→ ACTH（副腎皮質刺激ホルモン）	→ 副腎（コルチゾール）
TRH	→ TSH（甲状腺刺激ホルモン）	→ 甲状腺（T_3, T_4）
	→ PRL（プロラクチン）	→ 乳腺
GRH	→ GH（成長ホルモン）	→ 肝臓（ソマトメジンC）

b 下垂体後葉ホルモン

Oxytocin（オキシトシン），AVP（バソプレシン）→ 低下すると尿崩症となる．

c 甲状腺ホルモン

T_3（トリヨードサイロニン），T_4（サイロキシン）．

d 副甲状腺ホルモン

PTH（パラソルモン）．

1 病 態

　内分泌・代謝疾患とは，ホルモン分泌の異常（増加または低下）や，ホルモンが作用する対象臓器の異常（ホルモン受容体やホルモン情報伝達の障害）により，ホルモン作用の異常に起因する疾患の総称である．下垂体，甲状腺，副甲状腺，副腎，性ホルモンの異常をきたす疾患のほか，内分泌疾患を疑う必要のある高血圧，糖尿病，肥満，脂質異常症，骨粗鬆症などの疾患もある．

2 主な検査

　血液検査・尿検査（分泌ホルモンの測定，負荷試験），画像診断（X線，CTまたはMRI，アイソトープを用いたシンチグラム）．

3 主な治療

欠乏症の治療 ▶ 薬物療法（ホルモン補充療法）．
過剰症の治療 ▶ 薬物療法（ホルモン合成阻害薬，拮抗薬），手術，放射線治療．

4　主な疾患

▶① 内分泌疾患

a 間脳・下垂体疾患

◎ 下垂体機能異常による主な疾患

下垂体ホルモン	分泌過剰	分泌低下
成長ホルモン（GH）	先端巨大症／巨人症	下垂体性小人症
プロラクチン（PRL）	高プロラクチン血症	乳汁分泌不全
甲状腺刺激ホルモン（TSH）	甲状腺機能亢進症	甲状腺機能低下症
副腎皮質刺激ホルモン（ACTH）	クッシング症候群	副腎皮質機能低下症
抗利尿ホルモン（ADH）	抗利尿ホルモン分泌異常症	尿崩症

■ GH産生腫瘍（先端巨大症／巨人症）

病態▶ 下垂体ホルモンの成長ホルモン産生過剰による疾患である．骨端線閉鎖前に発症すると巨人症，骨端線閉鎖後に発症すると先端巨大症と呼ばれる．

原因▶ GH産生腫瘍による分泌過剰．

症状▶ 腫瘍圧迫による症状（頭痛，視力低下・視野障害），GH分泌過剰による症状（眉弓部膨隆，鼻の肥大，巨大舌，口唇肥大，下顎突出，手・足の容積増大）がみられる．

■ PRL産生腫瘍（プロラクチノーマ）

病態▶ 下垂体ホルモンのプロラクチン産生過剰による疾患である．下垂体腫瘍としては最多である．

原因▶ PRL産生腫瘍による分泌過剰．

症状▶ 無月経，乳汁漏出，不妊（女性），インポテンツ（男性）．腫瘍が大きいと視神経[1]を圧迫して視野異常をきたす．

■ 下垂体ホルモン分泌不全

病態▶ GH＞LH/FSH＞TSH＞ACTH＞PRLの順に低下しやすい．

原因▶ 下垂体腫瘍，炎症，医原性もある．

治療▶ ACTH系，TSH系は生命維持に必要不可欠であり，不足している場合はホルモン補充療法を行う．

b 甲状腺疾患

　検査は血液生化学検査にて甲状腺ホルモン（TSH，FT_3[2]，FT_4[3]）を測定する．甲状腺腫大は甲状腺エコーにて精査する．治療は，ホルモン分泌が過剰な場合は抗甲状腺治療薬・外科治療・放射線治療を行い，不足している場合は甲状腺ホルモン補充療法を行う．

1 ・視神経：12対ある脳神経の一つ（第2脳神経）で，前頭部に位置して視覚をつかさどる．視神経が腫瘍や血管などによって圧迫されることにより，視力障害や視野障害が生じる．視神経の障害部位により，視野障害のパターンが異なる．視交叉部位に腫瘍ができると両耳側半盲をきたす．

2 ・FT_3（Free T_3）：遊離トリヨードサイロニン．

3 ・FT_4（Free T_4）：遊離サイロキシン．

1 甲状腺中毒症

病態 ▶ 甲状腺ホルモンが過剰な状態の疾患である.

原因 ▶ 原発性(自己免疫性,破壊性,ホルモン産生腫瘍)と,続発性(下垂体性,薬剤性など)がある.

症状 ▶ 甲状腺中毒症状(動悸,頻脈,発汗過多,暑がり,体重減少,下痢,手指振戦,精神症状など)が現れる.

2 バセドウ病(Graves病)

病態 ▶ 甲状腺ホルモンの産生・分泌亢進による疾患である.男女比1:4,30～50代に好発する自己免疫疾患の一つ.

原因 ▶ 甲状腺にあるTSH受容体に対する刺激性の自己抗体.

症状 ▶ 甲状腺中毒症状(動悸・息切れ,手指のふるえ,不眠,体重減少,多汗,疲れやすい,下痢),びまん性甲状腺腫大,眼球突出[4]などが現れる.ときに周期性四肢麻痺がみられる.

検査 ▶ 血液検査(甲状腺ホルモン,甲状腺刺激ホルモン,TSH受容体抗体),超音波検査などを行う.

治療 ▶ 薬物療法(抗甲状腺薬),放射性ヨウ素のカプセル摂取,手術(甲状腺摘出)などを行う.

3 破壊性甲状腺炎

病態 ▶ 一過性の甲状腺中毒症である.

	急性化膿性甲状腺炎	亜急性甲状腺炎	無痛性甲状腺炎
原因	細菌感染(先天性の下咽頭梨状窩から生じた内瘻を通じての感染が大半)	ウイルス感染	主に橋本病の経過中に生じる濾胞の崩壊

4 慢性甲状腺炎(橋本病)

病態 ▶ 自己免疫学的機序により甲状腺組織にリンパ球が浸潤し,甲状腺が破壊される.男女比1:32,中年女性に多い.原因は不明.

症状 ▶ びまん性に硬い甲状腺腫,寒がり,便秘,非圧痕性浮腫,気力低下,嗄声(しわがれ声),脱毛,徐脈などがみられる.

5 甲状腺がん

組織型 ▶ 高分化がん(乳頭がん,濾胞がん),低分化がん,未分化がん,悪性リンパ腫,髄様がんがある.

頻度 ▶ 90%は乳頭がん,4～8%は濾胞がん,2～3%は悪性リンパ腫,1.5～2%は未分化がん,1.5%は髄様がんである.

治療 ▶ 高分化がん,髄様がんは手術となる.低分化がんは手術+化学療法+放射線治療を行う.未分化がんと悪性リンパ腫は,化学療法+放射線治療を行う.

予後 ▶ 高分化がんは良好.未分化がんはきわめて不良.それ以外は,やや不良～不良.

4 • 眼球突出:眼の奥(眼窩)にできた腫瘍や炎症など,さまざまな原因により眼が飛び出した状態.甲状腺機能亢進症,副鼻腔炎が進行した場合,骨膜下血腫などによっても生じる.眼球突出とまぎらわしいが,強度近視(−6.0 D より強い屈折度数)では眼球そのものが大きくなってしまい,網膜剥離が起こりやすくなる.

c 副甲状腺疾患

　副甲状腺（上皮小体）は甲状腺の背面に左右2つずつ，計4腺ある．血中のカルシウムイオン（Ca^{2+}）濃度を感知し，副甲状腺ホルモン（PTH）を分泌する．PTHは主に腎臓と骨に作用し，カルシウム上昇，リン低下作用を発揮する．

1 原発性副甲状腺機能亢進症

病態 ▶PTH分泌亢進．

原因 ▶85％はPTH産生腫瘍，15％は過形成．

症状 ▶高カルシウム血症に伴う症状（多尿，多飲，脱水，高血圧，消化器症状），腎臓でのカルシウム再吸収を上回る高カルシウム血症持続 → 尿管結石（20％に合併），慢性的な骨カルシウム動員（骨密度低下，骨嚢胞性病変の形成）．

2 副甲状腺機能低下症

原因 ▶PTH分泌低下（特発性副甲状腺機能低下症，甲状腺術後・放射線治療後，低マグネシウム血症），PTH受容体異常（偽性副甲状腺機能低下症）．

症状 ▶低カルシウム血症に伴うテタニー（手足のけいれん）．

d 副腎疾患

　副腎皮質（アルドステロン，コルチゾール，アンドロゲン）や副腎髄質（アドレナリン，ノルアドレナリン）から産生されるホルモンの異常をきたす疾患である．

1 クッシング症候群

病態 ▶コルチゾール過剰分泌．

原因 ▶副腎性（コルチゾール産生腫瘍），下垂体性（ACTH産生腫瘍），異所性ACTH産生腫瘍，医原性（副腎皮質ホルモン薬）がある．

特徴 ▶満月様顔貌，バッファロー様肩，薄い皮膚，中心性肥満（細い四肢），腹部に赤色の線状の皮膚萎縮（皮膚伸展線条）．

症状 ▶高血圧，多毛，精神症状，筋力低下，骨粗鬆症，圧迫骨折，無月経，尿路結石，二次性糖尿病，易感染性などがみられる．

治療 ▶腫瘍は手術による腫瘍摘除．医原性クッシング症候群に多い薬剤性では薬剤を中止する．

2 原発性アルドステロン症

病態 ▶副腎からのアルドステロン過剰分泌．

原因 ▶アルドステロン産生腺腫，左右両側副腎過形成，特発性アルドステロン症．

症状 ▶二次性高血圧（高血圧患者の10％），発作性の筋力低下，低カリウム血症などがみられる．

検査 ▶血漿アルドステロン値と血漿レニン活性，副腎静脈サンプリ

ング（原発性アルドステロン症の部位診断を行う）．

治療▶片側性のアルドステロン産生腺腫であれば手術により根治する．左右両側副腎過形成では抗アルドステロン拮抗薬を投与する．

❸ 褐色細胞腫

病態▶カテコールアミン産生腫瘍からの副腎髄質ホルモン分泌過剰．10％は悪性，10％は両側性，10％は節外性，10％は家族性，10％は小児期発症（10％病）．

原因▶（大きめの）カテコールアミン産生腫瘍．

症状▶5H（高血圧，高血糖，代謝亢進，発汗過多，頭痛），手指振戦，動悸，体重減少，神経過敏などが現れる．

❹ アジソン病

病態▶副腎皮質ホルモン分泌不全．

原因▶多くは自己免疫学的機序による副腎皮質の破壊による．

症状▶全身倦怠感，低血圧，低血糖，皮膚色素沈着（コルチゾール分泌低下によりACTH分泌亢進からメラニン産生細胞を刺激）．

治療▶副腎皮質ホルモン（主にコルチゾール）の補充．

❺ 多発性内分泌腫瘍症（MEN）

病態▶複数の内分泌腺に，特定の組み合わせで腫瘍や過形成が生じる症候群のこと．

原因▶常染色体優性遺伝により発症する家族性腫瘍症候群．

分類▶

MEN1	副甲状腺機能亢進症	下垂体腫瘍	膵内分泌腫瘍
MEN2A		甲状腺髄様がん	副腎褐色細胞腫
MEN2B	神経腫		

❻ 神経内分泌腫瘍（NET）

病態▶ホルモンやペプチドを分泌する神経内分泌細胞に由来する，まれな腫瘍である．消化器に発生するものが約60％，肺や気管支に発生するものが約30％を占める．消化器のなかでは，直腸に発生するものが多い．ほかの悪性腫瘍と比べて比較的おとなしい腫瘍とされるが，遠隔転移を有するものも少なくない．

検査▶血液検査（空腹時採血），CT検査，内視鏡的超音波断層検査（EUS），MRIなどの画像診断．病理組織診断．

治療▶手術（完全切除，減量切除），薬物療法（分子標的薬，ソマトスタチンアナログ，抗がん剤，対症療法薬），局所療法（肝臓に転移がある場合，TAE/TACE）．

疾患名	分泌臓器	過剰ホルモン	症 状
インスリノーマ	膵臓ランゲルハンス島β細胞	インスリン	低血糖発作（めまい，空腹感，手足のふるえ）
ガストリノーマ	十二指腸・膵臓	ガストリン	難治性消化性潰瘍，慢性水溶性下痢（Zollinger-Ellison症候群）
グルカゴノーマ	膵臓ランゲルハンス島α細胞	グルカゴン	高血糖，壊死性遊走性紅斑，貧血，体重減少
ソマトスタチノーマ	膵臓・十二指腸	ソマトスタチン	耐糖能異常，胆石，脂肪便
VIPオーマ	腸管	血管作動性腸管ポリペプチド（VIP）	大量の水溶性下痢，低カリウム血症（手足のだるさ，こわばり，脱力感，筋肉痛，呼吸困難など），無胃酸症

╋❷ 代謝性疾患

　糖代謝異常（糖尿病），脂質代謝異常（脂質異常症，家族性高コレステロール血症），核酸代謝異常（高尿酸血症・痛風），骨代謝異常（骨粗鬆症，くる病・骨軟化症），その他の代謝異常（ポルフィリン症，ヘモクロマトーシス，アミロイドーシスなど）がある．

ⓐ 糖代謝異常

　血糖値低下作用のあるインスリンの作用が，絶対的もしくは相対的に不足して引き起こされる糖質代謝を主とする種々の代謝異常を満たす症候群である．β細胞の破壊により絶対的なインスリン欠乏に陥る1型糖尿病（自己免疫性，特発性），2型糖尿病，その他の疾患による二次性糖尿病，妊娠糖尿病がある．

糖尿病に共通する症状 ▶とくになし．高血糖が著明になると，口渇，多飲，多尿，体重減少がみられる．血糖の上昇により浸透圧利尿から脱水となり，ケトーシスやケトアシドーシスから昏睡や死に至ることもある．

糖尿病の合併症 ▶

急性	糖尿病性ケトアシドーシス，高血糖高浸透圧症候群，乳酸アシドーシス
慢性	網膜症，腎症，神経障害，虚血性心疾患，脳血管疾患，閉塞性動脈硬化症，糖尿病性足病変（下肢の感染症，潰瘍，壊疽など），白内障・緑内障，感染症，皮膚合併症，歯周病，高血圧，脂質異常症，脂肪肝・胆石，骨病変（骨粗鬆症，骨軟化症），手の病変（手根管症候群，デュピュイトラン拘縮），精神疾患（うつ病，認知症），悪性腫瘍（肝がん，膵がん，大腸がんなど）

１ 2型糖尿病

病態 ▶遺伝的素因によるインスリン分泌能低下に，環境的素因としての生活習慣の悪化（肥満，過食，高脂肪食，運動不足，ストレス）に伴うインスリン抵抗性が加わり，インスリンが相対的不足に陥った

場合に発症する．生活習慣病の一つであり，成人発症が多い．

原因▶インスリン分泌低下，インスリン抵抗性によるインスリンの相対的不足．遺伝的な素因がある．

合併症▶神経障害，血行障害，免疫力低下，糖尿病性腎症，糖尿病性網膜症，糖尿病性足病変（潰瘍，壊疽，感染，足白癬・爪白癬，乾皮症など）．脳血管疾患，虚血性心疾患，心不全，閉塞性動脈硬化症など，重篤な疾患を合併しやすい．悪性腫瘍の発生リスクも高まる．

治療▶生活指導，薬物療法（経口糖尿病治療薬，インスリン注射薬，GLP-1受容体作動薬）．

分　類	経口糖尿病治療薬	機　序
インスリン抵抗性改善	ビグアナイド薬	肝臓での糖新生の抑制
	チアゾリジン薬	骨格筋・肝臓でのインスリン感受性の改善
インスリン分泌促進	スルホニル尿素薬（SU薬）	インスリン分泌の促進
	速効型インスリン分泌促進薬：グリニド薬	より速やかなインスリン分泌の促進・食後高血糖の改善
	DPP-4阻害薬	血糖依存性のインスリン分泌促進とグルカゴン分泌抑制
糖吸収・排泄調節	α-グルコシダーゼ阻害薬（α-GI）	炭水化物の吸収遅延・食後高血糖の改善
	SGLT2阻害薬	腎での再吸収阻害による尿中ブドウ糖排泄促進

② 1型糖尿病

病態▶主に自己免疫学的機序により，インスリンを分泌する膵β細胞が破壊され，インスリンが出なくなる．糖尿病全体の約5％とされ，若年者（小児）に多いが，成人にも発症することがある．

分類▶劇症1型糖尿病，急性発症1型糖尿病，緩徐進行1型糖尿病（SPIDDM）がある．

原因▶90％は自己免疫性，10％が原因不明とされる．自己免疫性は，ウイルス感染との関連が示唆されており，生活習慣とは無関係である．

検査▶血液検査にて自己抗体陽性を認める．抗GAD抗体，抗IA-2抗体，抗インスリン抗体などを調べる．

治療▶インスリン療法（皮下注射，インスリン・ポンプ）．食後過血糖にはα-グルコシダーゼ阻害薬を投与する．

③ 妊娠糖尿病

病態▶妊娠中に初めて指摘された糖代謝異常のことをいう．12％の妊婦に妊娠糖尿病があり，糖尿病合併妊娠を加えると，約15％の妊婦が耐糖能異常となる．

原因▶妊娠に伴う胎盤でのインスリン分解や，アディポネクチン低下に伴うインスリン抵抗性．過食・肥満・運動不足などの生活習慣がリスクとなる．糖尿病の家族歴がある場合に起こりやすい．

治療▶厳格かつバランスの取れた食事療法，強化インスリン療法．経口血糖降下薬は妊婦に使用できない．

4 ステロイド糖尿病

病態▶内服，外用，吸入，注射などのステロイド投与によって発症する．ステロイドの投与量が多く，投与期間が長いこと，高齢者，糖尿病の家族歴あり，肥満がリスク因子となる．

原因▶インスリン抵抗性，肝臓からの糖放出亢進，筋や脂肪組織における糖取り込み抑制・異化亢進．

治療▶可能であればステロイドを中止．インスリン療法を行う．

b 脂質異常症

病態▶血中の脂質が過多（LDLコレステロール，中性脂肪）あるいは少なすぎる（HDLコレステロール）疾患である．

原因▶過食，肥満，飲酒，薬剤，遺伝などによる．

症状▶自覚症状はなし．LDLコレステロール高値は，狭心症・心筋梗塞，脳梗塞のリスク，中性脂肪の異常高値は急性膵炎のリスクである．

検査▶血液生化学検査（LDLコレステロール，HDLコレステロール，中性脂肪）．

治療▶食事指導（動物性油脂，卵黄，乳脂肪の摂取を減らす），スタチンなどの脂質異常症治療薬を投与する．

1 家族性高コレステロール血症

病態▶先天的にLDL受容体やその働きに関わる遺伝子に異常があり，LDLコレステロール値が異常高値となる疾患である．小児期〜若年に発症する心筋梗塞の原因となる．

分類▶家族性高コレステロール血症ホモ接合体（血清総コレステロール値 450mg/dL以上），家族性高コレステロール血症ヘテロ接合体（15歳以上未治療時のLDLコレステロール 180mg/dL以上）に分けられる．

症状▶腱黄色腫（手背，肘，膝などの腱黄色腫あるいはアキレス腱肥厚），皮膚結節性黄色腫がみられる．

治療▶血漿交換，PCSK-9注射薬，スタチンの投与．

2 高尿酸血症・痛風

病態▶血中の尿酸が高値になる疾患である．合併症として，痛風<ruby>痛風<rt>つうふう</rt></ruby>関節炎，痛風結節，痛風腎，尿路結石，腎障害をきたす．痛風は第1中足趾関節，足関節などに好発する．

原因▶過食，肥満，飲酒，遺伝などによる．

症状 ▶ 尿酸高値のみでは症状なし．痛風（関節内に析出した尿酸炎による関節炎）では，強い痛みを伴う腫脹とそれによる歩行障害が現れる．繰り返すと関節破壊や変形をきたす．

検査 ▶ 血液生化学検査（尿酸値），痛風発症部位のX線検査（骨破壊像，結節の骨への沈着による抜き打ち像）．

治療 ▶ プリン体（肉，魚介類，内臓，ビール，豆類などに多く含まれる）摂取制限，節酒，減量，水分摂取などの食事指導．高尿酸血症治療薬の投与．

3 肥満・メタボリックシンドローム

病態 ▶ 内臓脂肪蓄積によりインスリン抵抗性をきたし，動脈硬化性疾患のリスクとなる．

原因 ▶ 肥満（過食，運動不足）．

症状 ▶ とくになし．高度肥満では，労作時息ぎれや関節痛がみられる．

検査 ▶ 腹囲測定，血圧測定，血液生化学検査（血糖値，中性脂肪，HDLコレステロール）．

治療 ▶ 減量，生活習慣病の生活指導．改善しなければ必要に応じて薬物療法を行う．

4 先天性代謝異常

　生まれつき特定の酵素に異常があって起こる．多くは新生児期に発見され，治療用のミルクなどで食事療法を続ければ健康な生活を送ることができる．新生児の先天性代謝異常など（先天性代謝異常5疾患と先天性甲状腺機能低下症，先天性副腎過形成症）を見つけるための新生児マス・スクリーニングは公費で実施される．

分 類	代表的な疾患名
アミノ酸代謝異常症	フェニルケトン尿症，メープルシロップ尿症，ホモシスチン尿症
有機酸代謝異常症	メチルマロン酸血症，プロピオン酸血症
脂肪酸代謝異常症	中鎖アシルCoA脱水素酵素欠損症，極長鎖アシルCoA脱水素酵素欠損症
糖代謝異常症	ガラクトース血症

❸ 栄養障害

　不適切な栄養素摂取状態は，肥満・代謝異常，栄養障害，疾患の悪化につながる．

a 栄養状態の評価

　身体計測から，貯蔵脂肪量や栄養状態を推測する．

1 体格指数（BMI）

$$BMI = 体重（kg）/ 身長（m）^2$$

＊標準体重＝身長（m）^{2}×22

（BMI 22が最も疾病の発症率が少ないと考えられている）

低体重（BMI 18.5未満）＜ 普通体重（BMI 22）＜ 肥満（BMI 25以上）

2 標準体重比

$$標準体重比（\%）＝実測体重／標準体重×100$$

栄養障害 ▶軽度（80〜89%），中等度（70〜79%），高度（69%以下）．

3 臍周囲径

内臓型肥満 ▶男性85cm以上，女性90cm以上．

＊腹部断面において内臓脂肪面積 100cm^{2}以上の内臓脂肪蓄積に相当．

4 周囲長・皮下脂肪厚

　体脂肪量や除脂肪量を推測する．皮下脂肪厚はつまんでキャリパー（皮脂厚計）で測定．

　下腿周囲長（CC），上腕周囲長（AC），上腕三頭筋皮下脂肪厚（TSF），上腕筋囲長（AMC＝AC − π×TSF），上腕筋面積（AMA＝AMC^2/4 π）など．

b 栄養管理

1 体重変化率

$$体重変化率（\%）＝（平常体重−実測体重）／平常体重×100$$

有意な体重減少 ▶10%以上/6ヵ月，5%以上/1ヵ月，2%以上/1週間．

2 臨床検査による栄養評価

　半減期の長いアルブミンなどの評価項目は，急性期の評価として使いにくい．動的栄養指標としては，血中半減期の短いRapid Turnover protein（RTP）[5]を測定し，短期間での栄養状態の評価に用いる．

❶ 血清タンパク質

血清タンパク質		半減期（日）
アルブミン		21
RTP	トランスフェリン（Tf）	7
	トランスサイレチン（TTR）またはプレアルブミン（PA）	1.9
	レチノール結合タンパク（RBP）	0.5

❷ 血算

　ヘモグロビン（Hb）．

5 • Rapid Turnover protein（RTP）：レチノール結合タンパク，トランスサイレチン，トランスフェリンは血中半減期が短く代謝も早いので，短期間の栄養状態の変化を鋭敏に反映する動的栄養指標として用いられる．

❸ 免疫能

総リンパ球数.

❹ 脂 質

総コレステロール.

❺ 窒素バランス

窒素バランス（尿検査）から体内のタンパク質の同化・異化状態を推測する.

> 窒素バランス（g/日）＝タンパク摂取量（g/日）/6.25 −［尿中尿素窒素（g/dL）× 1 日尿量（dL）＋ 4（糞便, 皮膚などからの損失推定量）］

3 摂取栄養量の推定

❶ 日本食品標準成分表（食品成分表）

調査した食事内容から摂取栄養量を推定する. エネルギー, タンパク質, 脂質, 炭水化物, 無機質（ミネラル）やビタミン, 食物繊維[6], 食塩相当量などが調べられる.

❷ 食品交換表

エネルギーを手早く計算したいときには食品交換表が便利である. 主に含まれる栄養素別に食品が6つに分類されている. 分類ごとに1単位（80kcal）あたりの食品重量が掲載されている.

栄養素	エネルギー（kcal/g）
炭水化物	4
たんぱく質	4
脂 質	9
アルコール	7

4 エネルギー必要量と食事摂取基準

❶ エネルギー必要量

目標とするBMIを保つことができる必要なエネルギー量のこと.

目標とするBMIは年齢によって異なる.

年齢（歳）	目標とするBMI（kg/m^2）
18〜49	18.5〜24.9
50〜64	20.0〜24.9
65以上	21.5〜24.9

推定エネルギー必要量は, 年齢・身体活動レベル（Ⅰ〜Ⅲ）・性別によって異なる.

❷ たんぱく質と脂肪の摂取基準

たんぱく質と脂質の摂取基準（18歳以上）	男 性	女 性
たんぱく質（推奨量）g/日	65	50
脂肪エネルギー比（目標量）%エネルギー	20〜30	

6 •食物繊維：消化・吸収されずに, 小腸を通って大腸まで達する食品成分. 大腸内の環境を改善して腸内細菌を増やすことで便秘を予防するなどの整腸効果だけではなく, 急激な血糖値上昇の抑制, 血中のコレステロール値低下などの多くの生理機能をもつ.

❸ 脂質の種類

飽和脂肪酸		酪酸（乳製品） パルミチン酸（パーム油）
不飽和脂肪酸	一価不飽和脂肪酸	オレイン酸（オリーブ油）
	n-3系多価不飽和脂肪酸	α-リノレン酸（亜麻仁油，シソ油） EPA，DHA（青魚）
	n-6系多価不飽和脂肪酸	リノール酸（大豆油，コーン油，サフラワー油） アラキドン酸（肉，卵，魚，肝油）

　マーガリン，ショートニングに含まれるトランス脂肪酸（トランス型の二重結合が1つ以上ある不飽和脂肪酸）の摂取過多に注意する．

❹ 食塩摂取の目標量

生活習慣病のリスク予防 ▶ 男性7.5g/日未満，女性6.5g/日未満．

高血圧治療 ▶ 6g/日未満．

推定平均必要量 ▶ 1.5g/日とされる．

ナトリウム量表示からの食塩相当量への換算 ▶

食塩相当量（g）＝ナトリウム（g）×2.54

5 栄養指導

1	食事療法の必要性の説明と理解度の確認	患者の受け止め
2	食事療法による目標と指示栄養量の設定	肥満の有無，高血圧や糖尿病などの疾患の有無など
3	食物の摂取状況や食生活に関連する環境の把握	食事時間，飲酒，間食，調理担当者など
4	望ましい食事量と食べ方の提示	食品構成の目安，献立例など
5	問題点の抽出	上記3と4の比較
6	問題点の改善方法とその実施方法の立案	何を，いつまでに，どのように実行するのか話し合う
7	実施と評価	食事記録や身体計測値・血液データ，患者からの情報などから改善度・実行度を評価

❶ 栄養の吸収

十二指腸空腸上部	カルシウム，マグネシウム，鉄，ブドウ糖，キシロース
上部小腸	水溶性ビタミン：ビタミンB_1，B_2，B_6，葉酸，ビタミンC
中部小腸	脂肪，タンパク質，脂溶性ビタミン：ビタミンA，D，E，K
回腸	胆汁酸，ビタミンB_{12}

❷ 栄養障害による主な疾患

ビタミン欠乏症 ▶ ビタミンを含む食品の摂取不足・吸収障害・必要量の増加などで起こる症状のこと.

不足ビタミン	代表的な疾患
ビタミンA	夜盲症
ビタミンB₁	脚気（末梢神経障害, 心不全）, ウェルニッケ脳症
ビタミンB₁₂, 葉酸	胃切除後の貧血
ビタミンC	壊血病
ビタミンD	くる病, 骨軟化症

亜鉛欠乏 ▶ 代表的必須微量元素の亜鉛が欠乏すると, 味覚異常, 皮膚炎, 脱毛, 貧血, 口内炎, 男性性機能異常, 易感染性, 骨粗鬆症などが発症する. 小児では発育障害をきたす.

サルコペニア ▶ 加齢に伴って生じる骨格筋量と骨格筋力の低下により, 身体機能が低下した状態. 生活の質の低下や転倒・転落のリスクになり, 高齢者の活動能力の低下や寝たきりの原因となる. ロコモティブシンドロームの構成要素の一つである. 低栄養やサルコペニアを認める状態では, リハビリテーションを行っても活動の回復が十分ではなく, 自宅退院や社会参加が難しくなることから, 予防が大切である.

腎臓は老廃物の体外への排泄，血圧の調節，水・電解質の調節をつかさどる．腎臓は濾過装置である糸球体に目詰まりや破壊が起きると尿毒症から腎不全状態となる．腎臓でつくられた尿は尿管を通って膀胱へと送られ，尿道を通って体外に排泄される．

❶ 尿の働き

タンパク質の分解に伴うCO_2と水，窒素を体外に排泄する．窒素は尿素(窒素)や尿酸として尿中に溶けて排泄される．尿酸は濃度上昇や酸性環境下では，関節などに析出する(痛風)．

❷ 腎臓の働き

	腎臓の働き	慢性腎不全で起こること	異常の出る検査
血 管	血圧の調節	血圧上昇(高血圧)	血圧測定
糸球体	老廃物の除去	老廃物がたまる(尿毒症)	血液検査(BUN, Cr, eGFR, など)
尿細管	水分量の調節	多尿，むくみ	尿浸透圧，胸部X線の心胸郭比(拡大)
	電解質(ミネラル)の調節	高カリウム血症など	血清Na, K, Cl, Ca, P, など
	血液の酸性・アルカリ性の調節	代謝性アシドーシス	血液ガス分析
間 質	ビタミンD活性化	腎性骨異栄養症	ビタミンD, 副甲状腺ホルモン, 骨X線
	エリスロポエチン産生	腎性貧血	血算，エリスロポエチン

❸ 男性生殖器

精巣，精巣上体，精管，精嚢，前立腺，陰茎からなる．

1　病　態

腎臓・泌尿器・生殖器系の疾患には多くの種類があり，それぞれ

症状や経過，治療方法が異なる．また，疾患を扱う診療科も病気の種類によって異なるため，注意が必要である．たとえば，腎臓病のうち，腎炎やネフローゼ症候群，慢性腎不全などの腎臓内科や小児科で扱う病気と，腎がんや腎結石など泌尿器科で扱うものとに分けられるが，囊胞腎や腎盂腎炎など両方の科にまたがる疾患もある．どの種類の病気なのかは検査によって原因を突き止める必要があるため，ひとくちに腎臓病といっても全く性質の異なる病気があることを理解する必要がある．

2 主な検査

❶ 尿検査

一般尿検査，尿沈渣，尿細胞診．

❷ 血液検査

血清クレアチニン，推算糸球体濾過量（eGFR）．

❸ 画像検査

腎臓・尿管・膀胱の超音波検査，CT，MRI，核医学検査．

❹ 腎生検

光学顕微鏡（HE染色，PAS染色，PAM染色，マッソン染色），蛍光抗体法，電子顕微鏡．

3 腎代替療法

十分ではなくなった腎臓の機能を肩代わりする方法のことをいう．血液透析，腹膜透析，腎移植の3つがある．日本では，ほとんどが血液透析である．

❶ 血液透析

拡散と限外濾過によって腎臓の代わりをする（p.62参照）．

❷ 腹膜透析

腹膜を介して拡散と浸透圧で腎臓の代わりをする（p.63参照）．

⊦❸ 腎移植

　献腎移植と生体腎移植の2つがある．一般的には透析療法よりもQOLが高いとされるが，提供者（ドナー）不足のため，透析療法をしながら待機することが多い．免疫抑制薬で拒絶反応抑制を継続することが必要である．生体腎移植のほうが生着率はよい．日本では生体腎移植が多い．

献腎移植	脳死後または心停止後の方で生前に書面で本人の臓器提供の意思がある場合，もしくはご家族の承諾がある方からの臓器提供．血液型，提供施設と移植施設の所在地，HLA型，待機期間などが考慮されて，レシピエントが選ばれる．
生体腎移植	親族（6親等以内の血族，配偶者，3親等以内の姻族）からの臓器提供．心身ともに健康な成人であり，意思表示がしっかりできる人で，自発的に腎臓の提供を申し出ていること．2つの腎臓が機能しており，腎臓の働きが良好であること，全身性の活動性感染症や悪性腫瘍などに罹患していないことなどが条件となる．

4　主な疾患

　さまざまな疾患により腎臓の機能が低下すると腎不全と呼ぶ．早く悪化すると，急性腎不全／急性腎障害，ゆるやかに悪化すると慢性腎不全／慢性腎臓病と呼ぶ．

血尿をきたす疾患 ▶

尿路における障害	膀胱炎，尿路結石，悪性腫瘍，など．
ナットクラッカー現象	左腎静脈が，腹部大動脈と上腸間膜動脈にはさまれることで生じる灌流障害により左腎内圧が上昇して，血尿の原因になる状態．
遊走腎	腎臓の周りの脂肪が少ないため，腎臓が固定せずに尿管に傷がついて血尿が出る．やせた人に起こりやすい．

タンパク尿＋血尿をきたす疾患 ▶

急性腎炎症候群	タンパク尿，血尿，乏尿，高血圧，浮腫などが急激（数日）に出現し，一過性の腎機能障害を伴う．
急速進行性腎炎症候群	タンパク尿と血尿があり，急速な経過（週〜月単位）で腎機能の悪化をみる．
ネフローゼ症候群	1日尿タンパク 3.5g以上＋低タンパク血症（血清総タンパク6.0g/dL以下または血清アルブミン 3.0g/dL以下）．1日尿タンパク 3.5g以上で低タンパク血症がない場合は「ネフローゼレベルの尿タンパク」という．
慢性腎炎症候群	タンパク尿・血尿に加えて腎機能障害があり，徐々に進行するもの．タンパク尿の程度は軽度．
無症候性血尿・タンパク尿	タンパク尿・血尿のみがみられ，高血圧・腎機能障害などを認めないもの．

1 腎炎

タンパク尿や変形赤血球，赤血球円柱を伴う血尿を認める場合には，腎炎を疑う．急速進行性腎炎症候群やネフローゼ症候群は注意が必要な病態である．

a ネフローゼ症候群

糸球体上皮細胞の障害によるアルブミン漏出から低アルブミン血症をきたすことにより，浮腫，低血圧，高コレステロール血症，血栓症をきたす．レニン・アンジオテンシン・アルドステロン系と抗利尿ホルモン（ADH）分泌亢進により，尿細管でのナトリウムと水の再吸収が亢進して体液量が増加する．治療はステロイドを投与する．

b IgA腎症

日本で最も多い腎炎である．腎糸球体血管内皮細胞の障害により，血尿を伴う急激な腎機能障害を生じる．顕微鏡的血尿，軽度から中等度のタンパク尿で発症することが多い．

c 尿細管間質性腎炎

薬剤性が多い．とくにβラクタム系抗菌薬と非ステロイド性抗炎症薬（NSAIDs）が原因となることが多い．尿中β_2ミクログロブリン，尿中NAGなどが高値となる．尿中好酸球が出現することもある．

2 急性腎不全 / 急性腎障害

数時間～数日の経過で腎機能の急激な低下をきたし，体液の恒常性の維持が困難になった状態のこと．より早期に治療介入できると，慢性腎臓病への進行を防ぎ，生命予後の改善が期待できる．

腎前性，腎性，腎後性の3つに分けて原因を考える．

a 腎前性

脱水などの結果で起こる腎血流低下による．乏尿を認めるが，糸球体・尿細管機能はほぼ正常である．

b 腎性

糸球体の障害か尿細管・間質の障害による．多くは急性間質性腎炎である．尿沈渣では糸球体血尿（変形赤血球，赤血球円柱）を認める．尿中ナトリウム再吸収能が低下する．

c 腎後性

両側水腎症による．超音波検査にて腎盂の著明な拡張を認める．

3 慢性腎不全 / 慢性腎臓病（CKD）

慢性腎臓病はありふれた疾患である．腎機能が不全に陥ることでさまざまな症状をきたす．タンパク尿の程度によって，CKDの重症度が決まる．もともとの原疾患（糖尿病，高血圧，腎炎，多発性嚢胞腎

など)にかかわらず，明らかな腎障害とGFRの低下が3ヵ月以上続いた場合をCKDと呼ぶ．

◎ CKDの定義

①尿異常，画像診断，血液，病理で腎障害が明らか．とくに0.15g/gCr以上のタンパク尿
②GFR ＜ 60 mL/分/1.73m²
①，②のいずれか，または両方が3ヵ月以上持続する

CKD分類 ▶CKDの重症度分類は3つのタンパク尿区分(A1 〜 A3)と，6つのGFR区分(G1，G2，G3a，G3b，G4，G5)に分類される．CKD G5は末期腎不全と呼ばれ，透析が必要となる．

ⓐ 慢性腎不全の病期と症状

CKDステージ	GFR区分(mL/分/1.73m²)		病期：症状
G1	正常または高値	90以上	
G2	正常または軽度低下	60〜89	腎予備力減少期：無症状
G3a	軽度〜中等度低下	45〜59	腎機能障害期：夜間尿，貧血(軽度)，高血圧(軽度)
G3b	中等度〜高度低下	30〜44	
G4	高度低下	15〜29	腎機能不全期：倦怠感，貧血(中等度)，高血圧(中等度)
G5	末期腎不全	15未満	尿毒症期：尿毒症症状(頭痛，吐き気，めまい，味覚異常，眼底出血，疲れやすさ)，貧血(高度)，高血圧(高度)，浮腫，肺水腫

ⓑ CKD発症および腎障害進行の危険因子

生活習慣病	高血圧，耐糖能異常/糖尿病，肥満，メタボリックシンドローム，脂質異常症，喫煙
全身疾患	膠原病，全身性感染症
尿路における障害	尿路結石，尿路感染症，前立腺肥大
既往歴そのほか	過去の尿所見異常・腎機能異常，急性腎不全の既往，CKDの家族歴，腎の形態異常・片腎・萎縮腎，常用薬(とくにNSAIDs)

┣④ 腎尿路系結石

病態 ▶腎，尿管，膀胱，尿道に結石が形成される疾患．結石の存在部位により，腎結石，尿管結石，膀胱結石，尿道結石と呼ばれる．
原因 ▶食生活などの生活習慣，肥満が原因となる．結石の成分(シュウ酸カルシウム結石，リン酸カルシウム結石，尿酸結石，シスチン結石など)によって原因は異なる．内分泌疾患が原因となることもある．

症状▶背中の激しい痛み，血尿が現れる．詰まった尿に感染が起こると高熱が出る．結石の治療を行わないと腎機能が低下して水腎症となり，腎機能は廃絶することもある．

治療▶小さな結石は，飲水や薬物療法を行う．排石しない場合は，体外衝撃波結石破砕術，経尿道的破砕術，経皮的破砕術などの手術療法を行う．再発率が高いため，再発予防が必要である．

├⑤ 尿路感染症

病態▶尿路に細菌が住み着き，増殖して炎症を起こす．急性と慢性がある．感染症の発生部位により，膀胱炎と腎盂腎炎に分類する．細菌は尿道の出口から侵入し，膀胱内で増殖して膀胱炎を起こす．膀胱の細菌が尿管を上行性に移動し，腎盂に達して増殖すると腎盂腎炎を起こす．尿路に結石やがんがあるときに起こる尿路感染症は複雑性尿路感染症と呼ばれ，再発しやすい．尿路に結石やがんなどの病気がないときに起こる尿路感染症を，単純性尿路感染症と呼ぶ．

原因▶単純性尿路感染症の80％は大腸菌，20％は尿の出口付近の常在細菌によって起こる．

症状▶膀胱炎では，排尿痛，残尿感，頻尿，尿混濁（白血球が多数存在するため）．腎盂腎炎では腎臓のある部位（左右の背中）に一致する痛み，38℃以上の発熱．炎症が強いと血尿がみられる．

検査▶一般尿検査，尿細菌検査，尿培養検査．

治療▶抗菌薬を投与．腎盂腎炎で症状が強い場合は，入院のうえ，点滴で抗菌薬を投与する．

├⑥ 神経因性膀胱

病態▶膀胱支配神経の障害によって，蓄尿や排尿の障害をきたした状態．難治性の膀胱炎や腎機能不全を合併しやすい．

原因▶

中枢性排尿障害		脳血管障害，認知症，パーキンソン症候群，特発性正常圧水頭症
脊髄性排尿障害	仙髄より上位の脊髄病変	外傷性脊髄損傷，多発性硬化症，頸髄症，脊髄腫瘍，脊髄梗塞
	仙髄病変	二分脊椎症，腰部脊柱管狭窄症，腰椎椎間板ヘルニア
末梢神経障害		糖尿病による神経障害，骨盤内腫瘍の術後（直腸がん，子宮がん），馬尾腫瘍

症状▶排出障害（尿がうまく出せない），蓄尿障害（尿漏れ）．

検査▶排尿日誌（2〜3日分），尿検査，膀胱内圧測定，超音波検査，

尿流量検査，残尿測定検査．

治療 ▶排出障害には薬物療法，自己導尿，尿道カテーテル留置など
を行う．蓄尿障害には薬物療法を行う．

┠❼ 過活動膀胱

病態 ▶蓄尿が不十分となり，頻尿や尿漏れを引き起こす．

頻度 ▶40歳以上の日本人男女14.1%（1,000万人以上）．

関与する因子 ▶高齢者，高血圧（女性），前立腺肥大（男性）．

症状 ▶尿意切迫感，頻尿，夜間頻尿，切迫性尿失禁[1]．

治療 ▶薬物療法（抗コリン薬，フラボキサート）．

1・切迫性尿失禁：急に排尿し
たくなり，トイレまで我慢で
きずに尿が漏れてしまうこと．

┠❽ 前立腺肥大

病態 ▶前立腺の内側で尿道を取り巻く内腺（移行領域）が増殖する良
性疾患である．尿道や膀胱を圧迫して排尿障害を起こす．高齢男性
に多い．前立腺がんが原因で前立腺肥大を発症することはあるが，
前立腺肥大が進行し，悪性化して前立腺がんになることはない．

原因 ▶加齢に伴って男性ホルモンの働きに変化が生じ，性ホルモン
全体のバランスが変わることが主な原因と考えられている．肥満や
喫煙との関連も示唆されている．

症状 ▶尿が出にくい，尿の切れが悪い，排尿後すっきりしない，夜
間にトイレの回数が多い，残尿感，突然に強い尿意に襲われる（尿意
切迫感），尿漏れ（切迫性尿失禁）．

検査 ▶国際前立腺症状スコア（IPSS）質問リストによる排尿障害の程
度を確認．腹部超音波検査，血液検査，尿検査，直腸指診，尿流量
検査，尿路造影検査，尿道膀胱鏡検査．

治療 ▶薬物療法（α_1遮断薬，ホスホジエステラーゼ5阻害薬，抗男性ホ
ルモン薬，漢方薬・植物製剤），手術（開腹手術，内視鏡下切除），内視
鏡とレーザーによる切除術，尿道ステント留置術など．

┠❾ 性感染症（STD）[2]

2・性感染症（STD）：性的接触
によって感染する疾患．

病態 ▶性的接触によって感染する病気である．多くは適切な治療に
より軽快あるいは治癒するが，放置すると男女ともに不妊の原因と
なったり，病気の種類によっては死に至るものもある．

原因 ▶クラミジア，淋菌，カンジダ，ヘルペス，コンジローマ，毛
じらみ，梅毒，HIV，B型肝炎，C型肝炎．

症状 ▶自覚症状のないことが多い．性器やその周辺の腫れやかゆみ，
痛み，違和感が現れる．排尿痛，膿のような粘液が出る，下着に見
慣れない汚れがつくなどがみられる．

○ 代表的な性感染症

病 名	病原体	潜伏期	症 状
クラミジア感染症	クラミジアトラコマティス	1〜3週間	排尿痛，尿道瘙痒感
淋病	淋菌	2〜7日	排尿痛，尿道から黄白色の分泌物
亀頭炎・尿道炎	大腸菌などの細菌		亀頭部のかゆみ，違和感，発赤
性器ヘルペス感染症	ヘルペスウイルス	2〜10日	性器のかゆみ，不快感 → 水疱，びらん
尖圭コンジローマ	ヒトパピローマウイルス（HPV）	3週間〜8ヵ月	性器や肛門に鶏冠様の腫瘤
毛じらみ症	ケジラミ	1〜2ヵ月	陰股部の強いかゆみ
梅毒	梅毒トレポネーマ	3週間（第1期）	感染部位（性器，口など）に赤色の硬いしこりや潰瘍，股の周囲のリンパ節腫脹
		3〜12週間（第2期）	発熱，全身倦怠感，皮膚に発疹（梅毒性バラ疹）
		10〜30年（第3〜4期）	大動脈瘤，髄膜炎・神経障害（神経梅毒）

検査 ▶ 血液検査，尿検査，感染部位の培養検査，画像診断.

治療 ▶ 病原体に応じた薬物療法. 尖圭コンジローマでは液体窒素を用いた凍結療法，電気メスや炭酸ガスレーザーなどによる切除が行われる.

⑩ 腎がん

病態 ▶ 腎実質の細胞ががん化し，悪性腫瘍になり，腎細胞がんとも呼ぶ. 転移の好発部位は肺，骨，リンパ節.

好発 ▶ 男女比は2：1，40歳以上の発症が多い. 喫煙者は発症リスクが高い.

原因 ▶ 肥満，高血圧，喫煙. 長期にわたる透析治療や，後天性嚢胞腎も腎がんのリスクを高める. 家系的に発症しやすい遺伝子変異との関連があることも考えられている.

症状 ▶ 初期症状はほとんどない. 進行して腫瘍が7cm以上と大きくなると，血尿，腹部にしこり，脇腹や腰・背中の慢性的な痛み，などが出現する. さらに進行すると体重減少，足のむくみ，微熱，食欲不振，便秘，腹痛などが生じる.

診断 ▶ 腹部超音波検査，造影腹部CT検査，病理組織検査. 転移の有無はPET検査や骨シンチグラフィで調べる.

治療 ▶ 基本的には手術療法が必須であり，腎部分的切除術（4 cm 以下の腫瘍），根治的腎摘出術（7 cm 以上，浸潤性の発育）を行う．再発や転移のある場合には，薬物療法（免疫療法，分子標的治療，免疫チェックポイント阻害薬）を行う．化学療法は効果的ではないと考えられているため，抗がん剤治療が行われることはほとんどない．場合によっては，放射線治療を併用することもある．

⑪ 膀胱がん

病態 ▶ 膀胱，腎盂，尿管，一部の尿道の内側は尿路上皮という粘膜で覆われている．膀胱がんの大部分は尿路上皮がんである．

原因 ▶ 喫煙，危険物質の曝露（ナフチルアミン，ベンジジン，アミノビフェニル），ビルハルツ住血吸虫症（エジプト，ナイル川流域）．

分類 ▶ 進達度分類では，筋層非浸潤性がん（表在性がんおよび上皮内がん），筋層浸潤性がん，転移性がんに分けられる．ステージ分類は TNM 分類に基づく．

症状 ▶ 肉眼的血尿（赤色や茶褐色の尿）や膀胱刺激症状（頻尿，尿意切迫，排尿時痛，下腹部痛）に加え，進行すると背部痛（がんが尿管口を閉塞して尿管や腎盂が拡張して水腎症になる）が出現する．

検査 ▶ 尿検査，超音波検査，膀胱鏡検査（内視鏡検査），CT 検査，MRI 検査，骨シンチグラフィ．確定診断は経尿道的膀胱腫瘍切除術（TURBT）による．

治療 ▶ TURBT，膀胱内注入療法（細胞障害性抗がん剤，BCG），薬物療法（細胞障害性抗がん剤，免疫チェックポイント阻害薬），手術（膀胱温存療法：TURBT ＋薬物療法＋放射線治療，膀胱全摘除術＋尿路変向術），緩和ケア，リハビリテーション（ストーマ造設，新膀胱造設）．

⑫ 精巣腫瘍

病態 ▶ 精巣腫瘍は胚細胞腫瘍とも呼ばれ，精子のもととなる精母細胞から発生するが，ほとんどが悪性である．セミノーマ（精上皮腫）と非セミノーマ（非精上皮腫）に分類され，非セミノーマは胎児性がん，卵黄嚢腫，絨毛がん，奇形腫に分けられ，これらが混在しているケースもある．悪性の場合は進行が速く，短期間に転移する．

原因 ▶ はっきりした原因はわかっていないが，精巣の外傷や炎症，妊娠時のホルモン投与，停留精巣の既往歴は発症のリスクを高める要因である．家族内に精巣腫瘍にかかったことがある人がいる，反対側の精巣に腫瘍がある，精液検査で異常が認められた場合は，そうでない場合よりも発症する可能性が高い．

好発 ▶ 20〜30代に多い．

症状 ▶ 片側の陰嚢に腫れやしこり．転移すると，転移した先の臓器や組織での症状が出現する．

検査 ▶ 陰嚢触診，超音波検査，血液検査（hCG，AFP，LDHなど），転移の有無はCT検査やMRI検査，骨シンチグラフィ．

治療 ▶ 腫瘍のある側の精巣を手術で摘出する．摘出した腫瘍の病理組織検査から腫瘍の種類と病期を確定する．その結果から，経過観察，化学療法，放射線治療，リンパ節の切除などを選択する．

予後 ▶ 2年以内の再発が多いが，5年以上を経て再発することもある．

▶⓭ 前立腺がん

病態 ▶ 前立腺の外側にある前立腺皮膜に接する外腺（辺縁領域）から発生するがんである．

原因 ▶ 男性ホルモンが関与している．欧米型の高脂肪食や遺伝的要因が考えられている．

症状 ▶ 早期は無症状．排尿障害，頻尿が現れ，進行すると，血尿や腰痛（骨転移に伴う）が出現する．

検査 ▶ 血液腫瘍マーカーの前立腺特異抗原（PSA）検査，直腸指診，前立腺超音波検査．

治療 ▶ 手術，放射線治療，ホルモン療法，化学療法（抗がん剤）．

10 がん（悪性腫瘍）

がん（悪性腫瘍）は，自律性増殖（勝手に増殖し，止まることがない），浸潤と転移（周囲に広がり，離れた組織にも増殖），悪液質（がんに栄養を奪われて全身が衰弱）を特徴とする．「がん」は悪性腫瘍全体のことを指し，「癌」は上皮細胞から発生するがん腫を指すが，区別されないことも多い．ここでは「がん」で統一する．

造血器から発生するがんを血液がん，それ以外のがん腫と肉腫を合わせて固形がん[1]と呼ぶ．

1 ●固形がん：かたまりとなって増殖するがん．胃，肺，大腸，乳房，子宮など形のある臓器に発生する．一般に，白血病など，骨髄などの造血器に生じるがんは含まない．

1 がんの疫学

わが国における最大の死因はがん（悪性腫瘍）である．高齢者の増加とともに，その数は増え続けている．一方で，がんの年齢調整死亡率は減少している．

	1位	2位	3位	4位	5位
男性	肺	胃	大腸	膵臓	肝臓
女性	大腸	肺	膵臓	胃	乳房

（がん情報サービス：人口動態統計による全国がん死亡データ，2019）

がんの治療には，手術療法，化学療法，放射線治療，免疫療法，内視鏡治療などがある．基本的に治療は各種ガイドラインに沿って行う．

2 がん対策

❶ がん対策基本法

がん患者団体の要望により，がん対策推進協議会が設立された．患者不在のがん政策に対する不満・意見，ドラッグ・ラグ解消への運動，がん診療の地域格差是正への運動，早期の緩和ケア導入の啓発，を要望し，「がん対策基本法」が2006年に制定され，2007年4月に施行された．

がん対策推進基本計画（第1期）
がんの予防（未成年者の喫煙率 0％）
がんの早期発見（受診率 50％）
がんによる死亡者の減少（死亡者数 20％削減）
すべてのがん患者・家族の苦痛の軽減・療養生活の質の向上
早期の緩和ケア導入の啓発

┣❷ がん対策推進基本計画

緩和ケアの実施	すべてのがん診療に携わる医師に緩和ケアの基本的な研修を実施
放射線療法・化学療法の推進	すべての拠点病院で「放射線療法・外来化学療法」を実施
がん登録の推進	院内がん登録を行う医療機関数の増加
医療機関の整備など	2次医療圏にがん診療連携拠点病院を設置し，がんの地域連携クリティカルパスを整備
がん医療に関する支援体制	2次医療圏に相談支援センターを設置．研修を修了した相談員を配置し，相談支援・情報提供
がん研究の推進	がんの克服を目指し，がんに関する専門的，学術的，総合的な研究を推進

┣❸ がん患者への適切な情報提供の必要性

がんと診断された患者の医療情報源	インターネット（誤った情報や誇大広告があふれている），医療関係者，医療書籍
がん患者が知りたい情報	効果的な治療法，副作用時の対処法，治療実績のある医療機関，同じがんの患者の治療体験，治療実績のある医師

　信頼できる情報源かどうかを知るには，医療における「物差し」が必要である．医療者側から科学的根拠（エビデンス）に基づく情報を提供する．

3　がんの基礎知識

┣❶ がんと遺伝子

ⓐ がんとは

　ゲノム² の変化に伴って塩基配列の違いなどが生じ，遺伝子が正常に機能しなくなった結果，起こる病気である．細胞に遺伝子異常

2 ・ゲノム：遺伝子をはじめとした遺伝情報の全体に対する総称．

が起きるのは，遺伝子に傷をつける環境要因が存在し，その傷を修復する細胞の能力が低下しているためである．

b がんに関与する環境要因

多くは不明だが，わが国におけるがんに関与する環境要因として明らかなものは，喫煙（受動喫煙も含む），感染，飲酒である．塩分過剰摂取，肥満，果物摂取不足，野菜摂取不足，運動不足，外因性ホルモンの摂取なども関与している．

c 遺伝子の傷の修復が低下する原因

慢性炎症の存在	慢性膵炎 → 膵がん 慢性肝炎・肝硬変 → 肝がん 萎縮性胃炎 → 胃がん 慢性閉塞性肺疾患（COPD）→ 肺がん
加齢	年齢とがんの罹患率は相関する
遺伝と環境	遺伝素因がきわめて大きい：家族性腫瘍（家系内集積がん）・遺伝性腫瘍（正常細胞にがん関連の単一の遺伝子異常を有する＝遺伝性腫瘍症候群[3]） 遺伝素因あり：前立腺がん，大腸がん，乳がん 生活環境素因あり：胃がん（幼少時の*H. pylori*感染），肺がん（受動喫煙）

3 • 遺伝性腫瘍症候群：がん抑制遺伝子の生まれつきの異常（遺伝子変異）が主な原因．多くは常染色体優性遺伝．

d 細胞のがん化・悪性度増加に重要な遺伝子

1 がん遺伝子

正常の細胞においては細胞増殖能に関与し，がん細胞においてはその働きを活性化して細胞増殖を促進する．Ras，Src，Myc，c-KIT，HER2，EGFRなど．

2 がん抑制遺伝子

正常の細胞においては，細胞増殖を抑制し正しい細胞死を誘導する機能に関与し，がん細胞においては，不活性化することで細胞増殖停止や細胞死を誘導できなくなる（むしろ阻害）．p53，Rbなど．

❶ ドライバー遺伝子

がん細胞において，がん化や悪性度の獲得に重要な働きをする遺伝子をドライバー・オンコジーンと呼ぶ．細胞増殖促進・細胞死抵抗性・浸潤・転移・免疫回避などの特徴をもつ．その遺伝子に生じる変異はドライバー遺伝子異常（ドライバー・オンコジーン変異）であり，分子標的治療薬のバイオマーカーとして用いられる．EGFR変異，BCR-Ablなど．

❷ 免疫チェックポイント

免疫チェックポイントとは，自己の細胞や組織への不適切な免疫応答や，過剰な炎症反応を抑制する機能のこと．免疫チェックポイント分子には，CTLA-4やPD-1などの抑制性受容体があり，活性化Tリンパ球の細胞表面上に発現する．

がん細胞は，免疫系から逃避して生き延びるために，免疫チェックポイント分子による免疫抑制機能を活用する．免疫チェックポイント阻害薬はこの抑制シグナルを解除し，腫瘍に対する免疫応答（がん細胞への攻撃）を高める．

❸ 免疫チェックポイント阻害薬の免疫関連有害事象

免疫関連有害事象として，脳炎，甲状腺機能障害，間質性肺炎，肝機能障害・肝炎，大腸炎，重度の下痢，腎障害，副腎障害，重度の皮膚障害，注射部位局所の免疫反応，免疫性血小板減少性紫斑病，重症筋無力症，心筋炎，横紋筋融解症，筋炎，1型糖尿病，神経障害，静脈血栓塞栓症などが起こることがある．

❹ がんゲノム医療

がん細胞の遺伝子情報をもとに，最適な治療薬をマッチングする医療のこと．第3期がん対策推進基本計画に，がん医療の充実策の一つとして明記されている．標準治療がない固形がん患者（原発不明がんや希少がんが該当）などにおいて，がんゲノム医療[4]を保険診療で受けられる場合がある．がん遺伝子パネル検査[5]，がんの専門家チームによる治療薬の情報と，パネル検査結果を照らし合わせた最適な治療薬の提言（エキスパートパネル）と最終報告書をもとに，主治医が推奨された治療を行う．がん遺伝子パネルの遺伝子プロファイリング結果に基づく分子標的治療にたどりつく確率は10～15％である．

遺伝性腫瘍症候群が判明する場合があるため，遺伝カウンセリング[6]やフォローアッププログラムが必要となる．

○ **がんゲノム医療での治療パターン**

治験	開発中の新規治療薬の治験などに参加．薬剤費の負担はほとんどないが，治験における適格患者に該当する場合のみ参加可能．
先進医療	病院ごとに行われている先進医療に参加．適格条件や自己負担はさまざま．ほかの診療は保険診療で行われる．
患者申出療養	がんゲノム医療中核拠点病院（全国12病院）で行われる患者申出療養に参加．適格条件はあるが，経済的負担は生じない．ほかの診療は保険診療で行われる．
自由診療（自費）	治療に関する検査や副作用の治療などもすべて自費になる．

（2021年12月現在）

4 ●がんゲノム医療：主にがんの組織を用いて，遺伝子を網羅的に調べ，一人ひとりの体質や病状に合わせて治療などを行う医療．

5 ●がん遺伝子パネル検査：がんゲノムプロファイリング検査ともいう．次世代シークエンサーという機器により，がんの発生に関わる複数のがん関連遺伝子の変異を調べる検査．血液やがん組織から取り出したDNAを用いて，1回に多数（100種類以上）の遺伝子を同時に調べる．

6 ●遺伝カウンセリング：遺伝についての専門知識をもつカウンセラーによるサポートおよび心理精神的なケア．医師やカウンセラーは，遺伝に関わるさまざまな悩みや，不安を抱えている人を対象に，適切な医療情報の提供，遺伝学的検査の検討，心理社会的問題に対する支援などを行っている．

┣❷ がん（悪性腫瘍）の分類

造血器（骨髄，リンパ節）から発生するがん（血液がん）	白血病，悪性リンパ腫，骨髄腫，など
上皮細胞から発生するがん（がん腫：cancer，carcinoma）	肺がん，乳がん，胃がん，大腸がん，子宮がん，卵巣がん，頭頸部がん（喉頭がん，咽頭がん，舌がん）など
非上皮性細胞（骨や筋肉）から発生するがん（肉腫：sarcoma）	骨肉腫，軟骨肉腫，横紋筋肉腫，平滑筋肉腫，線維肉腫，脂肪肉腫，血管肉腫，など

┣❸ がんの病態

がんとは ▶ 上皮由来の悪性腫瘍である．

がんの性質	自己増殖能
	浸潤
	転移

がんの転移 ▶

血行性転移	肝臓，肺，脳，骨，皮膚，など
リンパ行性転移	がん性リンパ節炎
播種性転移	がん性腹膜炎（腸閉塞，腹水貯留，水腎症，など）

4　主な検査

画像診断と腫瘍マーカーなど，複数の検査を組み合わせて診断する．

┣❶ 画像診断

胸腹部単純X線検査，胸部・腹部CT検査，大腸造影検査，腹部超音波検査．

内視鏡検査（上部消化管・小腸・大腸），胸部・腹部MRI検査．

┠❷ 腫瘍マーカー

主な腫瘍マーカー	代表的ながん
CEA	大腸がん，膵がん，肺がん，胆道がん，胃がん，乳がん
AFP	肝細胞がん，yolk sac腫瘍
CA19-9	膵がん，胆道がん，胆囊がん，胃がん，大腸がん
PSA	前立腺がん
SCC	扁平上皮がん，子宮がん，食道がん，肺がん
NSE	肺小細胞がん，神経芽細胞腫
CA125	卵巣がん
DUPAN2	膵がん

測定の意義 ▶ スクリーニング，進行度判定，悪性度判定，治療効果判定，予後の推測，臨床経過モニター，転移・再発の早期発見．

5 主な治療

　がんの治療では，がんの種類や病期などにより，化学療法・放射線治療・手術治療のいずれか単独，あるいは組み合わせた集学的治療が行われる．免疫不活剤（めんえき ふ かつざい）を用いた免疫療法を行うこともある．

　がん治療の原則は，早期は手術と補助化学療法により根治を目指し，手術で取り切れない場合や機能温存のために手術しない場合は，放射線治療と薬物療法（化学放射線療法）を行う．進行した場合には，延命・QOL維持を目標とした薬物療法が行われる．

○ がん薬物療法の目的

目 的	がん化学療法の呼称	代表的な対象疾患
根 治	集中治療的化学療法	白血病，胚細胞腫瘍（はいさいぼう）
根治の補助	術前・術後補助化学療法 化学放射線療法	局所進行食道がん 限局性小細胞肺がん
延命とQOLの維持・向上	姑息的化学療法（こ そくてき）	Ⅳ期肺がん，Ⅳ期大腸がん

┠❶ 化学療法

　手術後に残された可能性のあるがんを叩いたり，再発を防いだりといった目的で行う補助的な治療と，手術不可能な場合の代替手段として選択される場合がある．抗がん剤には内服薬，注射薬がある．注射薬には全身投与を目的とした静脈点滴を行う薬剤と，肝がんなど局所的に高濃度に抗がん剤を注入する局所注入療法とがある．

　抗がん剤の主な副作用は，骨髄抑制（造血機能抑制により白血球や血小板が減少），脱毛，悪心・嘔吐，下痢である．白血球を増加させる薬剤や制吐薬などを併用する．

▶② 放射線治療

　放射線を照射してがんを縮小させることにより，手術の切除範囲を縮小したり，機能温存を図ったりすることが可能となる．手術に次ぐ，有効な局所療法である．体への負担が少ないため，治療目的のほか，疼痛管理にも用いられる．コンピュータ制御により正確にがんの病巣に照射できる．

▶③ 内視鏡治療

　粘膜内の早期がんは，内視鏡的に治療を行う．

▶④ カテーテル治療

　肝細胞がんや進行再発がんなどでは，カテーテルを用いてがんに栄養を供給する動脈から薬剤を注入する局所化学療法や，塞栓物質を留置する治療法がある．

▶⑤ 手術治療

　進行がんでは，病変と転移の可能性のあるリンパ節を切除する．侵襲が少ない手術としては，腹腔鏡手術や胸腔鏡手術があり，近年はロボット支援下手術なども行われる．

▶⑥ 緩和ケア

　がんと診断されたときから開始され，あらゆる苦痛を和らげることで，患者・家族に快適，かつ，その人らしい生活の質を担保することを目指す医療のこと．がん治療チームにより早期から開始されるべきである．がん相談，在宅支援，就労支援，がんのリハビリテーション，緩和ケア・支持療法などが含まれる．

6　主な疾患

▶① 脳腫瘍

病態 ▶ 頭蓋骨の内側にできる腫瘍であり，悪性の脳腫瘍のほうが良性のものよりも増殖速度が速い．

分類 ▶ 原発性脳腫瘍と転移性脳腫瘍がある．原発性脳腫瘍には，神

経膠腫（グリオーマ），中枢神経系原発悪性リンパ腫，髄膜腫，下垂体腺腫，神経鞘腫，頭蓋咽頭腫などがある．転移性脳腫瘍の原発は，肺がん，乳がんなどである．

原因▶多くは不明．髄膜腫は女性に多いことから，女性ホルモンとの関連が考えられている．

症状▶頭蓋内圧亢進症状[7]，腫瘍の発生部位により，麻痺や言語障害，性格変化，てんかん発作（側頭葉），ホルモンの過剰分泌（下垂体）などの局所症状（巣症状）が引き起こされる．

検査▶頭部CT・MRI，PET検査，脳血管造影検査，脳血流SPECT検査．

治療▶手術，放射線治療，化学療法．外科的に摘出が難しい部位には，ピンポイントで腫瘍に放射線を照射するガンマナイフやサイバーナイフを用いる．

├② 脊髄腫瘍

病態▶脊柱管内に生じる腫瘍であり，硬膜外腫瘍と硬膜内腫瘍がある．硬膜外腫瘍の多くは転移性であり，硬膜内腫瘍のうち脊髄の外側の腫瘍を髄外腫瘍，脊髄内部の腫瘍を髄内腫瘍と呼ぶ．硬膜内腫瘍では髄外腫瘍が多く，ほとんどは良性である．腫瘍の圧迫による脊髄症状は知覚と運動の神経が同時に障害され，圧迫部位より遠位の反射が亢進する．

症状▶しびれ，感覚障害，筋力の低下．

検査▶造影MRI，CT．

治療▶手術．腫瘍の種類によっては，放射線治療や化学療法を追加する．

├③ 骨腫瘍

病態▶悪性と良性がある．悪性骨腫瘍には，10代に発症しやすい骨肉腫に代表される原発性骨腫瘍と，肺がんや乳がんの骨転移に代表される転移性骨腫瘍がある．大半は転移性骨腫瘍である．

症状▶けがをしていないのに痛みや腫れが長く続く．骨が脆くなり骨折して発見されることもある．

好発▶原発性骨腫瘍は膝や股関節，肩などの近くに認められる．転移性骨腫瘍は脊椎に多く認められる．

診断▶骨のX線検査，MRIや骨シンチグラフィ，病理組織学的検査，血液中の腫瘍マーカー測定．

治療▶悪性骨腫瘍では，まず化学療法を行い，次に可能であれば手術による切除を行う．切除後に人工関節を入れたり，骨の移植を行っ

7 •頭蓋内圧亢進症状：起床時に症状が強く出る，頭痛，悪心，視力障害，意識障害など．

たり，四肢を切断したりするなど，必要に応じて行う．手術後にも再び化学療法を行う．

┝④ 胸部臓器腫瘍

病態 ▶ 肺腫瘍や縦隔腫瘍，食道腫瘍が含まれる．悪性腫瘍には肺がん，食道がん，胸腺がん，リンパ腫が，良性腫瘍には嚢胞性病変などが含まれる．

症状 ▶ 初期や腫瘍が小さいうちは無症状．大きくなったり，悪性腫瘍で周囲に浸潤したりすると，胸の圧迫感，咳，胸痛，息苦しさ，声のかすれなどが出現する．進行すると，食欲不振，悪心・嘔吐，体重減少がみられる．

検査 ▶ 画像検査(胸部X線検査，CT，MRI)，生検による病理組織学的検査．

治療 ▶ 良性腫瘍では手術(開胸手術，胸腔鏡下手術)．悪性腫瘍では，手術，放射線治療，化学療法など，進行度や組織型に応じて選択する．

┝⑤ 腹腔臓器腫瘍

病態 ▶ さまざまな腹腔内臓器に腫瘍ができる．良性と悪性がある．

症状 ▶ 初期や腫瘍が小さいうちは無症状．大きくなったり，悪性腫瘍で周囲に浸潤したりすると，腹痛，悪心・嘔吐，便通異常，腹部膨満感，吐血・下血，食欲不振などが出現する．

検査 ▶ 画像検査(胸部X線検査，CT，MRI)，生検による病理組織学的検査．

治療 ▶ 良性腫瘍では手術(開腹手術，腹腔鏡下手術)．悪性腫瘍では，手術，放射線治療，化学療法など，進行度や組織型に応じて選択する．

┝⑥ 臓器移植後とがん

病態 ▶ 臓器移植後は免疫抑制薬を使用するため，悪性腫瘍の発生リスクが高まるとされる．リンパ腫，肺がん，腎がん，肝がん，胃がん，膵がん，大腸がんなどさまざまな悪性腫瘍が発生し，移植後の経過年数が長くなるほど発生率が高くなる．移植後の免疫抑制薬の使用によって，リンパ系細胞が異常増殖する移植後リンパ増殖性疾患(PTLD)はリンパ球の悪性腫瘍であり，90％以上の症例はEBウイルスが関与している．

11 血液疾患

血液の重量は，人体の体重の約8%であり，全血液量の1/3を失うと命に関わる．血液は約45%の有形成分である血球（赤血球，白血球，血小板など）と，無形成分の血漿からなる．血液は物質（酸素・二酸化炭素，老廃物，栄養素，ホルモン）の運搬，生体の調節（電解質，血漿タンパク質，酸-塩基平衡，体温），生体の防御（白血球による異物の貪食，免疫反応など），止血により，生体の恒常性を維持する．

赤血球・血小板・顆粒球，リンパ球，単球，血小板は骨髄の造血幹細胞からつくられる．幼若なリンパ球は骨髄と胸腺でつくられ，末梢リンパ組織に送られて分化成熟する．

○ 生体の防御

細菌，異物の貪食	好中球，単球
寄生虫や虫卵の除去	好酸球
炎症誘発，血栓形成阻害	好塩基球
液性免疫	Bリンパ球
細胞性免疫	Tリンパ球

1 病態

血液の成分や血球をつくる骨髄やリンパ節に異常をきたす．白血病や悪性リンパ腫，多発性骨髄腫などの血液の悪性疾患（がん），再生不良性貧血や骨髄異形成症候群などの血球をうまくつくれなくなる疾患，血小板減少症や血友病などの出血しやすく止血しにくい疾患などがある．

2 主な検査

末梢血液検査（血算，血液分画，末梢血スメア[1]），骨髄検査（腸骨の骨髄穿刺），画像検査．

赤血球 　　　好中球（末梢血中）　　血小板
（120日）　　（10〜12時間）　　　（7〜10日）

○ 血球細胞の寿命

1 • 末梢血スメア：末梢血塗抹ともいう．採血した血液検体をスライドガラスに塗り広げて顕微鏡で観察し，さまざまな血液細胞（赤血球，白血球，血小板など）の数を数え，細胞形態を評価する．

3 主な疾患

┣❶ 貧 血

　出血や破壊により赤血球の数が減ったり，さまざまな疾患により赤血球をつくる力が低下すると，血液中の赤血球やヘモグロビンの値が正常値よりも低下する．これを貧血といい，逆に赤血球の数が過剰な場合は多血症という．

症状：貧血症状（立ちくらみ，息切れ，動悸，ふらつき，めまい，倦怠感）．

a 続発性貧血

　高齢者の貧血の80％を占める．悪性腫瘍，感染症，消化管出血，骨折，腎疾患，関節リウマチ，肝硬変，甲状腺機能低下症など，何らかの病気が原因となって起こる．

b 鉄欠乏性貧血

病態 ▶ 小球性低色素性貧血の代表的な疾患である．出血に伴うものが多い．

原因 ▶ 低出生体重児・食事摂取不良（幼児期），成長や月経に伴う鉄の需要の増加・病的出血（思春期），妊娠・出産・授乳・月経異常・食事摂取障害・病的出血（成人），

食事摂取障害・病的出血（高齢者）．

症状 ▶ 貧血症状のほか，舌炎，肌荒れ，髪が抜けるなどがみられる．

治療 ▶ 食事指導，薬物療法（鉄剤）．

鉄を多く含む食品
レバー，赤身の肉・魚，カキ，大豆製品，緑黄色野菜，海藻

c 溶血性貧血

　血管内を流れて全身に酸素を運ぶ赤血球が，破壊される（溶血）ことにより起こる貧血である．貧血に伴う息切れやふらつきのほか，溶血によって血中ビリルビンが高値となるため，眼球結膜が黄色くなる（黄疸），胆石，褐色尿が出現する．先天的なもの（遺伝性球状赤血球症，サラセミアなど）と，後天的なもの（自己免疫性溶血性貧血，発作性夜間ヘモグロビン尿症など）がある．

d 再生不良性貧血

　白血球・赤血球・血小板のすべての減少（汎血球減少）を認める．骨髄中の造血幹細胞が何らかの原因で障害され，骨髄組織が脂肪に置き換わってしまう．貧血症状，感染による発熱，出血などが起こる．10～20代と70～80代に多い．自己免疫学的な機序が関与するため，免疫抑制薬やタンパク同化ステロイド療法などで治療する．骨髄移植や臍帯血移植を行うこともある．

e 腎性貧血

腎臓でつくられるエリスロポエチンの低下により生じる．慢性腎臓病（CKD）[2]では比較的早期から，腎臓でのエリスロポエチンの産生が低下する．透析患者では，定期的にエリスロポエチンを補給する必要がある．

f 巨赤芽球性貧血

胃がんなどのため，胃を全摘後，5～10年で体内に貯蔵されているビタミンB_{12}が枯渇して大球性貧血をきたす．胃切除後貧血とも呼ぶ．胃を切除しているため経口薬を胃で溶かして吸収することができないため，注射薬としてビタミンB_{12}を補充する．

g ビタミン欠乏性による貧血

葉酸，亜鉛，ビタミンB_6の欠乏によって生じる貧血．欠乏している物質を補充することで改善する．

葉酸を多く含む食品
ゆで枝豆，レバー，アスパラガス，ブロッコリー，ホウレン草，いちご

✚2 白血病

病態：白血病は血液のがんであり，急性白血病と慢性白血病がある．正常造血が抑制されることで，貧血（赤血球減少），免疫不全・易感染性（正常白血球減少），出血傾向（血小板減少）を生じる．また，増殖した白血病細胞が骨髄から末梢血，全身臓器へ浸潤すると臓器障害を引き起こす．

原因：赤血球・血小板・顆粒球・単球に分化する骨髄系幹細胞や，リンパ球に分化するリンパ系幹細胞が，何らかの原因により遺伝子変異を起こして無秩序に増殖する．遺伝子変異の原因は完全には解明されていないが，放射線，化学物質，喫煙，ウイルスなどが関与していると考えられている．成人T細胞白血病の原因は，HTLV-1ウイルス感染である．

症状：動悸・息切れ，あざ・出血斑，鼻血，貧血，発熱．進行すると，悪心・嘔吐，頭痛，関節痛，リンパ節の腫れとしこり，痛みなどがみられる．慢性白血病はゆっくりと進行するため最初は症状がないことが多いが，急性白血病は急激に進行する．

検査：血液検査，骨髄検査（脊髄や骨盤に針を刺して，骨髄細胞を採取し，染色体や遺伝子の変異，細胞表面マーカーなどを調べる）．必要に応じて，CTやPET/CTなどの画像検査も行う．

治療：薬物療法（抗がん剤，分子標的薬），造血幹細胞移植（骨髄移植，末梢血幹細胞移植，臍帯血移植，ミニ移植）．

2 • 慢性腎臓病（CKD）：腎臓の働きが低下した状態（腎障害：タンパク尿などの尿異常，画像診断や血液検査，病理学的所見で腎障害が明らかである状態．腎機能低下：推算糸球体濾過量eGFRが60mL/分/1.73m^{2}未満の状態）が3ヵ月以上続く．

a 急性骨髄性白血病（AML）

リンパ球以外の白血球や赤血球，血小板などの血液細胞をつくるもとになる細胞に何らかの異変が生じ，その異常により変異遺伝子がつくられ，血液をつくる機能が低下したり，がん化した白血病細胞が増殖したりする．骨髄では正常な血液細胞がつくられなくなり，全身の正常な白血球や赤血球が減っていく．成人の急性白血病のうち約80％は骨髄性，残りの20％はリンパ性である．治療は，化学療法，放射線療法，造血幹細胞移植などを行う．

b 慢性骨髄性白血病（CML）

一見正常だが，フィラデルフィア染色体をもつ造血幹細胞から分化した，正常ではない血球細胞（とくに白血球）がゆっくり増殖する．正常な血液細胞が減少する．長期間，無症状で経過するが，治療しないと急性転化し，急性白血病のような状態となる．

c 骨髄異形成症候群（MDS）

高齢者に多い血液疾患である．血液細胞の染色体に異常がみられ，造血幹細胞に異常が起こるために，無効造血（形態や働きが不完全な血液細胞がつくられるが，壊れやすい）や血管内の血液細胞が減少する．赤血球減少による貧血症状（息切れ，動悸，倦怠感），白血球減少による免疫不全，血小板減少による出血傾向などがみられる．骨髄穿刺により，病型・重症度・治療効果判定・予後予測を行う．

d 悪性リンパ腫

リンパ球ががん化した血液がんの一種である．リンパ節やリンパ管，脾臓，胸腺，扁桃などのリンパ系組織でしこりが出現する．腫瘍内に大型腫瘍細胞がみられるホジキンリンパ腫と，それがみられない非ホジキンリンパ腫とに分けられる．悪性度の高い非ホジキンリンパ腫は，高齢の患者が多い．治療は，化学療法と放射線治療を行う．再発しやすく，病型が変化して再発することもある．

▶3 出血性疾患

出血性疾患に特徴的な症状として，出血傾向（何らかの原因により止血機序が破綻し，出血の抑制ができない状態）がみられる．先天性と後天性があり，先天性は単一因子の異常，後天性では複数の因子の異常を合併していることが多い．

出血傾向は血友病，白血病，特発性血小板減少性紫斑病（ITP），肝硬変，播種性血管内凝固症候群（DIC）など，種々の疾患や病態で引き起こされる．出血性素因としては，抗凝固薬や抗血小板薬などの医薬品の使用，ヘビ毒などがある．

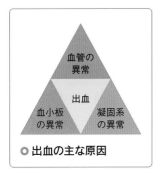

● 出血の主な原因

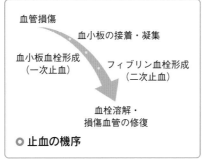

● 止血の機序

a 特発性血小板減少性紫斑病（ITP）

血小板の表面にある抗原と反応する自己抗体が産生されることにより，血小板が脾臓で破壊されてしまう自己免疫疾患である．厚生労働省の難病に指定されている．抗体産生機序は不明だが，ヘリコバクター・ピロリ菌の関与がある．症状は出血傾向（歯磨きで歯肉出血，鼻出血，皮下出血・内出血，性器出血，血便など）がみられる．進行すると脳出血のリスクが高まる．軽症では経過観察，血小板減少や重篤な出血症状があれば入院加療となる．ピロリ菌陽性の場合は除菌，改善しなければステロイドを投与する．

b 血栓性血小板減少性紫斑病（TTP）

フォンウィルブランド因子（VWF）切断酵素のADAMTS13の活性が減少または欠損するために，非常に大きなVWF重合体が血液中に存在し，血管内にできた血小板血栓が全身の細い動脈に詰まってさまざまな症状（発熱，手足の紫斑，貧血，精神神経障害，腎障害，麻痺，意識障害，けいれんなど）を引き起こす．先天性TTPの原因はADAMTS13遺伝子の異常であり，後天性TTPはADAMTS13に対する自己抗体産生や肝機能障害による肝臓からのADAMTS13産生低下である．治療は，先天性では定期的あるいは発作時のみ新鮮凍結血漿の輸注を行い，後天性では血漿交換療法やステロイドの投与，抗血小板療法を行う．

12 感染症

　ウイルスや細菌などの病原体が体内に侵入して増殖し，さまざまな症状を引き起こすことを感染症という．さまざまな感染経路を介してヒトからヒトにうつる感染症や，動物や昆虫を介してうつる感染症などがある．病原体に感染しても症状が出ないものから，軽症のもの，重症化して死に至るものまでさまざまである．急性に進行するものや，慢性化して臓器に障害を与える感染症もある．ワクチンによる予防が確立しているものも多いが，薬物療法に抵抗性をもつ多剤耐性菌感染症，海外から持ち込まれる輸入感染症，新たに認知された新興感染症や再興感染症などが次々と問題になっており，国際的な公衆衛生活動による感染症対策が必要とされている．

1 病 態

　微生物がさまざまな感染経路から体内に入り，感染症状を引き起こす場合を感染症というが，感染しても症状に乏しく，病的意義が低い場合は，感染症と呼ばない．

1 微生物の感染経路

感染経路	感染機序	感染の例
血液感染	不衛生な刃物の使い回し	剃刀，注射針，入れ墨
ベクター感染	触れる，刺される，噛まれる	動物や昆虫とそれらの糞便
接触感染	主に口から体内に侵入	不衛生な手指，消毒不足なトイレ，嘔吐物
飛沫感染	咳，くしゃみ（直径5μm以上の粒子，1〜2m飛ぶ）	マスクなしの会話
飛沫核感染・空気感染	空気中に浮遊，吸い込む（飛沫感染の水分が蒸発，埃と一緒に舞う）	マスクなしの会話

▌❷ 主な感染経路と原因微生物

感染経路	特　徴	主な原因微生物
血液媒介感染	病原体に汚染された血液や体液，分泌物を介して感染．針刺し事故などがある	B型肝炎ウイルス，C型肝炎ウイルス，ヒト免疫不全ウイルス（HIV）など
接触感染経口感染	手指・食品・器具を介して伝播する．頻度が高い感染経路	ノロウイルス，腸管出血性大腸菌，メチシリン耐性黄色ブドウ球菌（MRSA[1]），緑膿菌など
飛沫感染	咳，くしゃみ，会話などで飛沫粒子（5μm以上）により伝播する	インフルエンザウイルス，ムンプスウイルス，風疹ウイルス，レジオネラ菌など
空気感染	咳，くしゃみなどで飛沫核（5μm未満）が空中に浮遊．空気の流れにより飛散する	結核菌，麻疹ウイルス，水痘ウイルスなど

1・MRSA：メチシリン耐性黄色ブドウ球菌．代表的な耐性菌の一つ．MRSAを保菌していても，健康な人ではとくに症状はない．重症化したMRSA感染症では，敗血症，髄膜炎，心内膜炎，骨髄炎などを引き起こす．

2 主な検査

　分泌物の細菌検査・培養検査，血液検査（白血球数，CRP，各種抗体検査など），X線検査などの一般的な検査のほか，感染症の種類や感染部位に応じた検査が必要となる．超音波検査，CT検査・MRI検査，動脈血液培養検査，髄液検査などがある．

3 届出が必要な感染症

　届出が必要な感染症には，『感染症の予防及び感染症の患者に対する医療に関する法律』（感染症法）と，食中毒に関連した食品衛生法によるものとがある．

▌❶ 感染症法における感染症の分類

1類	2類	3類	4類	5類
エボラ出血熱，ペスト，痘そう（天然痘）など	結核，重症急性呼吸器症候群（SARS），中東呼吸器症候群（MARS）など	コレラ，腸チフス，赤痢など	ジカウイルス感染症，デング熱，狂犬病など	侵襲性インフルエンザ菌感染症，梅毒，麻疹，風疹など

▌❷ 代表的な感染症

a 結核

病態▶かつては国民病といわれたが，患者数は減少した．大都市では多い傾向にある．2類感染症に分類されるため，結核患者と診断された場合には直ちに届出が必要である．気道を介した飛沫感染に

より蔓延するが，結核菌に感染しても発症するのは30％程度である．免疫力が落ちたときや，高齢者になって発病する．結核と診断された場合は，医療費の一部は公費負担となる．

症状▶咳，痰・血痰，全身倦怠感，微熱・寝汗，体重減少などが現れる．初期には無症状のことも多い．

検査▶胸部X線検査（空洞形成，浸潤影，結節影），ツベルクリン検査，血液検査（QFT検査など），喀痰細胞診・培養検査での結核菌を同定．

治療▶4種類の抗結核薬の内服を6ヵ月間継続する．結核菌を大量に排出しているような感染力が高い状態では，結核専門施設で入院治療を行う．

b 麻疹（はしか）

病態▶麻疹ウイルスによる急性熱性発疹性疾患である．5類感染症であり，直ちに届出が必要である．潜伏期間は約10日．感染力が非常に強く，麻疹ウイルスに接触すると免疫をもっていない人は100％発症する．空気感染・飛沫感染・接触感染により感染する．妊娠中に感染すると，流産・早産を引き起こす．生ワクチンであるMR（麻疹風疹混合）ワクチンの定期接種が行われる．

症状▶カタル期（2〜4日）には38℃前後の発熱，咳，鼻汁・くしゃみ，結膜充血がみられる．熱が下降したころに，頬粘膜にコプリック斑（白いアワ粒のような斑点）が出現する．発疹期（3〜4日）には，一度下降した熱が再び高熱となり，小鮮紅色斑が暗紅色の丘疹に，さらにそれらが融合して網目状の発疹となる．回復期（7〜9日）には解熱し，発疹は消退し，色素沈着を残す．肺炎，中耳炎，クループ，脳炎を合併する場合がある．

検査▶咽頭拭い液，血液，髄液，尿のPCR，血清中のIgM抗体の検出，ペア血清での抗体価の有意な上昇．

c ツツガムシ病

病態▶農作業や野外活動において，ダニの一種であるツツガムシの幼虫に刺されることで発症するリケッチア症のことをいう．4類感染症であり，全数報告対象である．発熱，刺し口（黒いかさぶたの付いた1〜2cmの紅斑），紅斑の3つの症状が診断には重要である．野山に入るときは長袖・長ズボンを着用して予防することが大切である．

症状▶10〜14日の潜伏期間のあと，39〜40℃の高熱，頭痛，筋肉痛，全身倦怠感が出現する．その2〜3日後に，全身に直径1〜2cmの紅斑が多発する．治療が遅れると，脳炎・肺炎・心不全を合併したり，全身性に血栓塞栓症を生じ，播種性血管内凝固症候群（DIC）を起こして死に至ることもある．

治療▶入院のうえ，抗菌薬（テトラサイクリン系，クロラムフェニコー

ル）の点滴を7〜10日間，その後は内服を数週間継続する．脱水，高熱，栄養障害などに対する対症療法も必要である．

d デング熱

病態 ▶デングウイルスをもった蚊（ヒトスジシマカ，ネッタイシマカ）に刺されることで感染する．潜伏期間は2〜14日．輸入症例がほとんどである．4類感染症に分類されるため，診断した医師は直ちに最寄りの保健所に届け出る．

症状 ▶高熱，発疹，頭痛，骨関節痛，悪心・嘔吐．発症後2〜7日で解熱し，解熱時期に発疹が出現する．血小板減少，強い腹痛，出血，呼吸困難，精神状態の悪化を認めることもある．まれに重症化してデング出血熱やデングショック症候群を発症する．

治療 ▶特異的な治療法やワクチンはないため，解熱鎮痛薬などの対症療法のみとなる．デングウイルスの抗原検査を迅速診断できるキットがある．

e マラリア

病態 ▶マラリア原虫をもった蚊に刺されることで感染する．熱帯・亜熱帯地域で流行がみられる．潜伏期間は1〜4週間．マラリアには5種類ある（熱帯熱マラリア，三日熱マラリア，四日熱マラリア，卵形マラリア，サルマラリア）．

症状 ▶発熱，寒気，頭痛，嘔吐，関節痛，筋肉痛．熱帯熱マラリアは発症から24時間以内に治療しないと重症化して死に至る．脳症，腎症，肺水腫，出血傾向，重症貧血などの合併症を引き起こす．

治療 ▶薬物療法（抗マラリア薬）．マラリア流行地へ渡航する際には，抗マラリア薬の予防内服が推奨されている．

f 新型コロナウイルス感染症（COVID-19）

病態 ▶2019年末に中国の武漢で報告され，世界的にパンデミックを引き起こしたSARS-CoV-2によるウイルス感染症である．飛沫感染・接触感染により伝播する．感染力が強く，発症する2日前から発症後7〜10日の間に他人に感染させてしまう．ワクチンがある．

症状 ▶発熱，咳，鼻水，倦怠感．流涙，味覚や嗅覚の異常，下痢，頭痛がみられることもある．高齢者や基礎疾患（COPD，CKD，糖尿病，高血圧，心血管疾患，肥満）をもつ人や喫煙者で重症化しやすい．

検査 ▶鼻咽頭拭い液，唾液，鼻腔拭い液のPCR検査．抗原検査（定量，定性）．

治療 ▶軽症では自然に軽快するため経過観察のみ．解熱鎮痛薬などで対症療法を行うこともある．呼吸不全を伴う場合には，酸素投与，ステロイド薬，抗ウイルス薬の投与を行い，改善しなければ人工呼吸器などによる集中治療を行う．

4 予防接種

❶ 混合ワクチン

4種	DPT-IPV	百日咳・ジフテリア・破傷風・不活化ポリオワクチン
3種	DPT	百日咳・ジフテリア・破傷風混合ワクチン
2種	DT	ジフテリア・破傷風混合トキソイド
1種	IPV	不活化ポリオワクチン

　2012年より，3種混合ワクチン（DPT）と不活化ポリオワクチン（IPV）を混合した4種混合ワクチン（DPT-IPV）が定期接種に導入された．ジフテリア（D），百日咳（P），破傷風（T），ポリオ（IPV：急性灰白髄炎）の4つの感染症が予防できる．第1期として生後3ヵ月から，3～8週間の間隔で3回，その1年後に4回目を接種する．第2期は11歳から2種混合ワクチン（DT）を1回接種する．効果は短くて4年程度，長くて12年程度とされ，5～7歳に追加接種が推奨されている（任意接種）．

❷ Hib ワクチン

　定期接種により，Hib（ヘモフィルス・インフルエンザ菌b型）による感染症（細菌性髄膜炎・喉頭蓋炎）を予防する．Hibは飛沫感染によって伝播し，感染すると中耳炎や肺炎を起こす．まれに髄膜炎や喉頭蓋炎を起こす．細菌性髄膜炎は重症化して亡くなったり，回復しても脳に後遺症が残ることがある．生後2ヵ月～5歳までに，4～8週間の間隔で3回，その後7～13ヵ月以上あけて4回目を接種する．

❸ B型肝炎ワクチン

　5歳未満の乳幼児期に感染するとウイルスのキャリア（持続感染）になる率が高く，将来，慢性肝炎，肝硬変，肝がんになる可能性があるため，定期接種によりB型肝炎ウイルスの感染を予防する．一般的には1歳になる前に4週間の間隔で2回，最初の接種から20週以上経ってから3回目を接種する．

❹ 肺炎球菌ワクチン

　生後2ヵ月～5歳になる前までに4週間の間隔で3回，その後60日以上あけて4回目を接種する．定期接種により13種類の肺炎球菌血清型に対する抗体ができ，肺炎球菌感染症を予防する．肺炎球菌は，乳幼児の上気道感染後に，細菌性髄膜炎，敗血症，肺炎などの重篤

な全身感染症や，中耳炎，副鼻腔炎などの気道感染症を引き起こす．

⑤ 麻疹ワクチン

　麻疹は「はしか」とも呼ばれ，感染力が強い．症状は，発熱，咳，鼻汁，めやに，発疹が出現する．成人がかかると重症になることが多い．麻疹ウイルスのワクチンは，風疹ウイルスのワクチンとの混合ワクチンであるMRワクチンを定期接種として行う．MRワクチンは1〜2歳に第1期接種を1回，5〜7歳未満に第2期を1回接種する．

⑥ インフルエンザワクチン

　インフルエンザは感染力が非常に強く症状の重い感染症であり，ときに世界的な大流行を引き起こす．肺炎，急性中耳炎，急性脳症などの合併症を起こして重症化したり，死に至る．重症化や後遺症，集団感染を予防するために，不活化ワクチンの予防接種が推奨されている（任意接種）．小児では流行前に2回接種が終わるように，1回目は10〜11月に接種する．生後6ヵ月〜12歳までは4週間あけて2回接種し，13歳以降は通常1回接種となる．高齢者のみ定期接種である．

⑦ 風疹ワクチン

　妊娠初期の母体が風疹ウイルスに感染すると，胎児に先天性心疾患，白内障，難聴を3大症状とする先天性風疹症候群（CRS）が発生する．成人の風疹感染のうち15%は不顕性感染であり，風疹の抗体保有率の低い男性世代が感染の温床となりうるため，該当する世代の男性を対象とする予防接種が行われている．症状としては，発疹，発熱，首や耳の後ろのリンパ節腫脹などがみられる．

⑧ 狂犬病ワクチン

　狂犬病はすべての哺乳類に感染し，死亡率100%の感染症のため，狂犬病に感染した動物に咬まれたあと，狂犬病ワクチンを連続して接種することにより発症を防ぐ．ヒトに感染させる主な動物はイヌである．そのほか，ネコ，キツネ，アライグマ，スカンク，コウモリ，マングースなどが知られている．日本国内での発症は1956年以降ない．海外の狂犬病発症国でイヌに咬まれ，帰国後に発症した症例は数件ある．症状は強い不安，一時的な錯乱，水を見ると頸部の筋肉がけいれんする（恐水症），冷たい風でもけいれんする（恐風症），高熱，麻痺，運動失調，全身けいれんがみられる．その後，呼吸障害を示し，死亡する（効果的な治療法はない）．

5 感冒

➊ かぜ症候群

病態 ▶上気道の急性炎症症状がみられ，健常者も罹患（りかん）するごく普通の疾患である．マスク，手洗い，咳エチケットの励行が推奨される．

原因 ▶80〜90％はウイルスが原因である．ライノウイルスやコロナウイルス[2]が多い．抗菌薬はウイルスには効果がないため，むやみに使わない．

症状 ▶鼻汁・鼻づまり，咽頭痛，発熱，頭痛，倦怠感を伴うこともある．炎症が下気道に及ぶと，咳，痰が出現する．

治療 ▶安静，水分・栄養補給を行う．対症療法（総合感冒薬，解熱鎮痛薬の投与）．

➋ インフルエンザ

病態 ▶インフルエンザウイルスによる流行性の急性感染症である．通常は1週間程度で軽快するが，重症例では，肺炎，脳症の合併症がある．基礎疾患を有する患者や高齢者，医療従事者はワクチン接種が推奨されている．

症状 ▶38℃以上の高熱，関節痛，頭痛，全身倦怠感が現れる．

検査 ▶インフルエンザの迅速診断キットにより，A型とB型の鑑別も可能である．

治療 ▶安静，水分・栄養補給を行う．発症後48時間以内であれば，抗インフルエンザ薬の効果が期待できる．

6 呼吸器感染症

➊ 市中（しちゅう）肺炎

病態 ▶微生物が呼吸器に感染して肺に強い炎症を起こす．Hib（ヒブ）ワクチンや肺炎球菌ワクチンの予防接種により，重症化予防が可能である．

原因 ▶肺炎球菌が最多である．次いで，インフルエンザ菌，肺炎マイコプラズマ，肺炎クラミドフィラとなる．

症状 ▶咳，痰，息切れ，胸痛，発熱．そのほか，疲れやすい，発汗，頭痛，悪心，筋肉痛，腹痛，下痢がみられることもある．高齢者では肺炎にかかってもはっきりとした症状が出ないことがある．

検査 ▶胸部X線検査，血液検査．鼻腔や咽頭拭い液，喀痰，尿の細菌検査や培養検査．

2・コロナウイルス：かぜの15％（流行期は35％）は従来のヒトコロナウイルス（HCoV）感染によって引き起こされる．冬季に流行のピークがみられ，これまでにHCoV-229E，HCoV-OC43，HCoV-NL63，HCoV-HKU1 の4種類が知られている．動物から感染する重症肺炎ウイルスは，SARS-CoV，MERS-CoV があり，COVID-19 の原因ウイルスとしては SARS-CoV-2 が同定された．動物コロナウイルスは数多く検出されているが，種特異性が高いため，多くのウイルスは種の壁を越えてほかの動物に感染することはないと考えられている．

治療 ▶軽症であれば外来通院にて抗菌薬を投与する．重症例では，入院のうえ抗菌薬を点滴注射する．

➋ 百日咳

病態 ▶百日咳菌による急性の気道感染症で，咳が治るまでに約100日間かかることから百日咳と呼ばれる．短い咳が連続して出て，息を吸うタイミングでヒューヒューという音がする特有の咳発作が特徴的である．潜伏期間は5〜10日．ワクチンの普及により乳幼児の患者は減ったが，感染力が強く，咳による飛沫で感染しやすいために成人で増加している．ワクチン接種の受けられない新生児や乳児では，百日咳にかかると重症化することが多く，死亡率も高い．

症状 ▶

カタル期	軽い咳，鼻汁，くしゃみ，微熱	1〜2週間
痙咳期	短く何度も咳き込み，勢いよく息を吸うと笛のような呼吸音．顔がむくむこともある	2〜6週間
回復期	ひどい咳発作はあまり起こらないが，軽度の刺激で咳が出る状態が続く	数週間〜

検査 ▶鼻咽頭拭い液のPCR検査・培養検査，血液検査(抗体測定)，胸部X線検査(激しい咳では，肺炎の合併や気胸，肋骨骨折の有無を評価)．

治療 ▶薬物療法(マクロライド系抗菌薬)．咳がひどい場合には，鎮咳去痰薬や気管支拡張薬を使用することもある．

➌ 肺非結核性抗酸菌症(MAC症)

病態 ▶結核菌以外の抗酸菌(MAC菌[3])が肺に感染して起こる．多くは数年から10年以上かけてゆっくりと進行する．治療しても菌が完全に消えることはまれであり，治療終了後も再発していないか，定期的な胸部X線検査が必要である．

原因 ▶非結核性抗酸菌(土や水などの環境中に生息)．

症状 ▶無症状のこともある．咳，痰・血痰，だるさ，発熱，寝汗，体重減少がみられる．

検査 ▶喀痰培養(結果が出るまでに6週間かかる)により2回以上同じ菌が検出されて診断される．

治療 ▶喀血や空洞形成がある場合，高度な気管支拡張症例，病変が一側肺の1/3以上，排菌量が多い場合は，薬物療法を行う．自覚症状がなく，これらの条件にあてはまらない場合，75歳以上の高齢者では経過観察のみとなる．

3 • MAC菌：結核菌や，らい菌以外の非伝染性抗酸菌を非結核性抗酸菌と呼ぶ．このMAC菌は入浴施設や庭園の土などの環境中に生息し，発育は非常に緩徐である．

7　食中毒

病態▶微生物（細菌，ウイルス），自然毒（毒キノコ，フグ，スイセン），化学物質（農薬，洗剤）などがついた食品を食べることによって，下痢，腹痛，発熱，悪心・嘔吐などの消化器症状が出現する．細菌性食中毒は発生機序により，毒素型（生体外で産生された毒素が原因：黄色ブドウ球菌，ボツリヌス菌）と感染型（生体内で毒素が産生される：腸管出血性大腸菌，腸炎ビブリオ／毒素が産生されない：サルモネラ菌，カンピロバクター，病原性大腸菌）に分類される．集団食中毒の場合は，医師は24時間以内に保健所に届け出る．

原因▶原因のほとんどは細菌とウイルスである．ノロウイルスが食中毒の原因として最多である．腸管出血性大腸菌（O-157）とサルモネラ菌は死亡率が高い．そのほか，黄色ブドウ球菌，腸炎ビブリオ，カンピロバクターなどが食中毒の原因となる．

○ **食中毒の原因菌**

食中毒の原因	潜伏期間	原因となる食べ物
黄色ブドウ球菌	30分～6時間	菌に汚染された手で握ったおにぎり
腸炎ビブリオ	4～96時間	生の魚介類
腸管出血性大腸菌	12～60時間	加熱が不十分な肉，汚染された水・生野菜．血便，尿毒症，脳症になることもある
サルモネラ菌	6～48時間	十分に加熱していない卵，肉，魚
カンピロバクター	2～7日	加熱が不十分な鶏肉，汚染された水・生野菜
ノロウイルス	1～2日	十分に加熱していない生ガキなど．冬に多い
ボツリヌス菌	18～48時間	ボツリヌス菌の毒素に汚染された食品の缶詰，瓶詰め，真空パック．脳神経障害をきたす

症状▶下痢，腹痛，悪心・嘔吐，発熱．1日に10回以上の頻回の下痢や血便，強い吐き気や腹痛，頭痛があれば重症化に注意する．嘔吐を繰り返して吐血，吐き気により水が飲めない脱水状態，毒キノコやフグを食べてしびれや呼吸困難などの症状がある場合には，救急車による搬送が必要である．

治療▶自然に治ることが多いため，対症療法（整腸薬）を行う．脱水があれば輸液を行う．むやみに止瀉薬（下痢止め）は使わない．細菌性の食中毒（細菌は高温多湿を好むので夏に多い）には抗菌薬を投与する．ボツリヌス菌が原因の場合には抗毒素血清の投与，キノコ中毒や化学物質では胃洗浄・吸着剤などの処置を行う．フグ毒では入院

のうえ経過を観察し，必要に応じて人工呼吸管理を行う．

8 髄膜炎・脳炎

病態▶ 脳や脊髄は髄膜に包まれ，髄液と呼ばれる液体の中に浮かんでいるが，この髄膜を通り抜けて髄液に細菌やウイルス，真菌などが入り込み，髄膜や髄液に炎症を起こした状態が髄膜炎である．脳自体に炎症が起こると脳炎となる．髄膜炎菌性髄膜炎は感染力が強く集団感染を引き起こすことから，流行性髄膜炎とも呼ばれる．

原因▶ 感染性の髄膜炎・脳炎は細菌性髄膜炎と，ウイルスなどが原因の無菌性髄膜炎とに分けられる．そのほか，自己免疫性，薬剤性，腫瘍性のものもある．

細菌性髄膜炎	肺炎球菌，インフルエンザ菌，B群レンサ球菌，黄色ブドウ球菌，髄膜炎菌，大腸菌，リステリア菌，など
無菌性髄膜炎	エンテロウイルス属（エコーウイルス，コクサッキーウイルス），ムンプスウイルス，単純ヘルペスウイルス，マイコプラズマ，など

好発▶ 0〜4歳の乳幼児と10代後半の発症数が多い．

症状▶ 初期は感冒様症状（発熱，頭痛，悪心・嘔吐）．その後，急に悪化し，敗血症や髄膜炎・脳炎を引き起こす．急性劇症型では，数日以内に意識がなくなり，ショック状態となることもある．

◉ 髄膜炎・脳炎の主な症状

細菌性髄膜炎	頭痛，発熱，意識障害，首の硬直．脳炎になると，意識低下，けいれん，失語・麻痺など脳の部位に応じた症状が出現．数時間単位で急速に悪化する．髄液検査は通常は無色透明だが，米のとぎ汁様となる．
結核性髄膜炎	頭痛，発熱，嘔吐，意識障害，複視．免疫機能が低下している場合に発症リスクが高い．数日をかけて進行することが多い．
ウイルス性髄膜炎	高熱，頭痛，嘔吐，首の硬直．幼児期〜学童期の発症が多い．一般的に対症療法のみ．予後は良好．
ヘルペス脳炎	発熱，頭痛，嘔吐，首の硬直，意識障害（覚醒度の低下，幻覚・妄想など），けいれん，記憶障害，言語障害，人格変化，異常行動などがみられる．比較的急速に進行し，重症化しやすい．致死率20〜30％．側頭葉に画像所見を認め，脳波検査で周期性一側性てんかん型放電（PLEDs）を認める．

検査▶ 腰椎穿刺による髄液検査[4]で，細菌培養やウイルスDNA検査，炎症細胞数やタンパク・糖などの成分を調べる．画像検査（脳MRI，頭部CT検査），脳波検査．

治療▶ 原因によって異なる．抗菌薬，抗結核薬，抗ウイルス薬，抗真菌薬，ステロイドなどによる薬物療法を行う．治療が遅れると，記憶障害やてんかんなどの後遺症が残ることもある．

4 ● 髄液検査：背中を丸めた姿勢で横になり，第3，4腰椎から穿刺して脳脊髄液を採取する．

13 先天性疾患

先天性疾患とは，出生前の原因により生じた形態的・機能的異常の総称である．生まれたときからすでに認められるか，潜在する疾患である．日本の新生児・乳児の死亡原因の第1位は「先天奇形，変形および染色体異常」である．

1 分 類

先天性形態異常	先天性奇形
先天性機能異常	先天性の代謝異常，内分泌疾患，神経・筋疾患，血液疾患，免疫異常など多くの疾患を含む

2 原 因

① 先天性疾患の原因とその頻度

染色体異常	染色体の数の異常，構造異常などによって起こる疾患	約5〜10%
単一遺伝子変異	1種類の遺伝子の異常により発生する変異	約15〜20%
環境因子	胎内異常環境によって起こる疾患．母子感染，薬剤，放射線被曝，母体疾患，母体の栄養状態などによる	約5〜10%
多因子遺伝	複数の遺伝子や環境因子が相互に作用して発症すると考えられ，特定の原因を明らかにできないもの	約65〜70%

⊢② 遺伝形式

分類	遺伝形式	代表的な疾患
染色体異常（転座）		トリソミー[1]（13, 18, 21）の一部
染色体微細欠失		22q11.2欠失症候群[2], ウィリアムズ症候群[3]
単一遺伝子病	常染色体優性遺伝	マルファン症候群, 鎌状赤血球症
	常染色体劣性遺伝	先天性代謝異常症
	X連鎖優性遺伝	ビタミンD抵抗性くる病
	X連鎖劣性遺伝	血友病A, 慢性肉芽腫症
多因子遺伝病		口唇口蓋裂, 先天性心疾患, 多指症など
ミトコンドリア病		ミトコンドリア性糖尿病, MELAS（ミトコンドリア脳筋症）[4]

3 染色体異常症

概要 ▶ 染色体には複数の遺伝子が含まれるので, 遺伝子の過不足により, 全身に多彩な症状（成長障害, 精神発達遅滞, 多発奇形など）が認められる.

原因 ▶ 染色体の数の異常（トリソミー, モノソミー）, 染色体の構造異常（切断・再結合, 量の変化のない均衡型）, 単一遺伝子変異など, 突然変異により生じる（散発例）. 1つの個体に, 複数の染色体構造をもつ細胞が混在する状態をモザイクと呼ぶ.

染色体異常の頻度 ▶ 染色体は高率に生じているが, その多くは母親が妊娠に気づく以前に死亡（母親は月経と認識する）, あるいは流産し, 育つ生命力のある胎児が出生に至る. 出生した児の染色体異常症（症状がある例）は約0.4％である.

○ 染色体異常の頻度

一般健康人の精子	約10％
一般健康人の卵子	約20％
ヒトの受精卵	約30％

診断 ▶ 染色体分析（G-分染法, FISH法, MLPA法, CGHアレイ法など）で診断する.

分類 ▶

常染色体異常症	ダウン症候群, 18トリソミー症候群, 13トリソミー症候群, 5pモノソミー症候群, 22q11.2欠失症候群
性染色体異常症	ターナー症候群, クラインフェルター症候群

1 ・トリソミー：2本であるはずの染色体が1本多く, 3本で生まれてくる染色体異常. 21トリソミーはダウン症候群.

2 ・22q11.2欠失症候群：80％に先天性心疾患（ファロー四徴症や大動脈離断症）を合併し, 精神発達遅滞, 特徴的顔貌をきたす症候群. 22番染色体に, 顕微鏡では見えない程度の微細欠失が認められ, TBX1というヒトの形をつかさどる遺伝子が欠失することで発症する先天性疾患. 指定難病.

3 ・ウィリアムズ症候群：7q11.23の微細欠失により生じる先天性疾患. 特徴的な妖精様顔貌, 精神発達の遅れ, 大動脈弁上狭窄などを有する隣接遺伝子症候群. 指定難病.

4 ・MELAS（ミトコンドリア脳筋症）：ミオパチー（M）, 脳症（E）, 乳酸アシドーシス（LA）, 脳卒中様発作（S）を特徴とする疾患. 小児期に発症する多臓器疾患であり, 脳卒中様発作を繰り返し, 青年期までに徐々に運動能力, 視力, 精神機能を損ない, 感音性難聴を生じる.

4　先天性奇形・奇形症候群

ベックウィズ・ヴィーデマン症候群	巨舌，臍ヘルニア，臍帯ヘルニア，乳児期〜幼児期の腫瘍発生
プラダー・ウィリー症候群	知的能力障害，低身長，性腺機能不全
ソトス症候群	知的能力障害，特異的顔貌
マルファン症候群	高身長，長い手足，くも指，脊椎変形，大動脈瘤，水晶体偏位
脆弱X症候群	知的能力障害，長い顔，下顎の突出，大きな耳介
歌舞伎症候群	切長の目，斜視，鼻涙管閉鎖，低身長，軽〜中等度知的障害，慢性中耳炎 → 伝音難聴
ウィリアムズ症候群	低身長，妖精様顔貌，視空間認知障害，軽度〜中等度の知的能力障害，心血管異常（大動脈弁上狭窄，末梢性肺動脈狭窄），聴覚過敏，慢性中耳炎，進行性感音難聴，歯牙形成異常，斜視，遠視，関節弛緩
ピエール・ロバン症候群	小顎症，舌根下垂，それに伴う乳児期の吸気性気道閉塞
トリーチャー・コリンズ症候群	頬骨と下顎骨の低形成（呼吸障害），外耳・中耳奇形（伝音難聴），虹彩部分欠損，下眼瞼欠損，下睫毛欠損，視力障害，口蓋裂・軟口蓋形成不全
チャージ症候群	ぶどう膜欠損，先天性心疾患，後鼻孔閉鎖，成長障害・知的能力障害，外陰部異常，耳の奇形・難聴
神経管閉鎖障害	無脳児（生存不可），腰仙部の癒合異常 → 二分脊椎（脳室拡大，膀胱直腸障害，歩行障害） ＊妊娠前からの葉酸（0.4mg/日）の摂取により予防可能である

5　先天性代謝異常症の分類

① 糖代謝異常症[5]
② アミノ酸代謝異常症
③ 有機酸代謝異常症
④ 脂肪酸代謝異常症
⑤ ライソゾーム病[6]
⑥ ペルオキシソーム病
⑦ ミトコンドリア病
⑧ 脂質代謝異常症（家族性高コレステロール血症）
⑨ 微量元素代謝異常症[7]

5 • 糖代謝異常症：ガラクトース血症など．

6 • ライソゾーム病：スフィンゴリピドーシス，ムコ多糖症，糖原病など．

7 • 微量元素代謝異常症：銅，鉄，亜鉛などの代謝異常．ウィルソン病など．

6 主な先天性疾患

■① 主な染色体異常症

ⓐ ダウン症候群

核型 ▶ 21番染色体が3本ある(21トリソミー).

罹病率 ▶ 出生700〜1,000人に1人. 母体の加齢とともに出生頻度が上昇する.

症状 ▶ 新生児期・乳児期の筋緊張低下, 知的能力障害(IQ 30〜70), 特異な顔貌(眼瞼裂斜上, 鼻根部平坦), 短い頸, 短い四肢・指趾. 先天性心疾患は40%にみられる. 屈折異常による視野障害, 滲出性中耳炎・伝音難聴などの聴覚障害, 甲状腺機能異常, 消化管奇形, 環軸椎亜脱臼, 白血病などを合併することがある. 易感染性(とくに乳児期).

生命予後 ▶ 先進国での寿命は約60歳. 理学療法・作業療法を組み入れた早期療養により, 身辺自立が可能となってきている.

ⓑ 18トリソミー症候群

核型 ▶ 18番染色体が3本ある.

罹病率 ▶ 出生3,500〜8,500人に1人.

症状 ▶ 低出生体重, 先天性心疾患, 知的能力障害. 折り重なり指, 揺り椅子の底状の足.

生命予後 ▶ 不良のことが多い.

ⓒ 13トリソミー症候群

核型 ▶ 13番染色体が3本ある.

罹病率 ▶ 出生6,000人に1人.

症状 ▶ 頭部, 顔面, 心臓, 消化管, 腎臓などに多発奇形. 重度の知的能力障害.

生命予後 ▶ 不良.

ⓓ 5pモノソミー症候群

核型 ▶ 5番染色体の短腕の末端部欠損.

罹病率 ▶ およそ5万人に1人.

症状 ▶ 低出生体重, 出生後の成長障害, 乳児期は子猫のような高調の泣き声, 乳幼児期は丸い顔(加齢とともに細長くなる), 小頭症, 眼間解離, 内眼角贅皮, 斜視, 耳介低位, 耳介変形, 知的能力障害, 筋緊張低下, 先天性心疾患, 脊椎変形, 腎奇形.

生命予後 ▶ 比較的良好.

ⓔ 22q11.2欠失症候群

核型 ▶ 22番染色体の長腕の微細欠失. 染色体微細欠失症候群のなかで最も頻度が高い.

罹病率 ▶ 出生4,000〜6,000人に1人.

症状 ▶ 副甲状腺の発生障害(低カルシウム血症), 胸腺の欠損(細胞性免疫不全), 先天性心疾患, 鼻咽腔閉鎖不全・口蓋裂(哺乳・摂食・構音障害), 難聴(伝音性または感音性), 斜視, 特有の顔貌(両眼離開, 眼瞼狭小, 鼻翼低形成, 狭い口, 耳介下位付着, 過剰に折れ込んだ耳輪など), 知的能力障害, 学習障害(重度ではない).

f ターナー症候群

核型 ▶ X染色体のモノソミー. 代表的核型は45, X.

頻度 ▶ 新生女児約1,000〜2,000人に1人.

症状 ▶ 知能は一般に正常.

新生児期	翼状頸, 手背・足背の浮腫
幼児期以降	低身長(成長ホルモンは分泌されているが効きが悪い)
思春期以降	二次性徴の欠如(卵巣・卵管・子宮・腟は正常に存在するが, 卵巣の老化が早期に起こる), 不妊, 心血管奇形, 腎奇形, 外反肘, 広い乳頭間距離

治療 ▶ 低身長に対しては成長ホルモンが適応となる. 二次性徴の欠如に対しては女性ホルモンを投与する.

g クラインフェルター症候群

核型 ▶ X染色体を2本以上有し, 原発性性腺機能不全が認められる男性(過剰なX染色体がY染色体の作用を阻害). 代表的核型は47,XXY(80%). 46,XY/47,XXYのモザイクが約10%, そのほか, 48,XXXY, 48,XXYYなどがある.

罹病率 ▶ 男児1,000出生に1人.

症状 ▶ 高身長, 長い手足, 女性化乳房(思春期以降), 精巣発育不全, 無精子症(男性不妊の原因疾患として重要). 知的能力障害や行動異常を合併することがある. 悪性腫瘍の合併頻度が高い. 成人では2型糖尿病の頻度が高い.

h プラダー・ウィリー症候群

核型 ▶ 15番染色体長腕の15q11-q13に存在する刷り込み遺伝子の機能喪失が病因である.

頻度 ▶ 10,000〜25,000人に1人. 男女差や人種差はない.

症状 ▶ 乳児期の筋緊張低下と哺乳障害. 幼児期からの過食と肥満. 知的能力障害, 小さな手足, 低身長, 性腺機能不全.

❷ 主な先天性代謝異常症

a フェニルケトン尿症

病態 ▶ フェニルアラニン水酸化酵素の異常のため, フェニルアラニンからチロシンが合成されず, 血中にフェニルアラニンが蓄積され,

チロシンが減少する．高濃度のフェニルアラニンが，神経症状を引き起こす．

遺伝形式 ▶ 常染色体劣性遺伝．

症状 ▶ 知的能力障害，けいれん．

治療 ▶ フェニルアラニン制限食による食事療法を行う．欠損酵素の種類によって，補酵素テトラヒドロビオプテリン（BH4）や，L-ドーパなどの神経伝達物質の投与が有効な病型がある．

b メープルシロップ尿症

病態 ▶ 分枝鎖アミノ酸のロイシン，イソロイシン，バリン由来のα-ケト酸を分解する分枝鎖ケト酸脱水素酵素複合体の異常により，血中に分枝鎖アミノ酸と分枝鎖ケト酸が増加する．

遺伝形式 ▶ 常染色体劣性遺伝．

症状 ▶ けいれん，脳浮腫，知的能力障害．治療しないと死に至る．

治療 ▶ 分枝鎖アミノ酸制限食による食事療法を行う．

c ホモシスチン尿症

病態 ▶ アミノ酸代謝酵素の欠損により，血中にメチオニンの代謝産物のホモシステインが増加し，シスチンが欠乏する．尿中にはホモシステインの二量体のホモシスチンが排泄される．

遺伝形式 ▶ 常染色体劣性遺伝．

症状 ▶ 水晶体偏位（Zinn小帯の脆弱化による），骨粗鬆症・骨格異常，血栓症，知的能力障害．

治療 ▶ 食事療法（低メチオニン高シスチン食），ベタイン療法（ホモシステインを減少させる），ビタミンB_6の大量投与（B_6が補酵素）．

d 尿素サイクル代謝異常症

病態 ▶ 体内で発生する有毒なアンモニアは肝臓の尿素サイクルで無毒な尿素に代謝されるが，この尿素サイクルの機能異常によって血中のアンモニアが増加する．新生児マス・スクリーニングのタンデムマス法では，シトルリン血症1型，アルギノコハク酸尿症などが対象疾患に含まれる．

症状 ▶ 血中アンモニア上昇による嘔吐，けいれん，知的能力障害．

治療 ▶ 薬物療法，食事療法（十分なカロリーを含む低タンパク食），腹膜透析・血液透析，L-カルニチンの投与（代謝の改善），抗菌薬の投与（腸内細菌の抑制）．

e 有機酸代謝異常症

病態 ▶ タンパク質を処理するときにできる有機酸の処理機能が低下することで，有機酸が体内に増加する．タンデムマス法では，メチルマロン酸血症，プロピオン酸血症，イソ吉草酸血症，メチルクロトニルグリシン尿症，HMG血症，複合カルボキシラーゼ欠損症，グ

ルタル酸血症1型などが対象疾患である.

症状▶代謝性アシドーシス，高アンモニア血症（嘔吐・神経障害）.

治療▶食事療法（タンパク質あるいは特定のアミノ酸制限），L-カルニチン投与（有機酸を体外に排出），ビタミン（ビタミンB₁₂，ビオチンなど）投与，腹膜透析・血液透析，肝移植.

f 脂肪酸代謝異常症

病態▶脂肪酸はエネルギー源として重要であるが，脂肪酸の利用に異常がある先天性代謝異常症である. タンデムマス法では，MCAD欠損症，VLCAD欠損症，TEP/LCHAD欠損症，CPT1欠損症，CPT2欠損症などが対象疾患である.

症状▶普段は元気にしていても，長時間の絶食や感染症などでエネルギー消費が増加したときなどに，突然，重症の低血糖を起こし，突然死の危険がある.

治療▶食事指導（食事の間隔を8時間以上あけない，感染症などで食事が取れないときは早めにブドウ糖を輸液するなど），食事療法（長鎖脂肪酸の摂取制限と中鎖脂肪酸の摂取）.

g ガラクトース血症

病態▶ガラクトース関連酵素の遺伝的欠損で起こる先天性代謝異常症である. ガラクトース，ガラクトース-1-リン酸などが体内に蓄積され，その臓器障害性によって症状が出現する. ガラクトキナーゼ（GALK），ガラクトース-1-リン酸ウリジルトランスフェラーゼ（GALT），ウリジン二リン酸ガラクトース-4-エピメラーゼ（GALE）の3種類の酵素欠損が知られている.

遺伝形式▶常染色体劣性遺伝.

症状▶GALT欠損症（生後まもなくからの消化器症状，肝機能異常，白内障. 致死的である），GALK欠損症（白内障のみ），GALE欠損症（日本では重症例なし. 重症例はGALT欠損と同様で致死的である）.

治療▶乳糖除去ミルク，乳糖除去食などの食事療法を行う.

h ライソゾーム病

病態▶ライソゾームは細胞内の小器官であり，種々の加水分解酵素を有する細胞内ゴミ処理施設として機能する. この加水分解酵素の欠損のために，分解されなかった物質がライソゾーム内に蓄積する疾患の総称が，ライソゾーム病である. 糖原病ではグリコーゲンが，リピドーシスではスフィンゴ脂質などの脂質が，ムコ多糖症ではムコ多糖がそれぞれの分解障害のために，種々の臓器に蓄積して障害をきたす.

治療▶酵素補充療法，造血幹細胞移植，基質合成抑制療法.

1 糖原病

病態▶グリコーゲンはグルコースが多数結合したもので，グルコースの貯蔵型である．消化吸収されたグルコースの余剰分はグリコーゲンに合成されて肝臓に蓄えられ，必要時にグルコースに分解されて血糖が維持されている．糖原病では，グリコーゲンの分解酵素の異常により，グリコーゲンがグルコースに分解されず，肝臓や筋肉にグリコーゲンが蓄積される．

遺伝形式▶多くは常染色体劣性遺伝．

頻度▶糖原病全体でおよそ新生児数万人に1人．

症状▶肝腫大から肝硬変，低血糖などが出現する．

治療▶食事療法(低血糖予防のために頻回の食事，生のコンスターチを投与)，酵素補充療法．

2 リピドーシス

病態▶細胞内のライソゾームにスフィンゴ脂質などの脂質が蓄積する．

遺伝形式▶常染色体劣性遺伝，一部はX連鎖性劣性遺伝(ファブリー病[8])．

症状▶肝脾腫，神経症状はみられるが，知的能力障害はない．

検査▶ニーマン・ピック病，GM1ガングリオシドーシスなどでは，眼底にチェリー・レッド・スポットが出現する．

i ウィルソン病

病態▶肝臓から胆汁中への銅の排泄障害のため，銅が蓄積して細胞障害をきたす先天性銅代謝異常症である．

遺伝形式▶常染色体劣性遺伝子．原因遺伝子はATP7B．

頻度▶約35,000人に1人．

症状▶肝障害，神経障害(精神障害，錐体外路症状)，カイザー・フライシャー角膜輪．

検査▶血清セルロプラスミン低値，尿中銅排泄量増加，肝組織中の銅含量増加．

治療▶D-ペニシラミン，トリエンチン(キレート剤)，低銅食療法，亜鉛薬(銅吸収阻害)，肝移植(肝不全例に対して)．

3 先天性の内分泌疾患

a 先天性甲状腺機能低下症(クレチン症)

病態▶先天的に何らかの原因により甲状腺ホルモンが不足する疾患である．甲状腺ホルモンは成長・発達に不可欠なため，甲状腺ホルモンの不足は，身体・知能の成長・発達の遅延を招く．とくに，中枢神経系の分化・成長が盛んな胎児期・新生児期・乳児期における

8 •ファブリー病：ライソゾーム内の酵素であるα-ガラクトシダーゼ活性が，欠損あるいは低下している遺伝性希少疾患の一つ．四肢疼痛，タンパク尿，心機能障害(心肥大，不整脈)，脳血管障害，角膜混濁，被角血管腫，無汗症などを生じる．治療は酵素補充療法，薬理学的シャペロン療法，対症療法を行う．

甲状腺ホルモンの欠乏は，不可逆的な知的能力障害を起こす．

症状 ▶ 遷延性黄疸，便秘（2日以上出ない），臍ヘルニア，体重増加不良，皮膚乾燥，活動不活発，巨舌（口からはみ出る），嗄声（泣き声がかすれている），手足の冷感，浮腫，小泉門開大（0.5 × 0.5 cm以上）．

検査 ▶ 新生児マス・スクリーニングは血中TSHを測定（自治体によっては，血中TSHとfree T₄を測定）→ TSH高値（とfree T₄低値）は原発性甲状腺機能低下症，TSH低値（とfree T₄低値）は視床下部性／下垂体性甲状腺機能低下症を疑う．

予後 ▶ 早期に発見されて甲状腺ホルモンの補充療法を受ければ，ほぼ正常になる．

b 先天性副腎皮質過形成

病態 ▶ 副腎皮質でのホルモン合成に関与する酵素が，先天的に欠損した疾患である．ネガティブフィードバックによりACTHが増加し，副腎皮質の過形成を生じる．欠損酵素の種類によって複数の疾患がある．

治療 ▶ 不足するホルモンの補充．

21水酸化酵素欠損症 ▶ 最も頻度が高い．グルココルチコイドとミネラルコルチコイドが不足するが（低血糖，哺乳不良，体重増加不良，ショック），副腎性男性ホルモンは過剰（男児の性早熟，女児の外性器男性化）である．新生児マス・スクリーニングの対象疾患（血中の17-ヒドロキシプロゲステロン高値）．

14 運動器疾患

　骨，筋肉，靱帯といった組織と，その集合体である関節，脊椎などに関わる疾患である．高齢者では変形性関節疾患が多く，要介護となる要因には，骨折・転倒，関節疾患，頸髄損傷などの運動器疾患が関わる．運動器疾患では，その部位や程度に応じた局所の痛みや動かしにくさを生じる．また，しびれや腫れ，移動能力の低下や種々の機能障害により，生活の質を大きく下げることが特徴である．

1 脊椎・脊髄疾患

1 変形性脊椎症

　加齢に伴う椎間板の変化により腰や背中の痛み，動きづらさなどの症状が引き起こされる．骨棘で神経根や脊髄が圧迫されることにより，手足の痛みやしびれ（頸椎症性脊髄症）や，痛みやしびれのために長い距離を続けて歩けない（腰部脊柱管狭窄症）などの症状が出ることもある．

原因▶重いものを運ぶ，背骨に負担のかかるスポーツが原因となる．喫煙，肥満とも関与する．

症状▶腰痛，背部痛，左右両方の手足の痛み．頸椎症性脊髄症では，細かな手の動作が難しい，歩いていると足がもつれる，手足がしびれる．腰部脊柱管狭窄症では，歩くと症状が悪化するが，前屈みになると和らぐ．

検査▶X線撮影により椎体に骨棘ができているか，椎間板の減り，椎体と椎体の間の狭さなどを評価する．神経の圧迫症状が疑われる場合は，MRI検査をする．腰部脊柱管狭窄症では，下肢の血流が低下する閉塞性動脈硬化症との鑑別のため，脈波伝播速度検査をする．

治療▶禁煙，肥満者には減量を指導．背筋や腹筋を鍛える．痛みがある場合は，消炎鎮痛薬・筋弛緩薬，神経ブロック注射を行う．コルセットによる患部固定や，温熱療法・体操などの理学療法，骨の変形が強い場合は手術を行うこともある．

┠❷ 椎間板ヘルニア

病態 ▶ 椎間板に強い衝撃や負荷がかかり，椎間板が後方に膨隆したり，椎間板の中心にある髄核がはみ出したりして，脊髄や馬尾神経，神経根を圧迫する．頸椎椎間板ヘルニアや腰椎椎間板ヘルニアがある．神経の走行に応じた下肢の痛みやしびれ，知覚低下，筋力低下などの症状が出る．

検査 ▶ 神経学的所見，X線検査，MRI検査．

┠❸ 脊椎圧迫骨折（脊椎椎体骨折）

病態 ▶ 多くは骨折のリスクが高い骨粗鬆症を伴う高齢者にみられる外傷である．若年者や壮年者では，交通事故や転落事故で受傷することもある．転移性骨腫瘍によるものもある．多発的に圧迫骨折が生じると背中が丸くなり（円背），身長が低くなる．

症状 ▶ 転倒や尻もちなどの外傷エピソードに伴う圧迫骨折では，ズキズキと痛む．骨折した部分を動かすと強い痛みを感じる．骨粗鬆症による慢性的なものではあまり痛みを感じないこともある．転移性骨腫瘍による圧迫骨折では，安静にしていても痛みを感じる．

検査 ▶ 単純X線撮影で脊椎椎体の変形の有無を確認する．破裂骨折（骨片が脊柱管内に突出して脊髄や馬尾神経を圧迫）や脊髄損傷の疑いがある場合は，CT検査やMRI検査をする．骨粗鬆症患者では，骨密度検査や骨代謝マーカーを測定する．転移性骨腫瘍を疑う場合は，骨シンチグラフィを行う．

治療 ▶ 神経麻痺がなければ，安静（横になる，前屈みを避ける，コルセット着用）と，薬物による疼痛コントロールにより，2〜3ヵ月で骨癒合と症状軽快が期待できる．ときに手術を行うこともある．骨粗鬆症の治療と，転倒防止策が重要である．

┠❹ 腰椎圧迫骨折

病態 ▶ 腰椎の椎体に生じる骨折であり，高齢者，とくに女性に多い．

原因 ▶ 骨粗鬆症[1]（高齢者，ステロイド使用など）．

症状 ▶ 強い腰痛．とくに寝返りや起き上がりの動作時に強い痛みがある．

治療 ▶ コルセットで患部を固定する．日常生活のなかでの姿勢を矯正し，安静を保持する．保存療法で改善しなければ手術（椎体形成術）を行うこともある．

1・骨粗鬆症：骨量が減って骨が弱くなり，骨折しやすくなる病気．閉経後の女性や高齢者に多い．

2 関節疾患

1 変形性膝関節症

病態 ▶ 立位や歩行時の荷重や筋肉の収縮力によって，膝関節面に大きな負荷が持続的にかかって生じる．50歳以降の膝痛の多くが，変形性膝関節症である．中高年者に多い．

原因 ▶ 軟骨への負荷増大，加齢や閉経に伴う軟骨の脆弱化が原因である．予防には減量と膝関節を支える筋群（大腿四頭筋，ハムストリング）の筋力を強化する．

症状 ▶ 長距離の歩行や階段昇降，立ち座りなどでの膝痛，正座ができない，腫れる，曲げにくい（可動域制限）などがみられる．

検査 ▶ 可動域の評価，X線検査（軟骨の摩耗，関節裂隙の狭小化，骨棘）．

治療 ▶ 保存療法として消炎鎮痛薬の内服・外用，ヒアルロン酸やステロイドの関節内注射などの薬物療法，理学療法（運動療法など）などを行う．歩行時痛や内反変形（O脚変形），可動域制限が強くなると人工関節置換術を考慮する．

2 変形性股関節症

病態 ▶ 軟骨の摩耗や骨の変形により，立位や歩行時に痛みが生じ，骨頭や臼蓋の変形が進行しながら時間をかけて徐々に症状が悪化していく．減量により進行を遅らせることができる．関節を十分に動かすことも重要である．

原因 ▶ 高齢者の増加に伴い，明らかな原因のない一次性が増加している．ほかに，発育性股関節形成不全，寛骨臼形成不全，ペルテス病，大腿骨頭すべり症，外傷などの原因による二次性がある．

症状 ▶ 立ち上がりや歩行時の股関節痛，可動域制限（屈曲制限，外転制限）などがみられる．

検査 ▶ X線検査（軟骨の摩耗，骨の変形，骨嚢胞形成），MRI検査（大腿骨頭壊死症）．

治療 ▶ 理学療法，消炎鎮痛薬の内服・外用，手術（骨切り術，人工股関節手術[2]）などを行う．

3 肩関節疾患

a 肩関節周囲炎

　関節を構成する骨や軟骨，靱帯や腱などの老化により，肩関節の周囲組織に炎症が起きる．50歳以降に多く，五十肩とも呼ぶ．肩の痛みや運動制限，夜間の痛みで眠れないこともある．痛みが強いと

2 • 人工股関節手術：total hip arthroplasty（THA）．変形性股関節症や大腿骨頭壊死症，関節リウマチの股関節病変などの疾患のために股関節が著しく壊れてしまった場合の手術療法の一つ．

きは安静とし，消炎鎮痛薬の内服や関節内注射，リハビリテーションを行う．改善しない場合は関節鏡視下手術などを考慮する．

b 肩腱板断裂

完全断裂と不全断裂があり，肩の使いすぎが原因と考えられている．40歳以上の男性，右肩に好発するが，若年者では投球肩で不全断裂が起こる場合がある．断裂部が治癒することはないが，多くは保存療法（安静，関節内注射，運動療法）で軽快する．疼痛や運動障害が改善しない場合は手術を行うこともある．

3 関節リウマチ

病態▶ 自己免疫の関与により，関節内に存在する滑膜が異常に増殖し，関節内に慢性の炎症を生じる．進行すると関節が破壊されて変形し，さまざまな機能障害を引き起こす．関節症状に加えて，微熱，貧血，全身倦怠感などが合併することもある．さらに進行すると，関節が破壊されて指が短くなったり，関節が脱臼したりして強く変形する．ときに首の一番上の背骨が前にずれて脊髄が圧迫されることで，手足が麻痺したり呼吸がしにくくなったりする．

好発▶ 30〜40代の女性に多い．

症状▶ 両側の手や足の指の関節が腫れる．とくに朝にこわばる感じが強い．次第に水がたまったり，動きにくくなったり，痛みのために日常生活が困難になる．膝関節や股関節など，大きな関節に病変が進むこともある．

診断▶ 5項目の臨床症状，血清リウマトイド因子，X線検査での変化のうち，4項目以上の関節リウマチの所見が6週間以上持続していることで診断する．

治療▶ 抗リウマチ薬，非ステロイド性抗炎症薬，免疫抑制薬，生物学的製剤などを投与．理学療法も有効である．ときに手術が必要となることもある．

4 骨軟部腫瘍

骨や軟部組織（筋肉，脂肪組織，末梢神経，皮膚・皮下組織，血管など）にできる腫瘍であり，原発性と転移性がある．骨軟部腫瘍の9割以上は良性とされ，骨軟骨腫，孤立性骨嚢腫，線維性骨異形成，脂肪腫，神経鞘腫，血管腫などが含まれる．

┼❶ 原発性骨軟部腫瘍

発生頻度が少なく，悪性である骨軟部肉腫は希少がんと呼ばれる．骨肉腫，ユーイング肉腫，軟部肉腫などがある．治療としては，手術，抗がん剤治療，放射線治療，重粒子線治療などを行う．

┼❷ 転移性骨軟部腫瘍

がんの骨転移では，疼痛や病的骨折が生じる．脊椎に転移した場合は，麻痺による歩行困難が現れることもある．

5 外傷 (がいしょう)

┼❶ 骨折

骨が壊れることを骨折と呼び，骨にヒビが入った場合，骨の一部が欠けた場合，骨がへこんだ場合も含む．弱い力でも，同じ場所に繰り返し長時間の力がかかり続けると骨折することもある（疲労骨折）．がんの骨転移があったり，骨全体が弱っていると，弱い力でも簡単に骨折する（病的骨折）．骨折するとその部位に痛みと腫脹が出現する．ひどい場合は動かせなくなり，外見が変形したりする．

┼❷ 脱臼 (だっきゅう)

関節を形成している骨がはずれること．亜脱臼は関節の骨の位置が部分的にずれた状態である．肩，肘，顎，股，膝などで起こり，疾患によるものや外傷によるものがある．強い痛みと腫れ，しびれが生じる．早く正確な位置に戻す整復を行うことが重要である．徒手的に整復する場合と，手術によって行う場合がある．整復後は患部を安静にして固定する．回復したら筋力を強化する．反復脱臼や骨折を伴う場合は手術を行う．

┼❸ 靱帯損傷 (じんたい)

4つある膝の靱帯（内側側副靱帯，外側側副靱帯，前十字靱帯，後十字靱帯）に大きな力が加わることで損傷が生じる．スポーツ外傷や交通外傷が多い．膝の痛みや動きにくさ，関節内血腫による腫れがみられる．2〜4週間で落ち着くが，損傷の状況や部位によっては関節の不安定性が強く，歩行障害が起きやすくなる．軽症ではギプス固定，そのほかは靱帯再建の内視鏡手術などを行う．

a スポーツ外傷

スポーツ活動中に急激に大きな力が加わって起こる不慮のけがを (ふりょ)

いう．スポーツ動作の繰り返しによって特定の骨や筋肉，靭帯が酷使されることによって起こるものをスポーツ障害と呼ぶ．捻挫や肉離れなどのスポーツ外傷では，損傷部位の障害を最小限にとどめるために，医療機関に搬送する前の応急処置（安静，テーピング[3]，冷却，弾性包帯で圧迫，患肢の挙上など）を行う．意識障害，ショック，頭頸部・背部の外傷や出血，骨折や脱臼，著しい変形を伴う場合は，むやみに体を動かさないようにしたまま救急車を呼ぶ．

b テニス肘（上腕骨外側上顆炎）

病態 ▶ 年齢とともに肘の腱が痛むことで発症する．スポーツだけではなく，手をよく使う仕事などでも起こる．

症状 ▶ ものをつかんで持ち上げる動作やタオルをしぼる動作をすると，肘の外側から前腕にかけて痛む．

治療 ▶ 保存療法として，局所の安静，手首や指のストレッチ，外用薬の使用，肘の外側に局所麻酔薬とステロイドの注射，テニス肘用バンド装着などがある．保存療法が無効な場合には手術を行うこともある．

6　体表の先天異常

1 先天的な形態異常

　先天的に四肢や耳などの形態異常や欠損がみられることがあり，母親が妊娠中に接触した有害物質や内服した薬剤など（催奇形物質），感染症，高温などに曝露すると，胎児の形態異常などを引き起こすリスクが高くなる．四肢の正常な発達が，何らかの原因により子宮内で中断するもの，原因不明のものなどもある．手足などの運動器に関する異常が多いが，体表の先天異常には顔面に異常をきたすものもある．

合指症 ▶ 手や足の指が癒合しているものをいう．手や足の指の先天性疾患のなかでは最多である．手では第3・4指の間，足では第2・3趾の間に多い．しばしば多指症，短指症，巨指症などの手指先天性疾患を合併する．

多指症 ▶ 手や足の指が多い状態のこと．手では親指に多く，足では小指に多い．

口唇口蓋裂 ▶ 上唇の皮膚や筋肉と，口蓋に割れ目が生じている状態である．口唇裂と口蓋裂とがあり，両者を合併する場合もある．500人に1人の割合で発生する．哺乳障害や構音障害などの機能的な問題や，整容的な問題があるため，手術を行う．

---

3 • テーピング：外傷の予防，再発防止，応急処置のために専用のテープなどで関節や筋肉を保護し，関節可動域の制限・固定・圧迫を行い，動作をサポートする．

❷ 先天性四肢障害

　事故や何らかの疾患の治療のために，手足の指や四肢を切断することがある．喫煙や糖尿病が原因の閉塞性動脈硬化症による潰瘍（かいよう）や，壊死（えし）を伴う重症の下肢末梢動脈閉塞，骨肉腫などの悪性疾患では下肢切断を要する場合があり，切断端形成術やリハビリテーションを要する．<u>先天性四肢形成不全</u>や上肢・下肢の欠損を認める<u>先天性切断症</u>においても，小児期からのリハビリテーションにより，義肢や装具によって機能を補うことができる．

7　代謝性骨疾患ほか

❶ 骨粗鬆症（こつそしょう）

疫学▶高齢女性に多いが，25％は男性である．転倒により大腿骨骨折や椎体圧迫骨折を生じる．

原因▶加齢，二次性（アルコール依存症，COPD，胃腸疾患，甲状腺機能亢進症），薬剤性（ステロイド，抗けいれん薬，抗うつ薬の一種など）がある．

検査▶骨密度測定，血液検査（骨代謝マーカー）．

対策▶転倒予防，適度な運動，骨粗鬆症治療薬の投与などを行う．

❷ 特発性大腿骨頭壊死症

病態▶大腿骨頭は血流障害を起こしやすい部位であり，何らかの原因によって同部位に骨の壊死が引き起こされ，体重を支えきれずに陥没（かんぼつ）変形を起こして痛みが出る．比較的急に始まる股関節痛（こかんせつつう）と跛行（はこう）をきたす疾患である．

原因▶原因は不明だが，男性ではアルコール多飲，女性ではステロイド（副腎皮質ホルモン薬）の使用に関連して生じることが多い．

検査▶MRI検査（帯状低信号域），骨シンチグラフィ．

治療▶初期は杖を使った歩行や局所の安静，消炎鎮痛薬を投与する．ステロイドの使用などで骨粗鬆症の程度がひどい場合には，壊死が広く変形が進行する可能性が高い．進行すると大腿骨内反骨切り術，大腿骨頭回転骨切り術など，自分の骨を使う手術や人工関節手術が行われる．

8　腱・筋疾患

┣❶ 腱鞘炎
（けんしょうえん）

特徴▶腱と腱鞘の間に摩擦力がかかって炎症が起きると腱鞘炎となる．手の屈筋腱に最も多くみられる．進行すると，腱がむくんで太くなり，腱鞘も太くなるため，指を動かすときにひっかかりが生じてばね指[4]となり，指の付け根に痛みや腫れ，熱感を生じる．

誘因▶女性ホルモンの変化（更年期や妊娠周産期に多い），手指の酷使（こくし）（携帯電話やパソコン操作）などが原因となる．

治療▶運動療法（ブロックエクササイズ[5]）・ストレッチ（肘を伸ばして手首と指を反らす），消炎鎮痛薬などの投与．

┣❷ 横紋筋融解症
（おうもんきん）

特徴▶骨格筋細胞の壊死（えし）・融解（ゆうかい）により筋細胞内の成分が血液中に流出し，大量のミオグロビンが尿細管を閉塞して急性腎不全の原因となる．ときに循環血液量減少に伴うショックや，高カリウム血症による突然の心停止も起こりうる．

誘因▶脂質異常症治療薬（スタチン，フィブラート系），ニューキノロン系抗菌薬，全身麻酔薬などの薬剤が原因となる．向精神薬やパーキンソン治療薬と関連する悪性症候群[6]によっても引き起こされる．

症状▶四肢の脱力感・腫脹，しびれ・痛み，赤褐色尿が現れる．

検査▶CPKの異常高値，ミオグロビン尿を調べる．

治療▶早期大量輸液，尿のアルカリ化，強制利尿を行う．腎不全には血液浄化療法が行われる．

4・ばね指：指の曲げ伸ばしにひっかかりが生じ，無理に戻そうとするとバネのように跳ねて戻る．親指＞中指＞薬指＞小指＞人差し指の順で起こりやすい．

5・ブロックエクササイズ：指の第3関節（MP関節）が90°になるようにブロックを手のひらに握り，この状態で10秒間強く力を入れる．

6・悪性症候群：向精神薬の開始や再開，パーキンソン治療薬の中止・減量などによって生じる高熱，意識障害，筋硬直，横紋筋融解などをきたす症候群．

15 神経疾患

神経疾患のなかでとくに重要なのが神経変性疾患である．神経変性疾患には，錐体外路系疾患，脊髄小脳変性症がある．

錐体外路系疾患とは，神経変性疾患のうち，大脳基底核[1]の変性が主体の疾患群であり，パーキンソン病，進行性核上性麻痺，大脳皮質基底核変性症，ハンチントン病がある．

脊髄小脳変性症には，多系統萎縮症，皮質性小脳萎縮症，遺伝性のもの（トリプレットリピート病）などがある．

1 • 大脳基底核：大脳半球深部に存在する神経細胞群であり，線状体（尾状核，被殻），淡蒼球が含まれる．広義の大脳基底核は，線状体，淡蒼球，視床下核，黒質からなる．

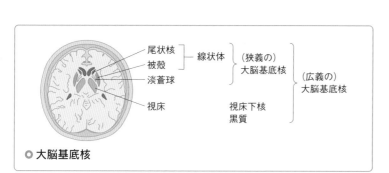

◉ 大脳基底核

1　神経疾患の分類

① 脳・脊髄血管疾患

② 感染性・炎症性疾患

③ 脳・脊髄腫瘍

④ 神経変性疾患

⑤ 脱髄性疾患

⑥ 末梢神経疾患

⑦ 筋疾患

⑧ 内科系疾患に伴う神経疾患

⑨ 機能性疾患

⑩ 外傷

⑪ 先天性脳障害，周産期脳障害

⑫ 中毒性神経障害

2　主な検査

自覚症状や神経症状が診断の手掛かりになることが多いが，頭部CTや頭部MRI，脳血流SPECTなどの画像診断を行う．

❶ 神経学的診察

神経機能の障害された部分を探索する病巣部位診断を行う．
① 精神機能
② 高次脳機能
③ 運動機能
④ 感覚系
⑤ 反射
⑥ 髄膜刺激症状

❷ 補助検査

神経機能に関連する検査により，神経学的診察から得られた病巣部位診断を確認する．
① 脳波
② 脳幹誘発電位
③ 視覚誘発電位
④ 体性感覚誘発電位
⑤ 筋電図
⑥ 脳血流検査（SPECT）[2]

❸ 画像診断検査

解剖学的な所見の確定に有用な検査である．

a CT（コンピュータ断層撮影）

脳梗塞の超急性期には，頭部CTでは特徴的な画像所見が得られない場合もある．脳出血やクモ膜下出血は単純（造影なし）CTで確認できることが多い．

b MRI（磁気共鳴画像）とMRA（磁気共鳴血管造影）

MRIは撮像に時間がかかるため，急激に全身状態が悪化している状態では検査が困難となることも少なくない．頭部MRIは脳卒中（脳出血，脳梗塞，クモ膜下出血）や脳腫瘍の検出に優れる．MRAはMRI装置を使用して頭部の血管を立体画像化し，脳動脈の狭窄や未破裂動脈瘤を検出する．

c 血管造影

足の付け根や肘からカテーテルという細くて長い管を体内に入れ，

2 ● 脳血流検査（SPECT）：核種を用いて脳血流を可視化する核医学検査．

目的とする血管内に造影剤を注入して撮影するX線検査のこと. 血管の中を造影剤が流れていく様子を連続して動画で撮影することで, 血管の状態を詳しく知ることができる. 造影剤アレルギー[3]の有無に注意する.

d 超音波検査

心原性脳塞栓症（しんげんせいのうそくせんしょう）を疑う場合には, 心房細動などの不整脈の有無を心電図検査やホルター心電図検査で, 心臓の基質的異常や心内血栓の有無を明らかにするために経胸壁心臓超音波検査（心エコー検査）や, 経食道心臓超音波検査（左心耳内血栓や, もやもやエコーを確認）を行う.

■4 生 検

① 神経生検
② 筋生検
③ 脳生検

3 主な疾患

■1 感染性・炎症性疾患

a 単純ヘルペス脳炎

病態 ▶ ウイルス性脳炎の10～20％を占める. 単純ヘルペスⅠ型が小児, 成人の急性脳炎を起こす. 片側側頭葉, 前頭葉下面（眼窩回）, 島回, 帯状回に急性出血性壊死性脳炎を発症する.

症状 ▶ 発熱, 髄膜刺激症状があり, 急速に意識障害, 精神神経症状, けいれんを合併する.

検査 ▶ 脳波では2～3Hzの周期性一側性てんかん型放電（PLED）を認める. 確定診断は, 血清・髄液中のヘルペスⅠ型抗体増加をCF法とELISA法の両者で確認するほか, PCR法によりウイルスゲノムを検出する.

治療 ▶ 抗ウイルス薬（アシクロビル, ビダラビン）および抗けいれん薬の投与.

b クロイツフェルト・ヤコブ病

病態 ▶ 中枢神経のグリア細胞の細胞膜に存在するプリオンタンパクが, 異常プリオンタンパクになることで発症するプリオン病である.

好発 ▶ 発症年齢は50～60代が多い.

症状 ▶ 認知症が急速に進行し, 四肢の不随意運動（ふずいい）（ミオクローヌス）が出現する.

3 •造影剤アレルギー：造影CT（ヨード造影剤）や造影MRI（ガドリニウム造影剤）などの画像検査で使用される造影剤に対する急性副作用であり, 蕁麻疹（じんましん）や血圧低下, ときにアナフィラキシーショックや呼吸停止を起こすことがある. 以前に造影剤を使用して蕁麻疹や顔面紅潮などの軽度のアレルギー症状が出た場合や, 気管支喘息などのアレルギー性疾患がある場合には, 造影剤の適否を再度検討し, 必要であれば前投薬を考慮する. 中等度以上の造影剤副作用がある場合には, 造影検査は実施しない.

検査▶頭部MRIで大脳に進行性萎縮を認める.

予後▶約9割は半年以内に無動性無言になり，1〜2年で死亡する.

┣❷ 神経変性疾患

ⓐ パーキンソン病（PD）

病態▶黒質におけるドパミン産生細胞の変性・脱落によって，大脳基底核の機能異常（線状体が淡蒼球内節を抑制できなくなる）が生じる．主に運動障害（錐体外路症状）をきたす進行性の変性疾患である．振戦が初発症状，次に動作のつたなさが続く．表情は変化に乏しく（仮面様顔貌），歩行は前傾前屈姿勢となる．進行するとすくみ足になる.

原因▶脳内でつくられるドパミンの不足と相対的なアセチルコリン系の増加による．家族性パーキンソニズムもある.

病理▶黒質緻密層のドパミン神経細胞の変性・脱落，神経細胞内封入体（レビー小体：αシヌクレインタンパクが蓄積・凝集したもの）.

疫学▶アルツハイマー病に次いで2番目に頻度の高い変性疾患である．一般的な有病率は約150人/10万人．発症は50〜60代に多いが，若年者にも発症することがある．やや女性に多い.

症状▶

運動症状	一次的機能障害（錐体外路症状，パーキンソニズム） 安静時振戦：4〜7Hz 筋強剛（筋固縮）：歯車様固縮，鉛管様固縮 無動：麻痺がないのに動作が鈍く，動きの範囲が狭くなる（仮面様顔貌，瞬目減少，小声，流涎，小刻み歩行，すくみ足） 姿勢保持障害：前傾姿勢，易転倒性，加速歩行，後方（前方）突進現象
	二次的機能障害 低活動性のために，進行に伴い出現する廃用症候群[4]を中心とする
非運動症状	自律神経症状（便秘・排尿障害，起立性低血圧，脂漏性皮膚）
	精神症状（抑うつ・不安，認知症，睡眠障害）

○ パーキンソン病の4大運動症状

安静時振戦	手足がふるえる．丸薬丸め運動，タッピング様振戦
筋強剛（筋固縮）[5]	筋肉がこわばり硬くなる
動作緩慢（無動・寡動）	動作が遅く動きが少なくなる
姿勢保持障害	姿勢のバランスがうまく保てない，倒れやすくなる

4 • 廃用症候群：長期入院や寝たきり，慢性疾患の患者，高齢者において，長期間にわたる安静状態を継続することにより，身体能力の大幅な低下や精神状態に与える悪影響のこと．デコンディショニング，生活不活発病ともいう.

5 • 筋強剛（筋固縮）：安静時に四肢，体幹の関節に他動的屈伸運動を加えたときの筋緊張の亢進（筋肉がこわばる）をいう．パーキンソン病では，ガクガクと断続的な抵抗を示す歯車様強剛（歯車様固縮）や，持続的な抵抗を示す鉛管様固縮がみられる.

ヤールの重症度分類

Stage Ⅰ	体の片側のみに症状がある．症状はとても軽い
Stage Ⅱ	体の両側に症状がある．姿勢を保つことができる
Stage Ⅲ	姿勢を保つことができない（姿勢反射障害）．1人での生活が可能
Stage Ⅳ	起立・歩行はどうにかできる．1人での生活は難しい
Stage Ⅴ	1人で起立・歩行ができない．日常生活に全面的な介助が必要

検査▶血液・髄液検査，頭部CT・MRI検査（異常なし），MIBG心筋シンチグラフィ（自律神経障害のため，病初期からMIBGの心筋への取り込みが低下する）．

診断▶病歴，パーキンソン病の運動症状（運動緩慢＋振戦／筋強剛・筋固縮），脳のMRI画像．診断的治療として，パーキンソン病治療薬による運動症状改善などによって確定される．

治療▶ドパミン補充薬（脳内のドパミンを増やす）＋運動療法．場合によっては手術療法による対症療法を行う．

b パーキンソン症候群

病態▶パーキンソニズムが現れる疾患で，パーキンソン病以外のものをいう．原因により治療法が異なるため，パーキンソン病との鑑別が重要である．

神経変性疾患	進行性核上性麻痺 大脳皮質基底核変性症 線状体黒質変性症 レビー小体型認知症
神経変性疾患以外	薬剤性パーキンソニズム 脳血管性パーキンソニズム 中毒性パーキンソニズム 脳炎後パーキンソニズム

c 進行性核上性麻痺（PSP）

病態▶進行性核上性麻痺（PSP）では，大脳基底核，脳幹（脳神経核よりも上位）が進行性に変性する．

原因▶タウタンパク[6]の蓄積．

症状▶

早期から 認められる症状	姿勢保持障害による易転倒性 認知症（皮質下性認知症）：思考緩慢，感情鈍麻，注意力低下
進行すると 出現する症状	垂直性核上性眼球運動障害：上下方向，とくに下方への眼球運動障害 筋強剛（体幹＞四肢），頸部の後屈と反り返った姿勢 偽性球麻痺：構音障害と嚥下障害

6 ・タウタンパク：変性したタウタンパクの大脳への蓄積は神経変性疾患の原因となる．大脳皮質基底核変性症（CBD），PSP，アルツハイマー病（AD）はいずれも脳内にタウタンパクが蓄積する（タウオパチー）．ADでは，タウタンパクに加えてアミロイドβも蓄積する．

検査▶頭部画像検査において中脳被蓋に萎縮を認める（萎縮により同部位の矢状断[7]において，細く尖ったハチドリのクチバシのように見える：ハチドリサイン）。

d 大脳皮質基底核変性症（CBD）

病態▶大脳皮質，大脳基底核が左右差をもって進行性に変性，萎縮する。

原因▶タウタンパクの蓄積。

症状▶

大脳皮質症候	肢節運動失行：手指の動かしにくさ，ぎこちなさ 皮質性感覚障害：立体認知，2点識別覚が障害される
パーキンソニズム	筋強剛 無動 姿勢保持障害
不随意運動	ジストニア
症状の左右差	大脳の変性，萎縮が強く認められる反対側の体に症状が強い

e ハンチントン病

病態▶線状体の神経細胞の変性・脱落により，運動に対する抑制が効かなくなる（不必要な運動・不随意運動が出現）。徐々に進行し，精神症状が出現する。

原因▶第4番染色体上のハンチンチン（HTT）遺伝子におけるDNA配列の繰り返し（CAGリピート）数の異常伸長（トリプレットリピート病）による変異型HTTタンパクの蓄積。常染色体優性遺伝。

症状▶

舞踏運動	四肢の素早い運動，手足から始まる → 全身に出現
精神症状	性格変化，認知症，妄想・幻覚

検査▶頭部CT・MRI（尾状核の萎縮，側脳室前角の拡大）。

f 脊髄小脳変性症（SCD）

病態▶脊髄小脳変性症は単一の疾患ではなく，脊髄や小脳に病変を有する原因不明の神経変性疾患の総称である。遺伝性（常染色体優性遺伝が多い）と孤発性に大別され，約2/3が非遺伝性（孤発性）である。臨床的には，小脳症状のみが目立つ純粋小脳型と，小脳以外の病変や症状が目立つ多系統障害型に大別される。

7・矢状断：真横から見た縦切りの再構築画像。正面から見た縦切り画像は冠状断，輪切りは軸位断（水平断，横断）。

分類▶

孤発性	多系統萎縮症（multiple system atrophy：MSA）：小脳症状，パーキンソニズム，自律神経症状をきたす．OPCA，SND，SDSの病変部グリア細胞や神経細胞の細胞質には共通した封入体を認めることから，同一疾患（MSA）として，取り扱われるようになった ・オリーブ橋小脳萎縮症（OPCA）：MSA-C ・線状体黒質変性症（SND）：MSA-P ・シャイ・ドレーガー病（SDS） 皮質性小脳萎縮症（cortical cerebellar atrophy：CCA）
遺伝性	これまで40型以上が報告されている．SCA-3（マシャド・ジョセフ病）[8]やSCA-6の頻度が高い

頻度▶孤発性：遺伝性＝2：1，MSA：CCA＝2：1．

症状▶歩行時のふらつき，手のふるえ，ろれつが回らない．足の突っ張りを伴う歩きにくさ．

小脳虫部障害	起立，歩行が不安定	体幹運動失調 酩酊様歩行
小脳半球障害	熟練した動作が拙劣	四肢の協調運動障害（測定障害，反復拮抗運動不能） 小脳性構音障害
	高次脳機能障害	遂行機能障害 視空間認知障害 言語機能障害

治療▶リハビリテーション，対症療法が中心となる．

1 オリーブ橋小脳萎縮症（OPCA）：MSA-C

特徴▶孤発性SCDのなかで最多の疾患である．中年以降に発症．症状は緩徐に進行する．

症状▶小脳症状が初発である．多くは歩行障害から発症し，徐々に運動失調，平衡障害，構音障害が出現する．進行すると，錐体外路症状，自律神経症状も認める．さらに進行すると錐体路症状も出現する．

治療▶対症療法が中心となる．

2 線状体黒質変性症（SND）：MSA-P

特徴▶パーキンソン症候群の一つ．パーキンソン病に比べて経過が早い．

症状▶パーキンソニズムが初発である．左右差のない，筋固縮を主体とする緩徐進行性のパーキンソニズムが現れる．進行すると，小脳症状，自律神経症状も認める．さらに進行すると錐体路症状も出現する．

治療▶対症療法が中心となる（パーキンソン病治療薬の効果は乏しい）．

8・SCA-3（マシャド・ジョセフ病）：MJD（Machado-Joseph disease）遺伝子におけるDNA配列の繰り返し（CAGリピート）数の異常伸長により発症（triple repeat病）．小脳症状に加えて，多彩な神経症状（びっくり眼，眼球運動障害，構音障害，錐体路症状，錐体外路症状）がみられる．

❸ シャイ・ドレーガー病（SDS）

特徴▶シャイ・ドレーガー病（SDS）は中年以降に多い．症状は緩徐に進行する．

症状▶自律神経症状[9]を中心とする．進行すると，小脳症状，錐体外路症状も認める．さらに進行すると錐体路症状も出現する．

治療▶対症療法が中心となる．

❾ 筋萎縮性側索硬化症（ALS）

病態▶筋萎縮性側索硬化症（ALS）は中年以降に発症し，上下肢や喉・舌などの一次運動ニューロン（上位運動ニューロン）と二次運動ニューロン（下位運動ニューロン）が，選択的かつ進行性に変性・消失していく原因不明の疾患である．人工呼吸器を用いなければ，2〜5年で死亡することが多い．

原因▶5％は家族性筋萎縮性側索硬化症（家族性ALS）であり，その約2割はフリーラジカルを処理する酵素（SOD1）の遺伝子変異が報告されている．家族性でない（孤発性）ALSでは，フリーラジカルの関与やグルタミン酸毒性により神経障害をきたすとされる．

症状▶発症様式により，普通型，進行性球麻痺型，偽多発神経炎型の3つに分けられる．

普通型	上肢の筋萎縮と筋力低下が主体．下肢は痙縮を示す上肢型
進行性球麻痺型	構音障害，嚥下障害といった球症状が主体となる球型
偽多発神経炎型	下肢から発症し，下肢の腱反射低下・消失が早期にみられ，二次運動ニューロンの障害が全面に出る下肢型

治療▶薬物療法（グルタミン酸拮抗薬，抗うつ薬，抗痙縮薬），対症療法（鎮痛薬，湿布），リハビリテーション．進行すると，気管切開による侵襲的な呼吸補助や，胃瘻形成・経鼻経管栄養などを行うこともある．

❿ 重症筋無力症（MG）

病態▶重症筋無力症（MG）は神経伝達に関する特異的自己免疫疾患で，筋力低下が主な症状である．胸腺腫や胸腺過形成などの胸腺異常が合併する．重症例では呼吸障害をきたす．

原因▶神経筋接合部のシナプス後膜に存在する分子に対する自己抗体（抗アセチルコリン受容体など）により，神経筋伝達が低下して，筋力低下，易疲労感などが現れる．

症状▶眼症状（眼瞼下垂，眼球運動障害，複視），四肢の筋力低下（近位筋に強い），嚥下障害，構音障害．重症例では，呼吸筋麻痺により低換気状態となる．

治療▶胸腺腫合併例では拡大胸腺摘除術を行う．胸腺腫が周囲臓器

9●自律神経症状：起立性低血圧（立ちくらみ，めまい感，失神発作），陰萎，膀胱直腸障害（排尿障害，便秘），発汗障害などが現れる．

に浸潤している場合には，放射線治療や化学療法を併用する．薬物療法（コリンエステラーゼ阻害薬，ステロイド，免疫抑制薬）のほか，重症例には血液浄化療法，免疫グロブリン大量療法，ステロイドパルス療法を行うこともある．

⊢③ 脱髄性疾患（中枢性脱髄性疾患）

脱髄とは，何らかの原因で髄鞘が破壊されることをいう．跳躍伝導ができなくなって伝導障害を生じる．一般に，脱髄性疾患は中枢性脱髄性疾患を指すことが多い．

分類 ▶

中枢性脱髄性疾患	炎症性（多発性硬化症，急性散在性脳脊髄炎など），ウイルス性，中毒性，代謝性，その他
末梢性脱髄性疾患	ギラン・バレー症候群，慢性炎症性脱髄性多発根ニューロパチー

a 多発性硬化症

好発 ▶ 15〜50歳の女性．

症状 ▶ 急激な視力低下，かすみ目，中心暗転が数週間で軽快し，しばらくして再発する．複視・眼球の解離性運動障害，四肢の脱力や筋力低下・腱反射亢進・バビンスキー徴候陽性，有痛性強直性けいれん，しびれ・三叉神経痛・レルミット徴候，排尿障害（神経因性膀胱），運動失調・振戦・眼振・構音障害，多幸感・抑うつ，などの症状の再発と寛解を繰り返す．

検査 ▶ 頭部・脊髄MRI検査にて，大小不同の多数の斑状病変を認める．髄液検査にて，ガンマグロブリン増加，オリゴクローナルバンド陽性，ミエリン塩基性タンパク増加．

治療 ▶ 急性増悪期はステロイドパルス療法，無効の場合は血液浄化療法を行う．寛解期の再発予防にはインターフェロンβの投与，後遺症状（神経障害性疼痛，有痛性強直性けいれん，痙性麻痺）には対症療法を行う．

b 急性散在性脳脊髄炎

病態 ▶ 小さな脱髄病変が一気に散在性（大脳，脳幹，小脳，脊髄）に広がる．ピークに達すると徐々に改善する（単相性）．

原因 ▶ ウイルス感染やワクチン接種後，自己免疫機序が生じ，中枢神経系の脱髄が起こる．

症状 ▶ 急激に発症する．ウイルス感染後に発熱，頭痛，嘔吐を伴う意識障害やけいれんなどが出現する．

┣④ 末梢神経疾患

病態▶末梢神経（運動神経，感覚神経，自律神経）の異常（ニューロパチー）．運動神経と感覚神経が同時に障害される運動感覚ニューロパチーが一般的である．

分類▶

障害部位による分類	多発ニューロパチー，単ニューロパチー，多発性単ニューロパチー
症状による分類	運動麻痺優位，感覚障害優位
病理学的分類	軸索障害，髄鞘障害

a ギラン・バレー症候群（GBS）

病態▶ギラン・バレー症候群（GBS）は，上気道炎や下痢の1〜3週間後に下肢の軽度のしびれで発症し，上行する左右対称性の弛緩性麻痺（脱力）がみられる．

症状▶四肢末端優位の感覚障害，顔面神経麻痺，球麻痺（構音・嚥下障害），外眼筋麻痺（複視）など．

所見▶腱反射減弱．

検査▶血液検査にて抗ガングリオシド抗体[10]陽性．髄液検査にてタンパク増加，細胞数正常（髄液タンパク細胞解離）．神経伝導検査にて運動神経伝導速度低下と伝導ブロック．

治療▶軽症は保存的治療，中等症は免疫グロブリン静注療法，血液浄化療法を行う．重症では気管挿管・人工呼吸など全身管理が必要となる．

b シャルコー・マリー・トゥース病

病態▶最も一般的な遺伝性ニューロパチー（家族歴あり）．10〜30代に好発する．進行はきわめて緩徐である．

症状▶両側下肢遠位部から始まる筋力低下で発症し，下腿の筋萎縮（下垂足），歩行障害（鶏歩），大腿の下1/3の筋萎縮（逆シャンパンボトル型），足の変形（凹足）などがみられる．

所見▶四肢に軽度の感覚障害，腱反射（とくにアキレス腱反射）低下，神経伝導検査にて伝導速度低下．

検査▶針筋電図で神経原性変化．遺伝子検査でPMP22重複などの異常．腓腹神経生検でonion bulb[11]の形成を認める．

治療▶有効な治療法はないため，主に対症療法（機能維持を目的としたリハビリテーション）を行う．

c 糖尿病性ニューロパチー

病態▶糖尿病三大合併症（神経障害，腎症，網膜症）の一つ．腎症や網膜症よりも早期に出現する．

10・抗ガングリオシド抗体：ギラン・バレー症候群の50〜60％で陽性．ガングリオシドは，末梢神経の構成成分の一つであり，ギラン・バレー症候群などの神経症状発症時に最も高い力価を示すことから，早期診断に有用である．

11・onion bulb：残っている神経線維を薄くなった細胞体がタマネギの皮のように取り囲んでいる状態．

症状 ▶ 四肢のしびれ感，自発痛などの感覚障害が主であり，<u>最も高頻度な末梢神経障害の一つ</u>.

多発ニューロパチー	手袋靴下型感覚障害（しびれ感，自発痛，感覚低下）
	振動覚低下，腱反射減弱
	起立性低血圧・排尿障害・便秘・下痢など
単ニューロパチー/ 多発性単ニューロパチー	眼球運動障害，複視，眼瞼下垂
	手根管症候群，肘部管症候群
	近位筋の筋萎縮・筋力低下（糖尿病性筋萎縮）

治療 ▶ 血糖コントロール，疼痛管理.

d 絞扼・圧迫性ニューロパチー

病態 ▶ 末梢神経が骨や腱，解剖学的な狭窄部で圧迫されることによって障害される.

症状 ▶ 障害された神経の支配領域にしびれ感や痛みが出現し，進行とともに支配筋の萎縮，筋力低下が起こる.

手根管症候群	正中神経低位部：猿手，手掌橈側のしびれ
肘部管症候群	尺骨神経高位部：鷲手，手の尺側のしびれ

16 膠原病・アレルギー・免疫疾患

膠原病とは血管・結合組織を障害する疾患であり，病理学的に全身の結合組織にフィブリノイド変性を認める疾患の総称である．自分の体を守るはずの免疫機能に何らかの異常が起こることで，自分の体の組織を攻撃してしまう自己免疫の機序により発症する（自己免疫疾患）．

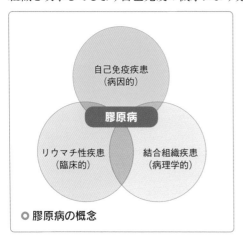

○ 膠原病の概念

自己免疫疾患	自分の免疫力が自分の体を「非自己」とみなして攻撃してしまう疾患
リウマチ性疾患	関節や筋肉などの運動器に，疼痛，炎症を認める疾患
結合組織疾患	結合組織（上皮組織，筋組織，神経組織以外）に変性を認める疾患

1 膠原病と類縁疾患

古典的膠原病には，全身性エリテマトーデス（SLE），多発筋炎／皮膚筋炎（PM/DM），結節性多発動脈炎（PN），全身性硬化症／全身性強皮症（SSc），関節リウマチ（RA），リウマチ熱の6疾患が含まれる．

1 全身性エリテマトーデス（SLE）

病態 ▶ 全身性エリテマトーデス（SLE）は，DNA-抗DNA抗体などの免疫複合体の組織沈着により起こる，全身性炎症性病変を特徴とする自己免疫疾患である．

原因 ▶ 何らかの遺伝的素因を背景として，感染，性ホルモン，紫外線，薬物などの環境因子が加わって発症する．

好発 ▶ 男女比は1：9で女性に多い．

症状 ▶ 発熱，光線過敏，蝶型紅斑，口腔内潰瘍，関節炎，腎障害，心膜炎・胸膜炎・腹膜炎，中枢神経症状（うつ状態，妄想，けいれんなど）が現れる．

検査 ▶ 血液検査，画像診断，病理検査.

治療 ▶ 非ステロイド性抗炎症薬（NSAIDs），ステロイド，免疫抑制薬，生物学的製剤を投与する.

┠❷ 多発筋炎/皮膚筋炎（PM/DM）

病態 ▶ 悪性腫瘍の合併が高率（50歳以上の皮膚筋炎の50％に合併）に起こる. 胃がん，肺がんが多い.

所見 ▶ ヘリオトロープ疹，ゴットロン徴候，筋炎，悪性腫瘍の合併.

┠❸ 結節性多発動脈炎（PN）

病態 ▶ 中型から小型の血管の壁に炎症を生じる疾患である.

症状 ▶ 発熱，皮膚潰瘍，血管炎，動脈瘤，末梢神経障害.

┠❹ 全身性硬化症/強皮症（SSc）

病態 ▶ 皮膚および各種臓器が線維化と血管内皮細胞増生による血流循環障害により硬くなる.

症状 ▶ 皮膚硬化，レイノー現象，肺線維症，消化管蠕動障害，強皮症腎（腎性高血圧）.

┠❺ 関節リウマチ（RA）

病態 ▶ 炎症の調節にサイトカイン（TNF-α[1]など）が重要な役割を果たす.

好発 ▶ 男女比1：3と女性に多い.

症状 ▶ 朝のこわばり，関節炎，関節変形，リウマチ結節を認める.

検査 ▶ リウマチ因子，抗CCP抗体[2]（疾患特異性が高い）.

治療 ▶ 抗リウマチ薬，炎症性サイトカインに対する生物学的製剤などを投与する.

┠❻ リウマチ熱

病態 ▶ 先行する咽頭のA群連鎖球菌感染症（咽頭炎，扁桃炎）の合併症として発症する急性の非化膿性炎症であり，関節炎，心膜炎・心筋炎，皮疹・皮下結節，輪状紅斑，舞踏運動（脳の炎症による異常な不随意運動）などを引き起こす. 初発から3年以内は再発頻度が高い.

好発 ▶ 学童，25歳未満の若年者. 抗菌薬による再発予防が十分に行われないと，高齢で再燃することもある.

症状 ▶ 咽頭炎・扁桃炎（咽頭痛，頭痛，リンパ節腫脹）→ 改善して2～3週間は無症状 → リウマチ熱（関節痛，動悸，胸痛，頻脈，頻呼吸，輪状紅斑・皮疹）→ 咽頭炎の1～6ヵ月後に舞踏病が発症.

1 • TNF-α：腫瘍壊死因子. 代表的な炎症性サイトカインの一つ. 当初は，腫瘍部位に出血性壊死を誘導する因子として報告されたが，さまざまな炎症を通した生体防御機構に深く関わるサイトカインとして知られる.

2 • 抗CCP抗体：抗環状シトルリン化ペプチド抗体. 関節リウマチに感度，特異度ともに優れる抗体であり，関節リウマチの早期診断や，発症予測に用いられる.

検査▶血液検査(抗ストレプトリシンO：ASO)，心電図，心臓超音波検査.

治療▶抗菌薬(ペニシリン系)を咽頭炎の発病から9日間継続すると，リウマチ熱の発症が予防できる．症例によってはNSAIDsやステロイドなどを投与する．最終の活動性から最低5年間，あるいは21歳になるまでは抗菌薬の予防投与を行う．

┠❼ 高安動脈炎

病態▶大動脈やその主要分枝，肺動脈，冠動脈に炎症性肥厚をきたし，その結果として，狭窄，閉塞または拡張病変をきたす原因不明の非特異的大血管炎である．病変の生じた血管領域によりさまざまな症状が出る．かつては大動脈炎症候群と呼ばれていた．

好発▶40歳以下の女性に多い．発症のピークは20歳前後．

症状▶発熱，脈なし病 → 大動脈瘤，大動脈弁閉鎖不全症.

┠❽ 側頭動脈炎

病態▶老年者に好発．頭痛と失明を引き起こす．リウマチ性多発筋痛症に合併することが多い．

┠❾ リウマチ性多発筋痛症

病態▶四肢近位筋の筋痛，関節炎を生じる原因不明の炎症性疾患である．側頭動脈炎の合併が多い．

好発▶50歳以上の女性に多く発症．

症状▶発熱や，筋肉痛(頸部，両肩，腰，大腿など四肢近位部の疼痛)が現れる．関節リウマチのように手指関節が痛むのはまれ．1～2週間で典型的な症状が出現し，朝のこわばりは1時間以上続く．

検査▶血液検査の炎症反応があり(CRP高値，赤沈亢進)，抗核抗体やリウマトイド因子などの自己抗体は出現しない．

治療▶ステロイドの内服(多くは治療に反応して予後良好).

┠❿ シェーグレン症候群

病態▶涙腺や唾液腺に炎症が起き，ドライアイやドライマウスを引き起こす自己免疫疾患である．まれに，全身に炎症性の症状が現れることもある．

好発▶中年の女性に多い．関節リウマチなどの膠原病との合併が多い．

症状▶目や口の乾きや異物感がある．ドライアイでは，目の疲れ，痛み，かゆみが，ドライマウスでは，食べ物の飲み込みにくさ，口の中のねばねば感，味覚異常，虫歯の増加などが認められる．その

ほかに，鼻の乾燥や性交痛など外分泌に関連した症状を自覚することもある．

検査 ▶ 自己免疫疾患に関する血液検査（抗SSA抗体，抗SSB抗体，抗セントロメア抗体），ガムテスト（唾液分泌），シルマーテスト（涙液分泌）．

治療 ▶ ほかの膠原病が合併していればその治療を行う．亜鉛欠乏症では亜鉛を補給する．対症療法として，ドライアイには，点眼薬や人工涙液，改善しなければ涙点プラグ挿入術を行う．ドライマウスには，こまめな水分摂取，人工唾液スプレー，唾液分泌促進薬を用いる．

⑪ 混合性結合組織病（MCTD）

病態 ▶ 膠原病の代表的疾患である全身性エリテマトーデス（SLE）様，強皮症様，多発性筋炎様の症状が混在する．肺動脈性肺高血圧，無菌性髄膜炎，三叉神経障害を合併することもある．

好発 ▶ 圧倒的に女性に多く，男女比は1：13〜16．年齢は30〜40代の発症が多いが，あらゆる年齢層に発症する．

検査 ▶ 血中抗U1-RNP抗体の高値を確認する．

症状 ▶ レイノー現象[3]，手指・手の腫脹，SLE様症状（多発関節炎，リンパ節腫脹，顔面紅斑，心膜炎・胸膜炎），強皮症様症状（手指の皮膚硬化，肺線維症，食道運動機能の低下），多発性筋炎様症状（腕や足の筋力低下）．

治療 ▶ 薬物療法（ステロイドなどの免疫抑制療法）．

⑫ IgG4関連疾患

病態 ▶ IgG4陽性細胞浸潤を伴う間質性肺炎・慢性腎炎などを含む全身疾患である．IgG4関連涙腺・唾液腺炎（ミクリッツ病），自己免疫性膵炎（AIP）など多臓器病変を形成する．

検査 ▶ 血清IgG4高値，画像診断にてIgG4陽性形質細胞浸潤に伴う種々の臓器腫大と線維化を確認する．

治療 ▶ ステロイドの投与（2週間以内に治療効果あり）．海外ではリツキシマブ（分子標的治療薬）も使用される．

3 • レイノー現象：寒冷刺激や精神的緊張により，手指や足趾が蒼白化〜暗紫色，紅潮を経て元の色調に戻る．

2　アレルギー性疾患

アレルギーは過敏反応を指し，Ⅰ型〜Ⅳ型がある．

Ⅰ型	即時型反応（15〜30分）	昆虫の毒，食物（そば，ナッツなど），花粉	IgE，マスト細胞
Ⅱ型	抗体介在性の細胞障害反応	RhD不適合妊娠，ペニシリン，グッドパスチャー症候群（抗糸球体基底膜腎炎）	IgG，IgM，補体
Ⅲ型	免疫複合体を介した反応，Arthus型（3〜8時間）	溶連菌感染後糸球体腎炎	IgG，IgM，補体
Ⅳ型	遅延型過敏反応（24〜72時間）	ツベルクリン反応，ニッケルやクロムを含む化学物質による接触性皮膚炎	ハプテン[4]，感作T細胞

➊ アナフィラキシー

病態▶ 発症後，きわめて短時間のうちに全身性にアレルギー症状が出現する．呼吸器系（気管支けいれん，気道浮腫，肺水腫など）と，循環器系（一過性の心拍出量増加からそのあとに低下，血管拡張，血管透過性亢進に伴う循環不全，不整脈など）の反応が急速に悪化するため，ショック症状が現れる．

原因▶ 昆虫の毒，食物（そば），薬品（造影剤なども含む）によって生じる．

症状▶ 皮膚症状（蕁麻疹を伴う顔面や四肢の血管性浮腫），口腔アレルギー症候群（咀嚼中に発症するため，誤飲を回避するために食事を中止して咀嚼中の食物を吐き出させる），気道症状（喉頭浮腫，気管支収縮，窒息），アナフィラキシー（症状出現後15分以内で死に至ることもある）．

対応▶ 救命処置の基本に従う．エピペン®（アドレナリン注射）などの応急処置を速やかに行い，気道確保と循環血液量低下に伴う循環不全に対する輸液療法を行う．抗ヒスタミン薬は蕁麻疹，口腔アレルギー症候群，花粉症様症状には有効である．

➋ ラテックス・フルーツ症候群

病態▶ Ⅰ型過敏反応の一つ．果物や野菜に含まれる抗原とラテックス抗原との交差反応[5]に起因する．ラテックスアレルギー[6]患者の約半数に，アボカド，クリ，バナナ，キウイなどに対する即時型アレルギー反応（アナフィラキシー，喘鳴，蕁麻疹）がみられる．

➌ 食物依存性運動誘発アナフィラキシー（FDEIA）

病態▶ IgE依存性の食物アレルギー特殊型に分類される．小麦製品や甲殻類，フルーツなど，特定の食物摂食後2時間以内（多くは1時

4 •ハプテン： 抗体と結合するが，分子量が小さいために単独では抗体産生を惹起する活性を示さない（不完全抗原）．適当な高分子タンパク質と結合することにより免疫原性をもつ完全抗原となる．

5 •交差反応： 同じ構造のIgE抗体結合部位を有する異なったアレルゲンタンパク質は，交差してアレルギー反応を引き起こすことができる．室内塵のチリダニや昆虫由来のトロポミオシンの吸入で甲殻類アレルギーを，吸血ダニ咬傷で牛肉アレルギーを，くらげ刺傷で納豆アレルギーを引き起こす．

6 •ラテックスアレルギー： 医療用手袋などに使用されている天然ゴム製品に繰り返し触れることによって生じる即時型アレルギー．

間以内）の強めの<u>運動負荷により発症する</u>．食物アレルギーの特殊型である．

好発 ▶ 中学・高校生～青年期．

誘因 ▶ かぜや疲労，ストレス，非ステロイド性抗炎症薬（NSAIDs）服薬などによってFDEIAが発症しやすくなる．

症状 ▶ 蕁麻疹，呼吸困難が現れる．

治療 ▶ 症状が現れたら，すぐに運動を中止し，安静にする．必要に応じて薬を使用し，医療機関を受診する．

予防 ▶ 原因食物を食べたあと，2～4時間は運動を避ける．アナフィラキシーに備えて，緊急用エピペン®を携帯する．

17 精神科疾患

精神障害があり，かつ事象化（身体・精神症状が家庭・地域・職場などで対応しきれなくなること）した場合に，精神科疾患として治療の対象となる．精神科以外の診療科，施設，地域においても精神科的対応が必要となることが多い．

1 精神状態と精神症状

┣❶ 精神健康状態の評価

精神的健康度の評価は，正常か異常か，健康か不健康か，というように画一的にはできない．面接や質問紙などにより，ある程度，定量的な精神的健康度の評価を行い，どのように支援をしたらよいかという対策を立てる．面接者と被面接者の円滑な心の交流（ラポール）が重要である．ときに，語ることで心の癒しをもたらす効果もある（治療的面接）．

┣❷ 精神状態の要素と精神症状

精神状態の要素	分類・検査	精神症状
意識 脳の活動水準により，意識清明な覚醒状態から，昏睡状態まで（脳波検査）	意識レベル（意識混濁の程度）：覚醒を続けるのにどの程度の刺激が必要か？ Japan coma scale（JCS） Glasgow coma scale（GCS）	意識混濁：揺り動かすなどの刺激に反応するが，すっきり覚醒できず，放っておくと再び元の状態に戻る． 意識狭窄：意識混濁に伴い，特定の事柄にしか注意が向かない状態． 意識変容：意識混濁により周囲をゆがんで知覚し，異常な反応を示す．せん妄では幻視，妄想や異常な行動が出現．
知能 新しい問題を解決する思考能力	知能検査：ウェクスラー成人知能検査（WAIS），ウェクスラー児童用知能検査（WISC）など 知能指数（IQ）：精神年齢／生活年齢×100，70〜79：境界知能，69以下：知能障害	a. 精神発達遅滞：知能発達が障害され，知能が低い状態にとどまっていること． b. 認知症：いったん正常に発達した知能が，後天的な脳の器質障害により持続的に低下すること．

精神状態の要素	分類・検査	精神症状
記憶 記憶が形成される過程：刻み込み（記銘），維持し（保持），思い出し（追想），それを記銘されたものと同一であると記憶する（再認）という4つの過程 記憶の種類： a. 陳述的記憶（言葉にできる）と非陳述的記憶（演奏技能など言葉にできない記憶）がある b. 持続時間により，長期記憶，短期記憶（数日以内），即時記憶（1分以内）に分類	記憶の障害（記銘・保持・追想・再認のいずれかまたは複数の過程の障害で出現）	a. 記銘障害：新しいことが覚えられない． b. 逆行性健忘（頭部外傷などの際に外傷を起こす前までにさかのぼってその間の記憶がない）と，前向性健忘（睡眠薬を服用後，一定期間正常に行動しながらその間の記憶がない）． c. 全生活史健忘[1]：ある時から以前のすべての記憶がない．いわゆる「記憶喪失」，解離ヒステリー． d. 既視体験（デジャ・ヴュ：初めて見た情景なのに見たことがあるように感じる）と，未視体験（ジャメ・ヴュ：見たことがある情景を初めて見たように感じる）．
知覚（perception）	錯覚と幻覚 実際に存在するものを別のものとして認識するのが錯覚，実際に存在しない対象を存在するものとして認識するのが幻覚	感覚器に対応した幻覚：幻視，幻聴，幻嗅，幻触，幻味，平衡感覚幻覚，運動幻覚． 消失した感覚器の幻覚：幻肢痛，盲人の幻視（シャルル・ボネ症候群）． 体感幻覚：存在しない感覚の幻覚（脳が溶ける，脳が動いている，腸が腐っている）．
思考	思考過程の異常（他者の観察によって評価）	a. 観念奔逸：考えが次々と浮かんできて思考内容がどんどんそれること．躁状態． b. 思考制止：考えが浮かばず，判断力も低下し，思考が進まない．うつ状態． c. 滅裂思考：思考のまとまり・つながりが失われる（言葉のサラダ）．統合失調症．
	思考体験様式の異常（本人の訴えに基づく）	a. 強迫思考：意思に反した不快な同じ考えが繰り返し浮かぶこと．強迫神経症など． b. させられ思考：自分の思考であるのに他人によって考えさせられているように感じる．考えを吹き込まれる（思考吹入），考えを抜き取られる（思考奪取）．統合失調症． c. 思考伝播：自分の考えが他人に伝わってしまう．統合失調症．
	思考内容の異常（妄想） 妄想とは，不合理なありえない思考内容で，根拠が弱いのに確信され訂正不能なもの	a. 被害妄想：関係妄想，注察妄想，被毒妄想，嫉妬妄想，憑依妄想 b. 微小妄想（自己に対する過小評価）：貧困妄想，罪業妄想，心気妄想 c. 誇大妄想（自己に対する過大評価）：発明妄想，宗教妄想，恋愛妄想

1・全生活史健忘：自己に関する一切の記憶を想起しない一方，一般的知識は保たれ日常生活には支障をきたさない．全般性健忘ともいう．

精神状態の要素	分類・検査	精神症状
感情・情動・気分	気分の異常	a. 動機・原因のない気分の異常：うつ状態，躁状態. b. 多幸症：あらゆることに楽天的で苦労がなさそうな弛緩した状態. 認知症，多発性脳梗塞や酩酊など.
	感情の興奮性の異常	a. 感情鈍麻：感情反応を引き起こす刺激があるのに感情が起こらない. 統合失調症. b. 易刺激状態：容易に強い感情が起こり，暴言・暴力などで発散される状態. c. 感情失禁：感情の統制力が低下し，些細なことで笑ったり，泣いたり，激怒したりする. 認知症，多発性脳梗塞など.
動機づけ	行動を起こす元になる目的，欲望，やる気など 生物学的動機 / 社会学的動機	意欲と行動の障害 a. 精神運動抑制（制止）：意志の発動が障害された状態. うつ状態. b. 昏迷：意識清明なのに発語，行動など意志発動がみられない. 統合失調症，うつ病.
学習	生まれつきにはもっていない行動を後天的に獲得すること 条件反射は学習の一種	学習障害：読字障害（失読），書字障害（失書），算数障害.
人格	個人ごとの感情，動機づけ，行動の仕方に一貫した特徴 外交性，強調性，勤勉性，情緒安定性，解放性の5因子からなる 性格や気分は人格の一種	パーソナリティ障害：認知や感情，行動や対人関係のパターンが一般的な人とは著しく異なり，そこからさまざまな苦しみや社会活動の問題が生じている状態.

2 精神疾患の分類

　精神障害は原因不明であるものが多い．しかし，明らかな脳・身体の病的所見がある場合，脳神経系の異常に基づくと考えられる場合，心理的反応によると考えられる場合に大まかに分類されてきた（古典的分類）.

古典的分類	想定される病因，治療反応性の経験的蓄積により診断 診断される人，文化により診断が異なることがある. 例：「狐憑き」「霊媒」「血液型占い」
操作的分類	症状・経過によって分類 • DSM-5[2]（精神疾患の診断統計マニュアル第5版）：<u>アメリカ精神医学会作成</u>. 症状と持続期間のみで判断するため，「主観」が診断に影響する「神経症」のカテゴリーそのものがない • ICD-10[3]（国際疾病分類第10版）：<u>世界保健機関（WHO）が公表している分類</u>

2 • DSM-5：アメリカ精神医学会が作成している精神障害に関する国際的な診断基準の一つ. 精神疾患の診断・統計マニュアル.

3 • ICD-10：原因別分類と操作的分類の組み合わせ. 2018年にICD-11英語版が公表され，各分野の学会が翻訳を進めている.

┣①原因による精神障害の分類

原　因	精神障害		精神症状
脳機能に影響する脳の病変・身体疾患・薬物（広義の器質性精神障害）	器質性精神病（脳腫瘍，脳梗塞，脳萎縮，硬膜下出血，外傷，脳梅毒，プリオン病など）		認知症が多い．幻覚，妄想，うつ状態，躁状態，人格変化などもある
	症状精神病（身体疾患，治療薬による一過性の精神障害，高齢者に多い）		意識障害（せん妄），うつ状態が多い．点滴抜去など精神科以外の科で問題となる
	てんかん（脳の神経細胞の異常放電）		大発作，小発作，複雑部分発作，自律神経発作．人格変化，幻覚，妄想，乳幼児では精神発達遅滞が引き起こされることがある．高齢者では外傷や脳梗塞による症候性てんかんが多い
	薬物依存（アルコール，覚醒剤，ヘロインなど）		幻覚，妄想など．濫用中，離脱期が多いが，離脱後にも出現（フラッシュバック）薬物を入手するための反社会的行動
内因性精神障害（症状は了解不能[4]，神経伝達物質が関連）	統合失調症		陽性症状（幻覚，妄想，昏迷，興奮など）と，陰性症状（無為・自閉，感情平板化など）
	気分障害		躁うつ病，うつ病，躁病など
心因性精神障害（症状は了解可能[5]）	神経症 主として心因によってさまざまな症状が起こるが，これを説明する身体・器質的病変は見当たらない．現実検討能力は保たれ，人格解体はみられない		不安神経症：突然激しい不安，動悸，過呼吸などが生じるパニック障害など 恐怖症：乗り物恐怖，視線恐怖，不潔恐怖など 強迫神経症：ばかばかしいとわかっているのに，同じ観念が繰り返し浮かんできて，同じ行動を繰り返さずにいられない（手を洗う，戸締りを確かめるなど）
			転換ヒステリー：心理的要因で起こる解剖学的に矛盾した知覚・運動症状（麻痺，失立，失声など）
			解離ヒステリー：心因性健忘，遁走（とんそう），多重人格，トランス状態，拘禁反応など
			心気神経症：些細な身体の異常を重大な病気にかかっているためと解釈し，繰り返し医療機関で検査を受ける
	重度ストレス反応	例外的に強い一過性ストレスに反応して起こるもの ＊目の前で親しい人が死亡，自身も死にそうになるような状況など	急性ストレス反応：数分〜4週間以内に出現し，2日〜4週間以内に消失．正常な反応．幻惑状態（ぼうっとした感じ），抑うつ，不安，激越，絶望，過活動，引きこもり
			外傷後ストレス障害（PTSD）：著しく脅威的，破局的な体験のあとしばらくして出現．フラッシュバック（侵入的回想），これを引き起こす状況・行動の回避，悪夢，情動鈍化など
		持続的ストレスに反応して起こるもの	適応障害[6]：重大な生活の変化，ストレスの多い生活上の出来事に対して，順応が生じる時期に出現．抑うつ，不安など

4 • 了解不能：通常は出現することのない症状．

5 • 了解可能：普通の人でもありうる症状．程度が重すぎて治療が必要になる（＝障害）．

原　因	精神障害	精神症状
パーソナリティ障害[7]（人格の極端な偏りにより，本人が悩み，社会にも損害を与える）	妄想性パーソナリティ障害	他人に猜疑的で，拒絶に過度に敏感，病的な恨み・嫉妬を抱く
	境界性パーソナリティ障害	他人に対する過剰な信頼と過剰な敵意がコロコロ入れ替わる．感情不安定で，自己破壊行為（自傷行為，万引き，浪費，過食・嘔吐など）を繰り返す
	反社会性パーソナリティ障害	社会規範，他人の感情・痛みに対して冷淡なまでに無関心．暴力的で自分の行為に全く罪悪感を感じない
小児・青年期の精神障害（先天性の脳機能異常，発達段階で生じた問題，小児期に頻度の高い疾患など）	精神発達遅滞（知能の発達の障害．染色体異常，酵素欠損，周産期障害などによる）	
	発達障害，行動障害（小児自閉症，注意欠如・多動症など）	
	自己臭妄想	
	摂食障害	
	チック，吃音などの一部（てんかん，神経症など）	
	不登校，引きこもりなどの一部（統合失調症，神経症など）	

┣❷ 精神作用性物質による精神障害

急性中毒	意識障害が多い
依存症	社会生活が困難となる，反社会的行為を引き起こす
精神病状態	慢性使用中に起こるもの，中断後の離脱症状，後遺症

　精神に作用する物質により起こる精神障害や行動の障害には，アルコール依存症[8]や薬物依存症が含まれる．治療は，個別の精神療法，認知行動療法的な考え方に基づく集団精神療法，自助グループへの参加などがある．

┣❸ 躁状態とうつ状態

状　態	感情	思考	意欲	行動	身体症状
躁状態	爽快感怒りっぽい	話が飛ぶ，軽はずみな決断，楽観的思考	意欲亢進すべてに興味	活発目的性喪失	睡眠不要食欲亢進
うつ状態	憂うつ感焦燥感	決断不能悲観的希死念慮	意欲低下興味の喪失	抑制	不眠または過眠食欲低下，下痢または便秘全身倦怠感

6 •適応障害：ストレスが原因で引き起こされる感情や行動の症状によって，仕事や学業，家事育児を行うなどのその人の社会機能が大きく損なわれ，困難になっている状態．

7 •パーソナリティ障害：「ある時点で発病する疾患」ではなく，遺伝子によって決定されている人格の極端な偏り．社会に進出すると周囲の人との人間関係で問題が起こる．パーソナリティ障害に広義の器質性精神障害や内因性精神障害，心因性精神障害が発病することも多い．

8 •アルコール依存症：お酒の飲み方を自分の力でコントロールできなくなり，飲酒が手段から目的に変わってしまうこと．

DSMでの診断には，症状に加えて持続時間（躁状態1週間以上，うつ状態2週間以上）が重要である．

├4 心身症

身体疾患の症状の変化に心理的要因が大きく影響する疾患のこと．慢性胃炎，高血圧，気管支喘息，過敏性腸症候群などがある．身体疾患の治療に加えて，神経症と同様の精神科的治療も有効である．

├5 パーソナリティ障害（人格障害）

a 人格の偏り

人格異常	先天性（または環境性），社会との関わりをもちだす思春期〜青年期頃より問題化
人格変化	脳の病変による，認知症の人格変化など

b 人格と性格の違い

人格 （personality）	性格を含めて社会生活，対人関係などの面も含めた人間の総合特性
性格 （character）	人間の精神機能の持続的な特徴のうち情動に関する特性（知的側面は知能），性格の形成には先天的要因（気質）と後天的要因（教育，訓練，環境など）が関与する

c パーソナリティ障害

人格異常のうち，人格の平均からの著しい偏りにより，自分自身が悩み，周囲の社会にも問題を起こす異常のこと．青年期頃から症状や問題が出現し，生涯にわたって持続する．中高年になると「カドが取れ」て顕著でなくなってくることがある．

さまざまな神経症症状，うつ症状，不穏・興奮，問題行動を起こす．精神症状・問題行動の著しい場合は，薬物療法，入院，精神療法，行動療法が必要となる．幼少時の環境よりも先天的影響が大きいと考えられている．

┣6 小児・青年期の精神障害

小児期	神経系の発達の障害による機能障害，これによる家庭内・学校内の問題．男児に多い	広汎性発達障害	小児自閉症
乳児期から小児期にかけて気づかれるもの，先天性の脳機能異常の関与が考えられている			その他の広汎性発達障害：アスペルガー症候群，レット症候群
		特異的発達障害	発達性言語障害
			学習障害
		知的障害	IQ 70未満
		多動性障害	注意欠如・多動症（ADHD）
		行為障害	攻撃的行動，嘘・窃盗，重大な規則違反など（DSM-5では削除）
		チック障害	一過性，慢性，トゥレット症候群など
青年期	精神障害，自我同一性の問題（摂食障害の一部），社会進出に伴う問題（不登校，引きこもり，非行などの一部）	摂食障害	神経性食思不振症（拒食症）
青年期の心身の成長過程でさまざまな問題（先天的，後天的，社会的など）が顕在化			神経性過食症
		不登校，引きこもり，非行	精神障害（統合失調症，うつ病，パーソナリティ障害，不安障害など）
			学校でのトラブル
			家族内でのトラブル（虐待を含む）

＊小児・青年期の精神障害では，症状が非定型であることが多い．

3 主な検査

器質性精神障害	脳画像検査（MRI，CT，SPECTなど）	脳梗塞，血腫，脳腫瘍，脳萎縮など
	脳脊髄液検査，血液検査	中枢性感染症（顕微鏡検査・培養検査，抗体価）
	遺伝子検査	プリオン病（クロイツフェルト・ヤコブ病）
症状精神病（基礎疾患の診断と同じ）	血液検査	アンモニア（肝性脳症），甲状腺ホルモン（甲状腺機能亢進症・低下症）
	脳波（意識障害）	徐波化，異常な眼球運動，肝性脳症では三相波
てんかん	脳波	てんかん性放電
薬物依存	尿中薬物濃度＊	薬物を使用中，使用後数日以内でないと陽性にならない
知能障害	知能検査，染色体検査，代謝酵素検査など	精神発達遅滞
	改訂 長谷川式簡易知能評価スケール（HDS-R），ミニ・メンタル・ステート検査（MMSE）	認知症
高次脳機能障害	神経心理学検査	失認，失行などそれぞれの機能に応じた検査を用いる

＊法律で禁止されている薬物が陽性の場合，公務員（国立・公立病院職員）は警察に通報する義務がある．

4　主な精神障害

●1　認知症

病態	いったん獲得した知能が持続的に低下する．初老期（40〜65歳），老年期（65歳〜）から罹患率が増加．85歳を過ぎると20％以上でみられる．健常者でも人物や物品名の想起障害は40代から出現する		
原因	神経細胞の脱落，大脳皮質の萎縮によるもの．ゆっくりと進行し，最後は寝たきりになる	アルツハイマー病（初老期）とアルツハイマー型認知症（老年期）	初期は記憶障害主体，頭頂葉と側頭葉の萎縮
		ピック病	初期は人格変化が主体で認知症スケールでは正常範囲のことが多い
	脳血管性認知症	多発梗塞，白質障害，脳出血など血管障害による．高血圧，脂質異常症，糖尿病など動脈硬化を引き起こす疾患で多い．段階状の進行，脳梗塞の部位に応じた巣症状	
	脳疾患による認知症	炎症性疾患〔神経梅毒，日本脳炎，クロイツフェルト・ヤコブ病（CJD），エイズ脳症など〕	
		脳腫瘍	
		正常圧水頭症（シャント術により改善することがある）	
		脱髄疾患（多発性硬化症，脂質代謝異常による白質変性症）	
		変性疾患〔パーキンソン病，レビー小体型認知症（DLB），ハンチントン舞踏病など〕	
		頭部外傷後遺症	
		その他（悪性リンパ腫など）	
症状	記憶障害などに基づいた妄想・問題行動	新しいことが覚えられない．最近のことから思い出せなくなる 生年月日は答えられるが，今日の日付・現在の年齢はわからない	
		物盗られ妄想：財布をしまい込んで見つけられなくなり，「盗られた」と訴える	
		人物誤認：息子を父親と間違える	
		帰宅妄想：「ここは自分の家じゃない」と出て行こうとする	
		不潔行為：水洗トイレ・洋式トイレの使い方がわからず，汚物で家の中を汚す	
	失認・失行	運動障害がないのに複雑な行動ができない．後天的に獲得した技能などが失われる結果起こる．「ボタンがはめられない」など	
	人格変化	怒りっぽくなる，だらしなくなる，浪費，性的社会的逸脱行動，もともとの人格とは関連がない．行動の抑制などに関連した領域の障害による	
	行動異常	徘徊（アルツハイマー型）．脱水や横紋筋融解症を引き起こすまで徘徊することもある	
	その他	せん妄，幻視，昼夜逆転	
検査	簡便な知能スケール	改訂 長谷川式簡易知能評価スケール（HDS-R）	
		ミニ・メンタル・ステート検査（MMSE）	
	脳画像診断	CT，MRIなど（萎縮，腫瘍，出血の有無など形態を観察）	
	脳機能画像検査	SPECT：血流量を観察	
		PET：分子の局在や代謝を観察	

┠② せん妄

病　態	意識障害により周囲をゆがんで知覚し，異常な反応を示す意識変容の一つである
原因・誘因	全身状態悪化，身体的侵襲や薬剤によって起こることが多く，入院患者で起こる代表的な精神科的問題
症　状	幻視，妄想，興奮など 夜間に悪化することが多く，ライン・ドレーン抜去，暴力行為，離院などを引き起こす 日中はウツラウツラしていることが多い．日中にも意識障害が残存し，失見当識や計算力低下などが確認できる
検査・所見	脳波検査（基礎活動の徐波化），異常な眼球運動

┠③ てんかん

病　態	脳の神経細胞の異常放電によってさまざまな症状が出現する．異常放電そのものは1分以内．異常放電の部位・範囲によりさまざまな発作型がある	
原　因	幼児期・小児期に発症	先天性，酵素欠損など
	成年以降に発症	ほとんどが脳腫瘍・頭部外傷後遺症・脳梗塞後遺症
	一過性のもの	高熱，電解質異常，血糖値異常などにより一過性に出現することがある
発作の種類	発作型により有効な治療薬剤が異なる	
	大発作（全身けいれん発作）	意識消失・眼球上転・呼吸の停止 → 全身強直・チアノーゼ・唾液分泌亢進・失禁 → 全身間代けいれん → けいれん終了，呼吸再開（30秒～1分）
	焦点発作，あるいは限局発作	大脳皮質の一部の異常放電により，その部位の機能に関係した症状が出現する
	小発作	数秒～数10秒の意識消失により，その部位の機能に関係した症状が出現する
	精神運動発作	意識障害に加えて一定のパターンの動作，口部自動症，行動自動症（もうろう状態）
好　発	乳幼児から高齢者までいずれの年齢層でも発症するが，小児と高齢者で発症率が高い	
てんかん性精神障害	人格変化	粘着性，爆発性
	知能障害	乳児期・小児期のてんかんでは精神発達遅滞がみられることがある
	もうろう状態	発作のあとに意識障害が出現し，幻覚，不穏などがみられることがある
	てんかん性不機嫌状態	意識障害を伴わずに易刺激性，抑うつなどが一定期間持続
	慢性精神障害	記憶障害，認知症，幻覚・妄想などが長期間持続
症　状	部分発作（光がチカチカ見える，手がピクピク動く），全般発作（ミオクロニー発作，脱力発作，欠神発作，全身のけいれん発作）	
検　査	脳波，MRI検査	
治　療	薬物療法（抗てんかん薬），外科治療	

┣④ アルコール依存症

病態		アルコール飲料は入手が容易であり，いったん依存が成立すると患者が独力で断酒することは困難である．治療は完全な断酒のみ．自助グループへの参加が必要
症状	精神症状	欠勤，怠惰，無責任となり酒を入手するためには平気でウソをつく．頭にきた，つらかった，うれしかった，眠れないなど，すべてが飲酒の理由となる
	身体症状	消化器症状：胃炎，下痢，肝障害，膵炎など 心血管症状：心筋症，心肥大，動脈硬化，腎障害，末梢血管拡張 神経症状：手指や舌の振戦，多発神経炎，ペラグラなど
	離脱症状 （いわゆる「禁断症状」）	アルコール振戦：手指，上下肢の粗大な振戦，中止後数時間～数日 けいれん発作：中止後数時間～2日以内，死亡することがある 振戦せん妄：振戦と特徴的な幻覚（小動物幻視）を伴うせん妄．飲酒中断後1～3日目から出現，3～7日目まで続く
アルコール精神病	コルサコフ病	アルコール依存症でみられる認知症の一つ．記銘力障害，見当識障害，作話
	ウェルニッケ脳症	アルコール依存症で急性にせん妄，健忘，発熱，昏睡，眼筋運動障害（外直筋麻痺による内斜視）などが出現し，死に至ることもある．ビタミンB_1欠乏による
	アルコール性幻覚症	アルコール飲酒中に意識は清明なのに幻聴を主とした幻覚が出現する
	アルコール性妄想状態	嫉妬妄想が多い，配偶者を非難・暴行する

┣⑤ アルコール以外の依存性薬物

反社会的行為と関連，非合法流通薬剤などがある．

アヘン類（モルヒネ，コデイン，ヘロイン，ペンタゾシンなど）：鎮痛薬	多幸感，陶酔感，絶頂感：精神依存・身体依存が強く，急速に依存状態になる．激しい離脱症状．慢性中毒で不安・抑うつ，栄養障害
大麻（マリファナ）	酩酊状態 → 知覚過敏，幻覚 → 多幸・恍惚状態，精神依存が強い，離脱症状はない
鎮静薬・睡眠薬	酩酊状態による多幸・陶酔感 バルビツール酸系薬物では身体依存，強い離脱症状（振戦せん妄と類似），過量服薬による死亡
コカイン （神経刺激作用：本来は局所麻酔薬）	多幸・多弁・観念奔逸 → 不安・幻覚（幻視・幻触）・妄想．精神依存が強い
覚醒剤 （アンフェタミン，メタンフェタミン） 中枢神経刺激薬（メチルフェニデート） エフェドリン（鎮咳薬）	気分爽快，多幸・万能感，不安・焦燥 精神依存が強い，離脱期の脱力・不快感・抑うつ感が強い 覚醒剤精神病：統合失調症と類似した幻覚・妄想状態，妄想に基づいた傷害・殺人，フラッシュバック
幻覚薬（LSD，メスカリン，フェンジクリジンなど）	軽度意識障害，幻覚，知覚異常（変形視，身体浮上感），恍惚・超絶体験，被害妄想，躁状態，うつ状態
有機溶媒 （ベンゼン，トルエン，キシレン）	酩酊状態，多幸感，幻覚．精神依存が強い，中断で無気力・強い不安が出現 造血器障害，末梢神経障害
ニコチン	循環器系への悪影響，さまざまながんとの関連 精神依存，身体依存が強い．離脱により不快・抑うつ，不眠，集中困難，食欲変化
カフェイン	興奮，易刺激的，焦燥，多弁，不眠，不整脈，精神依存主体

├⑥ 統合失調症

病　態			有病率は1%. 主として青年期に始まり，感情と意欲が減退して欠陥状態に至る 奇妙な運動や態度，特有の形の幻覚妄想状態，了解不能，病識欠如
病型分類	破瓜型		幻覚・妄想を伴って発病，寛解・再発を繰り返しながら，徐々に無為・自閉・感情平板化などが進行
	緊張型		病期には激しい興奮，緊張病性昏迷などがみられる．間欠期の症状は軽い
	妄想型		中年期以降の発病が多い．妄想が一貫してみられる．ほかの症状は軽い
	単純型		無為・自閉・感情平板化などの症状が主体
原　因			今のところ不明．抗精神病薬のすべてが抗ドーパミン作用をもつことから，中枢神経系でのドーパミン活動過剰が起こっているとされる（ドーパミン仮説）
症　状	陽性症状（幻覚・妄想・興奮・緊張病性昏迷など）と，陰性症状（無為・自閉・感情平板化）		
	異常体験 （体験を言葉で伝えてもらってわかる症状）	幻覚	幻聴：噂や悪口や命令など悪い影響を受けるような内容が多い，幻聴と対話可能 思考化声：自分の考えていることがそのまま声になって聞こえる 体感幻覚：普通に感じられないような奇妙なものがありありと感じられる 幻嗅：自分がいやな匂いを出している，人が自分の匂いを感じて鼻をクンクンする
		妄想	被害妄想が多い．組織に狙われている，宇宙人に攻撃されている，幻聴・思考伝播，作為体験より「電波でやられている」「盗聴されている」と訴えることが多い
		思考の異常	思考奪取，思考途絶，思考吹入：考えが「奪われる」「止まってしまう」「入ってくる」 作為体験：自分の考え，動作が「操られている」という体験 思考伝播：自分の考えが「周りの人に伝わってしまう」 滅裂思考：思考内容のまとまりがなくなる
		感情体験の異常	不気味な世界破滅感，恍惚感，ただならぬことが起こっているに違いないという感じになる（妄想気分）
	行動の異常 （表情や行動から観察しうる症状）		表情：冷たい，硬い，空虚な，奇妙な表情，空笑（おかしくないのに笑う），しかめ顔，とがり口
			カタレプシー：受動的にとらされた体位を保ち続ける（緊張病性昏迷の際に出現）
			常同：同一の単調な運動や姿勢を保ち続ける
			拒絶：命令に応じない，または反対の行為をとる
			命令自動，反響行為，反響語：何でもすぐ応じる，言われたことのオウム返し
			無為・自閉：自分からは何もしようとしない，他人と接触をもとうとしない
	全体的印象 （患者から受ける印象）		子どもっぽい，感情の起伏が乏しい（感情平板化）
治　療	薬物療法		抗精神病薬（メジャー・トランキライザー）：抗幻覚妄想作用，鎮静作用
	生活療法		無為・自閉の予防，社会復帰促進
予　後			放置すると完全に治るもの1/3，欠陥状態になるもの1/3，残りの1/3は欠陥治癒といわれてきたが，近年では早期社会復帰が重視され，いわゆる欠陥状態に至るものは減少している

＋⑦ うつ病

病態	気分障害の一つ．うつ状態の人は人口の2〜3％にみられる 一般科の外来を受診する患者の20〜30％がうつ状態 普通の落ち込みと異なり，2週間以上落ち込んだままの状態が続く 「朝がダメ」「朝はいくらか良い」など，症状の日内変動があることが多い
原因	きっかけ（家族の死去，昇進，引っ越しなど）がある場合とない場合がある 薬剤性うつ病：インターフェロン，抗がん剤，レセルピン，αメチルドパなど
性格要因	粘着気質，メランコリー親和型など，几帳面な性格（頼まれると嫌と言えない）
症状	**身体症状**：不眠（中途覚醒，早期覚醒），消化器系症状（食欲低下，便秘，下痢など），体重減少，不定愁訴（頭重感，腹部痛，背部痛），性欲減退など **精神症状**：抑うつ気分：とくに理由もなく気分が落ち込む．ただ悲しく，思わず泣けてしまう 精神運動抑制：頭の回転が悪い，集中力・決断力・記憶力低下，仕事・家事がうまくいかない．不安，焦燥 微小妄想：「もうだめだ」「すべてが取り返しがつかない」 希死念慮，自殺企図：うつがよくなりかけのときに多い → うつ病の人を励ましてはいけない，かえって苦痛に感じ，希死念慮が強まる
治療	十分な休養（心身の休養をしっかりととる）：主婦など自宅で休養しにくい場合には入院を検討 薬物療法（抗うつ薬），精神療法（支持的精神療法，認知行動療法，対人関係療法），運動療法．そのほか，高照度光療法，修正型電気けいれん療法などが用いられる場合もある

＋⑧ 双極性感情障害（躁うつ病）

病態	気分障害の一つ．人口の0.5％にみられる 周期的に躁とうつを繰り返す．間欠期は正常に戻る
要因	循環気質，体質性．生活上の出来事との関連は薄い
診断	診断に必要な持続時間：躁状態1週間以上，うつ状態2週間以上
症状	**うつ状態**：単極型（うつ病や躁病）と比べて，過眠，行動抑制や意欲低下が目立つ **躁状態**：うつに比べると症状の発現期間が短い 爽快気分，観念奔逸，行為心迫，注意転導性の亢進 誇大妄想（大発明をした）とこれに基づく浪費，多訴 不眠（睡眠の必要性の低下），食欲・性欲の亢進
治療	薬物療法（抗躁薬，感情調整薬：炭酸リチウム，カルバマゼピン，バルプロ酸）

├9 神経症

病　態		心因によってさまざまな症状が起こるが，これを説明する身体・器質的病変は見当たらない
分　類	不安神経症（不安障害）	恐怖性障害（パニック障害） • 不安発作（パニック発作）：突然，激しい不安感が出現，さまざまな身体的症状（呼吸困難，動悸，胸痛，窒息感，めまい，発汗，失神，手や身体のふるえ，過呼吸発作）を伴う．発作終了後は全く身体的異常がみられない • 予期不安：また発作が起こるのではないかと不安で，外出できない，電車に乗れないなど社会生活に影響が出る
		全般性不安障害：原因のはっきりしない不安が慢性的に持続
	恐怖症	ある物体，状況に対する持続的で不合理な恐怖を抱き，それを回避する，あるいは回避しようとする行動
		広場恐怖：助けが得られない状況に対する恐怖．乗り物恐怖（電車，車），閉所恐怖，群衆恐怖など
		社会恐怖（社会不安障害）：ほかの人に注目される状況に対する恐怖．赤面恐怖，視線恐怖，自己臭恐怖，醜形恐怖など
		特定の物・状況に対する恐怖：動物恐怖，異性恐怖，高所恐怖，暗闇恐怖，先端恐怖，不潔恐怖，エイズ恐怖
	強迫神経症（強迫性障害）	強迫観念：無意味とわかっている不快な考え，衝動が繰り返し浮かんでくる 強迫行為：無意味であるとわかっているにもかかわらず，同じ行為を何度も繰り返す
	ヒステリー	転換性障害（転換ヒステリー，身体表現性障害） 心理的要因で生じた知覚症状あるいは運動症状．解剖学・病理学的に矛盾 知覚症状：ヒステリー盲（同心性視野狭窄）など 運動症状：身体の一部の麻痺・けいれん，失立，失歩行，失声，嚥下困難など
		解離性障害（解離ヒステリー） 心理的誘因で生じた意識，人格，行動の解離．無意識に逃避することでつらい事柄を回避 失神：自分が受け入れられない状況・事柄に直面し，意識を失う 心因性健忘（全生活史健忘）：自分のこれまでの人生に関する事項だけ思い出せない 心因性遁走：突然行方不明となり，しばらくしてひょっこり現れる 多重人格：別の人格に，痛みやストレスを処理させようとする防衛の現れ トランスおよび憑依状態：霊がとりつくなど，宗教観念に基づいた解離状態 偽痴呆（拘禁反応）：強制収容所，拷問，警察の取り調べなど，長時間閉じ込められて，強い精神的負荷をかけられると，一見，認知症のような状態が出現する
	心気神経症（心気性障害）	ささいな身体的特徴や身体感覚を異常であるととらえ，現実にありえない解釈をし，重篤な疾病にかかっているという恐怖や信念にとらわれている病態
治　療	薬物療法	抗不安薬，抗うつ薬（選択的セロトニン再取り込み阻害薬：SSRI）
	非薬物療法	精神療法：支持療法，表現療法，洞察療法など 認知・行動療法：病気やその症状を引き起こしたり，悪化させるような，認知・行動パターンの是正

▶⑩ 外傷後ストレス障害（PTSD）_{ピーティーエスディー}

病態	災害，大事故，他人の変死の目撃，拷問・テロリズム，レイプなどの犯罪被害などの，著しく脅威的，破局的な体験のあと，<u>数週〜数ヵ月後</u>から出現
症状	情動鈍化，フラッシュバック[9]（侵入的回想）およびこれを引き起こす行動・状況の回避，悪夢
治療	薬物療法：選択的セロトニン再取り込み阻害薬（SSRI），抗不安薬，認知行動療法（系統的脱感作）

9 • フラッシュバック：強い心的外傷を受けた場合に，後になってその記憶が，突然かつ非常に鮮明に再体験しているかのように思い出されたり，同様に夢に見たりする現象．侵入的に想起された体験に嫌な感情を伴うのが特徴．PTSDや急性ストレス障害に特徴的な症状のうちの一つ．

▶⑪ 適応障害

病態	重大な生活の変化，ストレスの多い生活上の出来事に対して，順応が生じる時期に発生．通常は1ヵ月以内に出現し，持続は6ヵ月を超えない．子どもに多い
誘因	個人的特性，個人の脆弱性が大きく影響
症状	症状は多彩．抑うつ，不安，行為障害（集団・社会的に不適切な行動）など ＊6ヵ月以上持続すると，ほかの診断（うつ状態，不安性障害など）に変更することになる

▶⑫ 小児自閉症

病態	他者を認識する機能の障害．人口の0.2〜0.3％にみられ，男児に多い DSM-5では，小児自閉症とアスペルガー症候群，特定不能の広汎性発達障害をまとめて自閉スペクトラム症とし，含まれる概念が広がった
症状	対人関係の障害：あやしても笑わない．母親がいなくても平気，ほかの子どもと遊ばない コミュニケーションの障害：言語発達の遅れ，反響言語，人称の逆転 興味の限界：日常生活の変更に強く抵抗，回転するもの・数字などへの強い興味，常同的行為
治療	治療と教育を合わせた「療養」を幼児期から行う．福祉，教育との連携が必要 環境調整，対人技能訓練，デイ・ケア（医学的な管理のもとに行う作業指導，リクリエーション活動，創作活動，生活指導など）などのリハビリテーション．当事者を対象にしたグループ活動，生活自立・就労などの相談
関連疾患	アスペルガー症候群：言語発達の障害がない小児自閉症 レット症候群：2〜3歳頃までは外見上正常に発達するが，その後，言語や社会的技能が失われる

▶⑬ 特異的発達障害

病態	ある領域に関してだけ顕著な発達の障害
分類	発達性言語障害：男児に多い • 表出性言語障害：話し言葉の理解は年齢相応だが，話す能力に障害がある • 受動性言語障害：話し言葉の理解と表出の両方に障害がある • 構音障害：就学する頃になっても発音できない音がある　例）「リンゴ」が「インゴ」など 学習障害：知能発達に遅れがないにもかかわらず，聞く，話す，読む，書く，計算する，推論するなどの特定の能力に障害がある
対応	教育的な支援．音声教材や電子教科書，ICT機器の活用など

┣⑭ 知能障害（精神発達遅滞）

病態	全般的知能が平均より低く（IQ 70未満），社会適応に障害がある．人口の1％程度，男児に多い
原因	特発性：明らかな原因がないもの 遺伝的要因：先天代謝異常（フェニルケトン尿症など），染色体異常（ダウン症候群など） 早期胚発達異常：毒物，薬物，感染による妊娠早期の異常（母親のアルコール依存症など） 周産期の異常：低栄養，未熟児，出産時の低酸素・外傷，感染など 幼児期・小児期の身体疾患：感染症，外傷，てんかん，薬物など 環境：幼児期に適切な刺激がない（社会的接触，言語など，虐待による放置を含む）
知的障害の程度	軽度知的障害（IQ 50～69）：精神年齢9～12歳，知的障害の85％，中学校から学業に支障 中等度知的障害（IQ 35～49）：精神年齢6～9歳，知的障害の10％，自活は困難 重度知的障害（IQ 20～34）：精神年齢3～6歳 最重度知的障害（IQ 20未満）：精神年齢3歳以下
対応	新生児マス・スクリーニング：フェニルケトン尿症などの代謝異常のスクリーニングにより，食事療法やホルモン投与で予防が可能である 健診（1歳6ヵ月児健診，3歳児健診） 療育施設，就学相談の利用など

┣⑮ 多動性障害（注意欠如・多動症：ＡＤＨＤ）

病態	人口の3～5％，男児に多い
症状	不注意（集中困難）：1つのことを続けて行えない，外からの刺激で容易に注意をそらされる 多動性：じっとしておらず，次々とさまざまな行動をする 衝動性：順番を待てない．思いどおりにならないと腹を立てたり，人を攻撃する
治療	精神刺激薬（メチルフェニデート），選択的ノルアドレナリン再取り込み阻害薬（アトモキセチン）など 環境調整：授業中の刺激を減らす，自己評価の維持（十分にほめる）など 養育者のペアレント・トレーニングが有効なこともある

┣⑯ チック障害

病態	不随意的，突発的，反復的，非律動的，常同的な運動あるいは発声．男児に多い	
症状	単純運動チック	瞬き，首の急激な動き，肩すくめ，顔しかめなど
	単純音声チック	咳をする，鼻をクンクンさせる，鼻を鳴らすなど
	複雑運動チック	顔の表情を変える，跳ねる，触る，物の匂いを嗅ぐなど
	複雑音声チック	状況に合わない単語や句の繰り返し，汚言症
分類	一過性チック障害	持続が1年未満，単純運動チックが多い
	慢性運動性または音声チック障害	1年以上持続
	トゥレット症候群	1年以上持続する多発性運動チックと音声チック，重症で汚言症，衝動行為，自傷など
治療と支援	チック症：行動療法（チックと拮抗するような動きをする），薬物療法	

▶⑰ 摂食障害

病 態		先進国の女性に多い．予後は悪い（精神障害が次第に明らかになる，自殺未遂，身体疾患で死亡など）
分 類	神経性食思不振症（拒食症）	極端な痩せ願望，自己イメージ（自分にはどの程度の体型が適切か）の障害 体重が異常に少ない（標準体重の85％以下，BMI 17.5kg/m² 以下）にもかかわらず，正常体重に戻すことを拒否，さらなる減量を企図．食事摂取量は少ないが，活動性は高い
	神経性過食症	一度に大量の食物を摂取し，体重増加を防ぐために自ら嘔吐する．下剤や利尿薬を使用．パーソナリティ障害などがベースにあり，自傷行為の一つとして過食・嘔吐がみられる場合がある

18 眼科疾患

本来は正常の視力があった人が，人生の途中で病気や事故などによって目が見えなくなることを中途失明と呼ぶ．視覚障害はさまざまな原因で起こるため，とくに中途失明の原因となる疾患について理解しておくことは重要である．

❶ 緑内障

特徴 ▶ 日本における失明原因の第1位．72％は正常眼圧緑内障．

急性緑内障	突然発症して急激に眼圧が上昇し，数時間で失明する危険性がある
慢性緑内障（開放隅角緑内障）	極わずかに正常よりも眼圧が上昇．視野障害が緩やかに進行していく．初期の段階では症状を自覚できないことが多い

病態 ▶ 房水排出障害 → 眼圧が上昇し視神経乳頭を圧迫 → 視神経乳頭陥凹・血流障害にて視神経障害を引き起こす．

緑内障の発作の症状 ▶ 眼圧上昇による激しい眼痛，頭痛・嘔吐，霧視（かすみ目），視力低下，充血（とくに角膜周囲）．

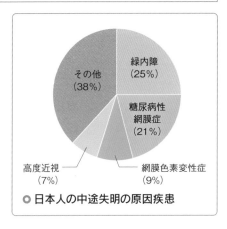

○ 日本人の中途失明の原因疾患
- 緑内障（25％）
- 糖尿病性網膜症（21％）
- 網膜色素変性症（9％）
- 高度近視（7％）
- その他（38％）

検査 ▶ 眼圧測定（高くなる），眼底検査（視神経乳頭陥凹あり），視野検査（視野が欠ける），隅角[1]検査（隅角鏡を用いて隅角の広さや異常の有無をみる），OCT検査[2]．

治療 ▶ 眼圧を下げる点眼薬（正常眼圧緑内障でも有効），医療用レーザー治療，緑内障手術．

❷ 白内障

病態 ▶ カメラのレンズの働きをして光を屈折させ，網膜にピントを合わせる役割を担う水晶体が，加齢などの影響によって白く濁ることにより視力が低下する．

症状 ▶ かすんで見える，光を眩しく感じる，暗くなると見えにくい，

1 • 隅角：角膜と虹彩が接する部分であり，眼圧を一定に保つための眼内の水（房水）の排出口がある．

2 • OCT検査：光干渉断層計による網膜の眼底三次元画像解析検査．網膜の断面や網膜神経線維層の厚みを観察する．

逆光で見えにくくなる，一時的に近くが見えやすくなる，二重・三重に見える．

原因▶加齢（加齢性白内障），先天性（風疹など），外傷性，アトピー性，糖尿病，紫外線，薬剤性（ステロイドの投与）．

治療▶軽症では点眼薬，生活に支障がみられる場合は手術（超音波乳化吸引術＋眼内レンズ挿入）．白内障が進行して核が固くなっている場合は，水晶体囊外摘出術を行う．

├❸ 糖尿病性網膜症

病態▶糖尿病によって生じる．多くの場合，糖尿病と診断されてから網膜症出現まで10年ほどかかる．どの段階においても適切な血糖コントロールが重要である．日本における失明原因の第2位．そのほか，糖尿病眼合併症[3]には，糖尿病性視神経乳頭炎などがある．

分類と治療▶

単純性網膜症	経過観察
増殖前網膜症	網膜光凝固術（レーザー治療）
増殖網膜症	網膜光凝固術，必要に応じて手術

├❹ 網膜裂孔・網膜剥離

病態▶神経網膜がその外側にある網膜色素上皮から剥がれてしまうと網膜剥離となる．穴があく裂孔原性網膜剥離と，裂孔を伴わない非裂孔原性網膜剥離がある．

原因▶硝子体の液性変性と後部硝子体剥離（老化による），強度の近視などに伴う網膜の萎縮，外傷によるものがある．非裂孔原性網膜剥離は糖尿病性網膜症，未熟児網膜症，加齢黄斑変性，ぶどう膜炎に伴うものなどがある．

症状▶飛蚊症，光視症（視野の周辺に閃光が走る）．網膜剥離が進むと硝子体出血により視野全体が暗くなり，視野欠損，物がゆがんで見える，視力低下が生じる．放置すると失明に至ることもある．

検査▶散瞳薬を使用した精密眼底検査，視野検査．網膜電図検査も行う．

治療▶網膜裂孔があっても剥がれていなければ，レーザー凝固や冷凍凝固で穴をふさぐ．剥離した場合は手術（強膜輪状締結術，硝子体手術）を行う．

3 ▪ 糖尿病眼合併症：糖尿病性網膜症，糖尿病性視神経乳頭炎，糖尿病性末梢神経障害による外転神経麻痺や動眼神経麻痺がある．

├5 網膜色素変性症

病態 ▶ 網膜に異常がみられる遺伝性疾患である.

原因 ▶ 半数は先天性素因. 遺伝傾向が認められる患者のうち, 常染色体劣性遺伝を示すものが最多である.

症状 ▶ 夜盲, 視野狭窄, 視力低下.

検査 ▶ 視力検査, 眼底検査(網膜の色調が乱れるごま塩状の変化, 網膜血管の狭小化, 周辺部の色素沈着), 細隙灯顕微鏡検査, 網膜電図検査.

治療 ▶ 治療法は確立されておらず, 対症療法のみとなる. 最終的に多くが失明する.

├6 加齢性黄斑変性症

病態 ▶ 加齢とともに, 視力をつかさどる網膜の中心部にある黄斑に老廃物が蓄積することで障害されたり, 新生血管が生じたりすることで物が見えにくくなる. 多くは50歳以上に生じるが, 喫煙者のほうが発症しやすい. 萎縮型と滲出型がある. 欧米では失明原因の第1位. 黄斑出血が起きると, 突然, 急激に視力が低下する.

症状 ▶ 視界の中心部がゆがんで見える, 見え方がおかしい(変視), 見たいものが暗くて見えない(中心暗点[4]). 進行すると視力は著しく低下し, 色覚異常をきたすこともある.

検査 ▶ 視力検査, アムスラー検査(方眼紙のような図でゆがみや暗い部分がないかを調べる), 眼底検査, 蛍光眼底造影検査, 光干渉断層(OCT)検査.

治療 ▶ 萎縮型では治療方法はない. 滲出型は薬物療法(血管内皮増殖因子阻害薬の眼球内注射), 光線力学的療法, レーザー凝固, 手術.

├7 網膜中心動脈閉塞

原因 ▶ 動脈硬化[5]性疾患や, その原因となる高血圧により生じる.

症状 ▶ 急激な視力低下.

所見 ▶ チェリー・レッド・スポット[6].

予後 ▶ 不良.

├8 流行性角結膜炎(はやり目)

病態 ▶ アデノウイルス感染症により点状表層角膜炎を生じる. 潜伏期間は1週間で, 2〜3週間持続する. 発熱を伴う場合は咽頭結膜熱(プール熱)である.

特徴 ▶ 感染力が強く, 接触感染から院内感染の原因となるため, 手指のアルコール消毒が必要である. はやり目とも呼ばれる.

症状 ▶ 充血, 流涙, 眼脂(めやに), 異物感.

4 • 暗点:物を見ているときに, 本来は見えるはずなのに見えない場所.

5 • 動脈硬化:血管の壁が硬く変性したり, 血管内に脂のかす(プラーク)がたまったりすることで, 血液の流れが悪くなる. 喫煙, 過食, 肥満などの生活習慣が原因となり, 肥満, 高血圧, 糖尿病, 脂質異常症などが互いに悪影響を及ぼしあって急速に進行する.

6 • チェリー・レッド・スポット:紅実斑点. 黄斑中心部の周囲が中心動脈閉塞のために虚血となり乳白色混濁や浮腫を生じる. 黄斑部は網膜内層浮腫がないため, その部分だけ網膜の外側にある脈絡膜の血管が透けて見えるため赤い点として観察される.

┣❾ 麦粒腫（ものもらい）

病態▶ まぶたにある汗腺や脂腺に生じた細菌感染による急性の<u>化膿性炎症</u>により，まぶたが赤く腫れる．

原因▶ 細菌感染（黄色ブドウ球菌や表皮ブドウ球菌が多い）．健康な人の体の表面に常在する細菌だが，糖尿病の基礎疾患があったり，抵抗力が落ちたときなどに炎症を起こす．

症状▶ まぶたが炎症を起こして赤く腫れる．目のかゆみ，充血，めやにが出る，まぶたの違和感と腫れが現れる．進行すると化膿して悪化し，排膿することもある．

治療▶ 抗菌薬の点眼薬や眼軟膏，ときに内服薬の投与もある．化膿が進行して腫れがひどい場合は，切開・排膿を行う．

┣❿ ドライアイ

病態▶ 涙は角膜や結膜の細胞に栄養を供給するが，涙液異常[7]により角膜が乾燥する．乾燥によって眼球の表面が傷つく（角膜上皮障害）．

原因▶ 加齢による涙の分泌や質の低下，スマートフォンやPCの画面を長時間見つめることによる瞬きの減少，長時間の車の運転，コンタクトレンズの使用，エアコンによる室内の乾燥などが原因となる．

症状▶ 目の乾く感じ，異物感，痛み，疲れ，かすみ目．目の充血，涙が出る，慢性的な不快感なども出現する．目の表面の傷から感染症を発症すると，視力低下や目の痛み，充血，光を眩しく感じる．

検査▶ 問診・視診，細隙灯顕微鏡検査により角膜や結膜の表面の傷の有無を観察する．涙液検査（シルマー試験[8]など）．

治療▶ 軽症では点眼薬（人工涙液，ヒアルロン酸製剤，ムチン分泌促進の点眼薬），不十分な場合は涙点プラグにより涙を目にためる処置を行う．

┣⓫ 飛蚊症

病態▶ 硝子体の濁りが網膜に写り込むことにより，黒い影や糸くずのようなものが見えたり，あたかも蚊が飛んでいるように見えたりする．多くは加齢に伴う生理的な変化（生理的飛蚊症）だが，<u>網膜剥離の前兆</u>となることもある．加齢に伴って硝子体が融解・萎縮し，網膜と硝子体が離れると自覚しやすくなる．

検査▶ 網膜剥離・網膜裂孔・眼底出血[9]など重篤な疾患の初期症状として飛蚊症が自覚されることもあるため，精密検査が必要である．散瞳薬を使用した精密眼底検査を行う．

治療▶ 生理的飛蚊症は基本的に治療は不要である．本人が希望する場合は，硝子体手術やレーザー治療を考慮する．

7 • 涙液異常：涙の分泌が不足したり，涙の質の低下によってすぐに蒸発したりすること．

8 • シルマー試験：幅5mmのシルマー試験紙を用いて，涙にぬれる紙の長さ（1mmは1μLの涙液量に換算）を測定することで，涙が正常に分泌されているかを調べる．

9 • 眼底出血：眼底の血管が詰まって破裂するなどして，出血が網膜や硝子体に広がること．高血圧や糖尿病，腎臓病などの全身疾患に伴う網膜出血や硝子体出血が多い．網膜静脈分枝閉塞症，網膜中心静脈閉塞症などがある．

聴覚と平衡覚からなる耳の機能の異常をきたす耳疾患，嗅覚などの鼻の機能の異常をきたす鼻疾患と副鼻腔疾患，咀嚼・唾液分泌・味覚・構音（共鳴）・呼吸（口呼吸）などの口腔機能に異常をきたす口腔疾患，呼吸・嚥下・構音（共鳴）・免疫・味覚機能に異常をきたす咽頭疾患，呼吸・下気道の防御・発声に異常をきたす喉頭疾患に分類される．

1 聴覚・平衡覚器疾患

❶ 主な検査

a 聴力検査

自覚的聴力検査	気導受話器や骨導受話器を用いる純音聴力検査など
他覚的聴力検査	聴性脳幹反応（ABR）など

b 平衡機能検査

前庭脊髄反射系の検査	偏奇現象の検査（遮眼書字検査，足踏み検査など），立ち直り反射の検査（起立検査，重心動揺検査など）
前庭眼反射，中枢眼運動神経系の検査	注視下・非注視下での眼振検査
負荷検査	温度眼振検査，回転眼振検査
眼球運動機能検査	運動指標追跡検査（ETT），視運動眼振検査（OKN）

❷ 主な症状

a 難聴

伝音性難聴	中耳（とその手前）の障害．音の増幅の障害
感音性難聴	内耳（とその先）の障害．音の増幅の障害と音の分析の障害（加齢による難聴）

b 平衡障害

身体が揺れている，ふらふらする．これらの症状に伴う気分の悪さや精神的な不安やつらさがある

c 眩暈（めまい）

> 天井や自分の周囲がぐるぐる回る．体がぐらぐら，ふわふわした感じ，気が遠くなりそうな感じ，目の前が真っ暗になる感じ，物が二重に見えるなど

　内耳性のめまい，低血圧によるもの，睡眠薬などの副作用，脳梗塞によるものなどがある．

❸ 主な疾患

a 耳硬化症

病態 ▶ 両側性に卵円窓にアブミ骨が固着する．思春期に発症，妊娠で増悪する．

原因 ▶ 不明，白人では常染色体優性遺伝．男女比は1：2.

症状 ▶ 伝音性難聴（→ 混合難聴），耳鳴．

治療 ▶ アブミ骨手術，アブミ骨除去と連鎖の再建を行う．

b 突発性難聴

原因 ▶ 不明（循環障害，ウイルス感染が関与しているとも考えられている）

症状 ▶ 一側感音性難聴，耳鳴．めまいを伴うと予後不良．反復はない．

治療 ▶ 保存的治療（循環改善薬，ビタミン剤，代謝改善薬，ステロイドなどの投与）．

c メニエール病

原因 ▶ 内リンパ水腫（ストレス，アレルギー，塩分水分代謝障害が関与しているとも考えられている）

好発 ▶ 30〜50代に多い．

症状 ▶ めまい，耳鳴，難聴を反復．30％は両側性に発症する．

治療 ▶ 安静，抗めまい薬，高浸透圧利尿薬，内リンパ嚢開放術．

d 良性発作性頭位めまい症（BPPV）

原因 ▶ 迷路内の浮遊耳石．

好発 ▶ 中高年に多い．起床時や寝返りを打ったときによく起こる．

症状 ▶ 頭位変換で誘発される回転性めまい（潜時を伴い漸減する）．ほかの脳神経症状，中枢神経症状を伴わない．

治療 ▶ 理学療法（エプリー法など），抗めまい薬．

e 音響外傷性難聴，騒音性難聴

　強大音の曝露により生じる．ときに不可逆性．

f 薬剤性内耳障害

　抗結核薬，アミノグリコシド系抗菌薬，シスプラチン（抗がん剤）などの投与に起因する．

g 急性（化膿性）中耳炎

原因 ▶ 中耳粘膜の細菌感染（肺炎球菌，インフルエンザ菌など）がほとんど（上気道感染からの経耳管感染）．

症状▶耳痛，鼓膜膨隆，耳漏（みみだれ），伝音性難聴.

治療▶消炎鎮痛薬や抗菌薬の投与，必要に応じて鼓膜切開術[1]，鼓膜チューブ留置.

h 滲出性中耳炎

原因▶中耳炎の反復や遷延化，副鼻腔炎やアデノイドの炎症など → 耳管機能不全・耳管狭窄 → 中耳内圧低下 → 補空水腫.

症状▶伝音性難聴，耳閉感，自声強聴.

好発年齢▶幼小児（5〜7歳）が90％，老人にも発症することがある.

i 慢性（穿孔性）中耳炎

原因▶急性中耳炎治療の遷延（3ヵ月以上）や反復罹患.

症状▶伝音性難聴，鼓膜穿孔，耳漏.

治療▶局所保存的治療，鼓室形成術.

j 真珠腫性中耳炎

原因▶先天性（胎生期の迷入表皮芽），後天性（1次性と2次性）がある.

1次性	鼓膜内圧低下 → 鼓膜弛緩部内陥 → 真珠腫（鼓膜穿孔なし）
2次性	外耳道上皮が鼓膜穿孔を通して中耳内侵入（鼓膜穿孔あり）

症状▶慢性中耳炎の症状のほかに周囲への破壊性侵襲により，顔面神経麻痺，めまい・感音性難聴（内耳への波及による），髄膜炎，脳腫瘍などが発症する.

治療▶鼓室形成術.

2 鼻疾患

┣❶ 主な検査

a 嗅覚検査

基準嗅覚検査（5種の基準臭を使用），嗅覚識別検査，静脈性嗅覚検査法（アリナミンテスト）.

b 鼻咽頭内視鏡検査

直径3〜4mmのファイバースコープにより，咽頭や喉頭の観察も可能である.

c その他

鼻腔通気度検査，鼻粘膜誘発テストなどがある.

┣❷ 主な疾患

a 鼻中隔湾曲症

考え方▶成人の80〜90％にみられるが，症状・病的所見がなければ

1・鼓膜切開術：滲出性中耳炎や急性中耳炎の治療のために，鼓膜を切開し，たまっている滲出液を排出する処置. 抗菌薬などの薬物療法で改善しない場合に行うことが多い.

疾患としない.

症状 ▶ 鼻閉, 頭重感, 鼻出血, 嗅覚障害.

治療 ▶ 鼻中隔矯正術.

ｂ 鼻出血

原因 ▶ 約80％は特発性である. そのほかは, 小外傷, くしゃみや咳, 鼻をかむなどの一過性の静脈圧上昇が誘因となる.

症候性鼻出血 ▶ 鼻副鼻腔の悪性腫瘍, 外傷, 血液疾患, 循環器疾患 (高血圧, 動脈硬化) などに起因するもの.

部位 ▶ キーゼルバッハ部位[2]からが多い.

治療 ▶ 出血部位の圧迫止血や焼灼を行う. 場合によっては顎動脈結紮などを行うこともある.

ｃ アレルギー性鼻炎

原因 ▶ 鼻粘膜におけるI型アレルギー. 表皮ダニ(ハウスダストの主要抗原), 花粉, 真菌類などの吸入抗原. 遺伝的素因がある.

症状 ▶ 多量の水溶性鼻漏(はなみず), くしゃみ発作, 鼻閉(鼻づまり).

検査 ▶ 鼻汁好酸球検査, 血清中の抗原特異的IgE(RAST), 鼻粘膜誘発テスト.

治療 ▶ 抗原の除去・回避, 薬物療法(抗ヒスタミン薬, 抗アレルギー薬, ステロイドなど), 減感作療法, 手術療法(下鼻甲介焼灼術, 後鼻神経切除術 → 鼻漏改善).

---

3 副鼻腔疾患

┣① 主な検査

ａ 鼻腔ファイバースコピー検査

鼻の中をカメラで観察する. ポリープ(鼻茸)や形態異常, 後鼻漏 (鼻汁がのどの奥にたれこむ)の有無を調べる.

ｂ 画像検査

副鼻腔X線, CT, MRIなどで, 鼻の奥の状態を調べる.

┣② 主な疾患

ａ 慢性副鼻腔炎

概要 ▶ 慢性的な副鼻腔の炎症. いわゆる蓄膿症.

原因 ▶ 多岐にわたる(急性副鼻腔炎の反復, 局所構造要因, アレルギーなど).

症状 ▶ 鼻閉, 膿性(後)鼻漏, 頭痛・頭重感, 嗅覚障害.

治療 ▶ 保存的治療(マクロライド系抗菌薬の少量長期投与), 手術(内視

2 • キーゼルバッハ部位：鼻の入口から1〜1.5cmくらいの鼻中隔前方の部位. 毛細血管が多く集まっており, 血流が豊富で出血しやすい.

鏡下鼻副鼻腔手術）.

b 術後性頬部（上顎）囊胞

原因▶初回の副鼻腔手術から15〜20年後に生じる副鼻腔の粘液囊胞.
上顎洞に好発.

症状▶頬部腫脹，疼痛，ときに眼症状が現れる.

治療▶外科的に囊胞を鼻腔に開放する.

c 上顎がん

概要▶扁平上皮がん，転移は少ない.

症状▶鼻閉（鼻づまり），悪臭性鼻汁，血性鼻汁，頬部痛，頬部腫脹，
ときに眼症状が現れる.

治療▶集学的治療（3者併用療法：放射線治療＋化学療法＋手術）.

4　口腔疾患

❶ 主な検査

a 舌口唇運動機能の検査

　「パ」「タ」「カ」と発音して舌と口唇の運動機能をみる. 5秒間の合
計発音数を計測し，1秒あたりの回数を算出. 口唇の運動機能（パ），
舌前方の運動機能（タ），舌後方の運動機能（カ）のそれぞれについて，
1秒あたりの回数が6回未満で機能低下と判断する.

b 舌 圧

　舌圧測定器を使用し，舌の筋力を測定. 最大舌圧30kPa未満で低
下と判断する.

c 咀嚼機能

　グミゼリーを噛み，溶け出したグルコースの値を測定して，どれく
らい噛めているのかを確認. 100mg/dL未満で咀嚼機能低下と判断
する.

d 味覚検査

濾紙ディスク法▶甘，塩，酸，苦味の認知閾値を検査.

電気味覚検査▶電気味覚計による電気刺激の検知閾値を検査.

❷ 主な疾患

a 流行性耳下腺炎（ムンプス）

原因▶ムンプスウイルス感染. 飛沫感染で不顕性感染[3]も多い.

症状▶潜伏期間は2〜3週間. 感冒様症状 → 急激な耳下腺腫脹（1〜
2週間）.

合併症▶髄膜炎（5〜15％），精巣炎，高度感音性難聴，心膜炎，腎

3 • **不顕性感染**：細菌やウイル
スなどの病原体の感染を受
けたにもかかわらず，感染症
状がみられない状態のこと.

炎など.

治療▶ 対症療法のみのため，予防接種が推奨される．

ｂ 唾石症

原因▶ 唾液腺導出管内に侵入した小異物，細菌などが核となり石灰が沈着する．

症状▶ 唾液腺部の腫脹，摂食時の疼痛（唾疝痛）．

好発▶ 女性に多い．顎下腺（道管）に多い（70%）．

治療▶ 保存的療法が無効なら手術（唾石摘出，唾液腺摘出）を行う．

ｃ 多形性腺腫

概要▶ 唾液腺腫瘍の過半数を占める．耳下腺に多い．基本的に良性だが，ときに悪性化する．

症状▶ 無痛性腫瘤．

治療▶ 周囲組織を含めた摘出．

ｄ プランマー・ビンソン症候群

概要▶ 嚥下障害，口内の炎症や舌炎，口角炎を伴う．鉄欠乏性貧血の際に起こる症状のこと．

症状▶ 嚥下障害（食道ウェブ[4]），舌炎（赤い平らな舌）などがみられる．

原因▶ 低色素性（鉄欠乏性）貧血．

治療▶ 鉄剤の投与．

ｅ 舌小帯短縮症（舌癒着症）

概要▶ 舌小帯が短く，舌が口腔底に癒着する．

原因▶ 多くは先天性，ほかは外傷などによる．

症状▶ 呼吸困難，構音障害などがみられる．

治療▶ 舌小帯延長（形成）術．

ｆ 舌がん

原因▶ う歯[5]・不良歯牙の慢性刺激，飲酒，喫煙などが誘因となる．

好発▶ 舌縁が大多数．男女比は2：1．

症状▶ 有痛・易出血性腫瘤．硬結，発赤，潰瘍を伴うことがある．頸部リンパ節転移を高率に伴う．

治療▶ 主として3者併用療法（放射線治療＋化学療法＋手術）．

---

5 咽頭疾患

➊ 主な検査

咽頭運動の検査▶「アッ，アッ」と発声．口蓋帆挙筋の麻痺があれば，口蓋垂は健側に偏位．咽頭収縮筋の麻痺があれば，咽頭後壁が健側に引かれる（カーテン徴候）．

4 • 食道ウェブ：食道の粘膜に薄い膜が形成される．鉄欠乏性貧血の嚥下障害の原因．

5 • う歯：虫歯のこと．う蝕ともいう．

├2 主な疾患

a 急性口蓋扁桃炎

原因 ▶ 連鎖球菌，ブドウ球菌，肺炎球菌などが誘因となる．

症状 ▶ 発熱，咽頭の発赤・腫脹，嚥下時疼痛，構音障害．

合併症 ▶ 急性中耳炎，急性鼻副鼻腔炎，頸部リンパ節炎．

治療 ▶ 抗菌薬＋対症療法．

b 扁桃周囲炎・扁桃膿瘍

概要 ▶ 急性扁桃炎が進展すると扁桃周囲炎・膿瘍を生じる．

症状 ▶ 高熱，扁桃周囲の発赤・腫脹，嚥下時痛の増悪，反射性牙関緊急[6]（開口障害），嚥下障害，ふくみ声[7]．

合併症 ▶ 副咽頭間隙（頸動脈間隙）より膿瘍が下降し，縦隔洞炎，敗血症，出血，声門浮腫などを併発する．

治療 ▶ 急性扁桃炎の治療に加え，場合によっては膿瘍切開・排膿が必要となる．

c 慢性扁桃炎

病態 ▶ 扁桃炎はほとんど無症状か軽症だが，離れた諸臓器に反応性の扁桃病巣感染症[8]をきたす．

原因 ▶ 扁桃炎反復や周囲の慢性炎症（慢性副鼻腔炎など）．

症状 ▶ ほとんどなし．ときに急性増悪することがある．

治療 ▶ 扁桃病巣感染症があれば，扁桃摘出術．

d アデノイド（腺腫増殖症）

概要 ▶ 咽頭扁桃は幼小児期に最大となる（5〜6歳）．

症状 ▶ 鼻閉，いびき，呼吸障害．

合併症 ▶ 滲出性中耳炎，副鼻腔炎をきたす．

治療 ▶ 保存的に経過をみるが，場合によってはアデノイド切除術を行う．

e 閉塞性睡眠時無呼吸症候群

概要 ▶ 咽頭部の狭小化に伴い，睡眠時に閉塞性の無呼吸をきたす．

症状 ▶ 睡眠時無呼吸（10秒以上の呼吸停止が7時間の睡眠中に30回以上．または単位時間あたり5回以上）→ 居眠り，易疲労，記憶力や注意力の減退，易怒性，いびき → 肺性心（右心不全）．

治療 ▶ 経鼻的持続陽圧呼吸療法（nasal-CPAP）．ときに外科的治療を行う．

f 上咽頭がん

好発 ▶ 頸部リンパ節転移が非常に多い．男性に多い．頭蓋底にも進展，ときに脳神経障害を伴う．

原因 ▶ EBウイルスが関与していると考えられている．

腫瘍型 ▶ 低分化型扁平上皮がん，リンパ上皮腫が多い．

6 ● 牙関緊急：破傷風の初期などに認められる三叉神経障害および咬筋の強直による開口障害．

7 ● ふくみ声：声がこもる，声が出しにくい状態．

8 ● 扁桃病巣感染症：慢性扁桃炎が離れた諸臓器に反応性の二次疾患をきたす．関節リウマチ，IgA腎症，掌蹠膿疱症，胸肋鎖骨過形成症など．扁桃摘出術が有効である．

6 喉頭疾患

1 主な検査

a 喉頭鏡検査

小さな鏡をのどの奥に入れて観察する.

b 内視鏡検査

鼻から内視鏡を入れたり，喉頭ファイバースコープを用いて観察する．がんの確定診断では生検（組織の一部を採取して，顕微鏡で観察）を行う.

c 画像検査

CT，MRI，頸部超音波検査.

2 主な疾患

a 急性喉頭蓋炎

概要 ▶ 2〜4歳に多くみられる感染症．喉頭蓋の強い腫脹により，呼吸困難から窒息に至る．あらゆる刺激が軌道の閉塞を引き起こす可能性があるため，舌圧子による咽頭や扁桃の診察がきっかけとなり，窒息が誘発されることもある．呼吸困難状態であれば，気管挿管や気管切開[9]する準備をしてから診察する.

原因 ▶ 細菌（インフルエンザ菌b型[10]が多い）などの感染.

症状 ▶ 喉頭蓋が強く腫脹して気道閉塞の危険がある．感冒様症状（発熱，咽頭痛）→ 強い嚥下時痛，吸気性喘鳴・呼吸困難 → 発症後数時間〜24時間で窒息に至ることがある.

治療 ▶ 原則的に入院加療．抗菌薬の点滴を7〜10日継続する．このとき喉頭蓋の浮腫が強ければ，3〜4日は人工呼吸管理を行う.

b 急性声門下喉頭炎

概要 ▶ 声門下腔粘膜の限局性炎症による腫脹，気道狭窄〜閉塞．乳幼児に好発．いわゆる仮性クループ[11].

原因 ▶ ウイルスなどの感染による.

症状 ▶ 犬吠様咳嗽，吸気性喘鳴〜呼吸困難，嗄声，脱水，まれにけいれんなどがみられる.

治療 ▶ 10%程度は要入院加療．補液，抗菌薬，ステロイドの投与などを行う．ときに早めに気道確保が行われる.

c 喉頭結核

症状 ▶ 嗄声．ほとんどが肺結核に伴う.

検査 ▶ 確定は組織生検，結核菌検査.

治療 ▶ 抗結核療法.

9 • 気管切開：前頸部を切開して，呼吸する管を軌道に直接挿入する.

10 • インフルエンザ菌b型：ヘモフィルス・インフルエンザ菌b型（Hib）は細菌性髄膜炎や急性喉頭蓋炎を引き起こす．Hib感染症はHibワクチン接種によって予防できる.

11 • 仮性クループ：喉頭部や声門のすぐ下の粘膜が腫れることにより，「ケンケン」という犬やオットセイのような咳が出たり，息を吸うのが苦しくなる.

d 喉頭がん

症状 ▶ 嗄声（粗造性嗄声[12]），呼吸困難．

原因 ▶ 喫煙との因果関係が大いにある．

好発 ▶ 男女比が9～10：1．

治療 ▶ 放射線治療または手術．

e 一側喉頭（声帯）麻痺

症状 ▶ 嗄声（気息性嗄声[13]）．

原因 ▶ 迷走神経麻痺（延髄や頭蓋底病変などによる），反回神経麻痺（甲状腺・気道・食道・大動脈弓疾患による）．

治療 ▶ 原因疾患の治療に加え，音声訓練（健側の代償を期待），手術（声帯内方移動術，喉頭形成術など）．

f 声帯（喉頭）炎

症状 ▶ 嗄声（努力性嗄声[14]），咽喉頭痛，嚥下時痛．

原因 ▶ 音声酷使，喫煙，感染などが誘因となる．

病型 ▶ 急性で声帯の発赤・充血が主体，慢性で浮腫・硬化などが加わる．

治療 ▶ 薬物療法と原因除去．

g 声帯（喉頭）ポリープ

症状 ▶ 嗄声，まれに異物感．

原因 ▶ 炎症がきっかけになると考えられている．音声酷使も誘因となる．

治療 ▶ 急性期は保存的に治癒する場合もある（血豆様の赤いポリープ）．喉頭微細手術．

h ポリープ様声帯

病態 ▶ 声帯膜様部全体の浮腫状変化（通常，両側性）．

症状 ▶ 高度嗄声（嗄声歴はきわめて長いが病識の乏しいことが多い），違和感，労作時息切れなどがみられる．

原因 ▶ 喫煙が重要な危険因子である．そのほか，音声酷使も誘因となる．

治療 ▶ 禁煙．喉頭微細手術による粘膜下貯留物の除去，余剰粘膜切除．

12 • 粗造性嗄声：ガラガラの荒れた声．喉頭がんなどで生じる．

13 • 気息性嗄声：息がスースーと漏れるような声．左右の声帯の間に隙間ができることによるもの．声帯結節，声帯萎縮，反回神経麻痺などで生じる．

14 • 努力性嗄声：力を入れないと出ない声のこと．急性声帯炎などで生じる．

20 皮膚科疾患

皮膚の病気は多岐にわたり，同じ病名でも軽症から重症まで程度の差が大きい．皮膚は全身をうつす鏡ともいわれ，皮膚症状から全身に関わる疾患が見つかることも少なくない．

1 蕁麻疹・血管性浮腫

❶ 蕁麻疹

病態 ▶ 表皮の下にある真皮内の肥満細胞からヒスタミンが放出されて血管透過性が亢進することで生じる，表皮を盛り上げる境界明瞭な膨疹．蕁麻疹の膨疹は数時間～24時間以内に跡を残さずに消える．

原因 ▶ 多くは不明．食事，薬剤，虫刺され，悪性腫瘍による自己抗体[1]，日光，寒冷，温熱，発汗，心理的ストレスなど，さまざまな原因で生じる．

症状 ▶ かゆみや熱感を伴う赤くくっきりとした膨疹が出現し，数十分から数時間以内に消失する．

原因検索 ▶ 皮内テスト，IgE-RAST，経口投与試験，除去試験．

治療 ▶ 原因がわかれば原因物質の除去．わからなければ対症療法（抗ヒスタミン薬，抗アレルギー薬の投与）を行う．

❷ 血管性浮腫

病態 ▶ クインケ浮腫とも呼ばれ，真皮深層，皮下組織深部での血管透過性の亢進により，局所的に膨隆した境界不明瞭な浮腫．皮膚，気道，消化管などに反復して腫れが起こるが，数日で症状は消失する．アレルギーや補体，好酸球などが関与する．

原因 ▶ C1-INHの遺伝的または後天的異常，アレルギー性（最多），薬剤性（NSAIDs，アンジオテンシン変換酵素阻害薬など），好酸球増多を伴うもの，物理的刺激（寒冷，日光，振動など）によるもの，特発性（原因不明）などがある．

症状 ▶ 圧痕を伴わない境界の不明瞭な浮腫が，顔面（眼瞼，口唇，舌），四肢，外陰部に出現する．2～5日で自然消失．熱感，痛み，かゆみはない．

1・自己抗体：自己のタンパク質（自己抗原）に対する抗体．

307

治療 ▶ ステロイド，抗ヒスタミン薬，浮腫発作にはトラネキサム酸の点滴による治療などを行う．

2　皮膚炎

❶ 接触皮膚炎（かぶれ）

病態 ▶ 接触皮膚炎[2]は外来物質が皮膚に接触することによって発症する湿疹のこと．繰り返して生じる二次刺激性が多い．

症状 ▶ 表皮の炎症，かゆみ，ヒリヒリ感．紅斑（赤い斑），丘疹（ぶつぶつ），小水疱（水ぶくれ）→ 慢性化すると苔癬化（皮膚がごわごわ）に至る．

原因検索 ▶ 問診，パッチテストなどを行う．

❷ 脂漏性皮膚炎

病態 ▶ 頭髪の生え際や顔面など，皮脂の分泌が盛んな脂漏部位にできる湿疹のこと．赤みがあり，黄色味を帯びた湿り気のあるフケや，乾燥したうろこ状のフケが出る．

原因 ▶ 皮脂を栄養源とするマラセチア（真菌）が皮膚で異常増殖することによる炎症と，マラセチアが皮脂に含まれるトリグリセリドを遊離脂肪酸へと分解し，この分解された遊離脂肪酸の刺激が皮膚炎を生じる．

好発 ▶ 成人型は思春期以降の男性に多い．新生児期から乳児期にみられる乳児型もある．

❸ アトピー性皮膚炎

病態 ▶ 皮膚のバリア機能低下により，ダニ・ホコリ・細菌などのアレルゲンが，表皮内に侵入してアレルギー反応を生じる皮膚炎のこと．発症には気管支喘息などのアレルギー素因が関与する．

症状 ▶ 軽快と悪化を何度も繰り返す，かゆみを伴う皮疹が出る．慢性化すると色素沈着，苔癬化する．耳切れ，膝裏の苔癬化，眉毛外側の脱毛，白色皮膚描記症（発赤した皮膚をなぞると，しばらくしてなぞった跡が白くなる）は，アトピー性皮膚炎に特徴的である．

原因・悪化因子 ▶ 環境因子，発汗，細菌・真菌，接触抗原，ストレス，食物などが誘因となる．

合併症 ▶ 伝染性膿痂疹（とびひ），単純性疱疹（ヘルペスウイルスによるカポジ水痘様発疹症），伝染性軟属腫，角結膜炎・眼瞼皮膚炎，白内障・網膜剥離，脱毛症．

2 ● 接触皮膚炎：一度かぶれたものは休んでも問題なく使えるようにはならない．

治療▶原因・悪化因子（ホコリ・ダニ，花粉，ペットなど）の除去，スキンケア（保湿によるバリア修復），薬物療法（ステロイド外用薬，タクロリムス軟膏など）を行う．

➕④ 伝染性膿痂疹（とびひ）

特徴▶乳幼児に起こりやすい．掻き壊して皮膚に傷がついたところなどに黄色ブドウ球菌が繁殖して皮膚が赤くただれ，痂皮化（かさぶたができる）する．

治療▶患部を清潔に洗い流し，外用薬を塗布．ときに抗菌薬の内服が必要である．

➕⑤ 尋常性痤瘡（にきび）

特徴▶尋常性痤瘡は毛穴に皮脂がたまって生じる炎症によって起こる慢性皮膚疾患である．アクネ菌の増殖により強い炎症や膿がたまり，瘢痕を残す場合もある．思春期に多くみられ，皮脂分泌の多い顔面やあご，背中，胸などにもできる．

原因▶主な原因は，過剰な皮脂の分泌，ホルモンバランス，毛穴周囲の皮膚の角化，アクネ菌の増殖などがある．さらに，ストレスや睡眠不足，生活習慣のみだれ，偏食，過剰なクレンジング，便秘，月経周期などの因子が関与する．

症状▶毛穴に皮脂がたまった白ニキビ（閉鎖面ぽう）や黒ニキビ（開放面ぽう），さらにこれらにアクネ菌が作用して丘疹から膿疱となる．

検査▶問診・視診．

治療▶薬物療法（塗り薬，外用抗菌薬．ときに抗菌薬の内服），ときに面ぽう圧出やケミカルピーリング，漢方薬を併用する．

注意！▶背中にできるにきび様の湿疹は，マラセチアによる毛嚢炎である．皮脂を好む真菌（カビの仲間）であるマラセチアの増殖を抑制するためには，抗真菌薬が有効である．

3 褥瘡（床ずれ）

病態▶骨突起部とマットや布団などの支持面との間の軟部組織に，長時間，体重による圧迫が加わることにより，毛細血管が圧迫されて局所的な皮膚の血流低下を生じる．褥瘡[3]は，この局所血流低下に摩擦や浸潤などが組み合わさった虚血性壊死による潰瘍である．

発生要因▶寝たきりなどの体位変換困難（運動障害，知覚神経障害），加齢性変化（皮膚の乾燥，治癒能力の低下），低栄養・やせ，ケアのマンパワー不足などがある．

3・褥瘡：褥（しとね，ふとん）＋瘡（きず）．

病期 ▶ 急性期(黒色期) → 慢性期(黄色期 → 赤色期 → 白色期)となる.

治療 ▶ 病期に応じた外用薬・ドレッシング材を使用する.

4 白癬(水虫)

病態 ▶ 真菌の一種である白癬菌が感染することで発症する. 足白癬 [4]が代表的だが, 爪白癬, 頭部白癬, 手白癬, 股部白癬, 体部白癬などもある. 趾間型(二次細菌感染をきたしやすい), 小水疱型, 角質増殖型(爪白癬の合併が多い)の3つに分類される.

症状 ▶ かゆみを伴う水疱, 皮むけ. 爪白癬などではかゆみのないこともある. 蒸れやすい指の間では白くふやけてただれる. 悪化すると足が腫れ, 歩行困難となる.

検査 ▶ 白癬菌を直接検出. 汗疱(異汗性湿疹)や掌蹠嚢胞症との鑑別を要する.

治療 ▶ 抗真菌薬の外用や内服を行う.

5 薬疹

病態 ▶ 薬剤の投与によって生じる皮疹である. 長期間問題なく用いていた薬剤でも, 突然薬疹を起こすことがある. 薬剤の再投与により再発する.

薬疹を起こしやすい薬剤 ▶ 抗菌薬, 非ステロイド性抗炎症薬(NSAIDs), 降圧薬, 抗けいれん薬, 抗腫瘍薬などがある. 必ずしも原因薬剤がわかるとは限らない.

症状 ▶ 紅斑丘疹型薬疹, 滲出性紅斑型薬疹.

治療 ▶ 原因薬剤の中止. 補助的に抗ヒスタミン薬, 抗アレルギー薬, ステロイド全身投与などを行う.

❶ スティーヴンス・ジョンソン症候群(SJS)

スティーヴンス・ジョンソン症候群(SJS) [5]は薬剤などの副作用により, 全身に水疱やびらんを伴う紅斑が多発する. 口や眼などの粘膜にもびらんを生じ, 多臓器不全や敗血症を合併する. 救命できても重篤な後遺症を残すことが多い. 指定難病である.

❷ 中毒性表皮壊死症(TEN)

中毒性表皮壊死症(TEN) [6]は, 高熱や全身倦怠感などの症状を伴って, 口唇・口腔, 眼, 外陰部などを含む全身に紅斑, びらんが広範囲に出現する重篤な疾患である. SJSから進展する場合が多く, 発

4 ・足白癬:白癬菌が足の皮膚の角質層に入り込んで繁殖することによって起きる. 真菌(カビ)は高温多湿の環境で活発に繁殖するため, 足白癬も夏になると症状が悪化することを繰り返す.

5 ・スティーヴンス・ジョンソン症候群(SJS):皮膚粘膜眼症候群. 高熱や全身倦怠感などの症状を伴って, 口唇・口腔, 眼, 外陰部などを含む全身に紅斑, びらん, 水疱が多発し, 表皮の壊死性障害を認める. 原因として薬剤性が多いが, マイコプラズマ感染や一部のウイルス感染に伴い発症することもある.

6 ・中毒性表皮壊死症(TEN): たとえ救命できても, 視力障害, 眼球癒着, ドライアイなどの後遺症を残すことが多い. また, 閉塞性細気管支炎による呼吸器傷害, 外陰部癒着, 爪甲の脱落・変形を残すこともある.

疹面積がSJSよりもさらに広範となる．TEN型薬疹は急速に進行し，死亡率は高い．多臓器不全，敗血症，肺炎などを高率に合併し，しばしば致死的状態に陥る．指定難病である．

6 乾癬

病態 ▶悪化と軽快を繰り返す．ほかの人への感染性はない．

特徴 ▶赤く盛り上がり，かゆみを伴うことが多い．表面に白いフケや銀白色のかさぶたが現れる．

部位 ▶頭部，爪，肘・膝，臀部にできやすい．全身にできることもある．

治療 ▶バランスの良い食事と十分な睡眠，皮膚を良い状態に保つ（擦りすぎない）．

外用療法	ステロイド外用薬，ビタミンD₃外用薬
内服療法	ビタミンA誘導体，免疫抑制薬，酵素阻害薬，抗ヒスタミン薬
紫外線療法	患部に紫外線を照射
注射療法	炎症性サイトカインの働きを抑制する薬剤を注射

21 婦人科・乳腺疾患

　女性のライフステージに応じた健康問題を総合的に判断し，性差を考慮した診療を行うための女性外来，思春期から性成熟期・更年期・老年期にわたる婦人科疾患の診療を担当する婦人科外来，乳腺症や乳がんを含む乳腺疾患の診断治療を行う乳腺外科，これらを総合的に診断・治療する女性疾患外来など，医療機関によって扱う疾患の範囲が異なる．乳腺疾患については，男性に発症する女性化乳房症や乳がんがあるため，必ずしも女性に限定されないことに注意が必要である．

1 子宮・卵巣疾患

├① 子宮内膜症

病態 ▶ 子宮内膜あるいはその類似組織が，骨盤腹膜や卵巣など異所性に存在することによって生じる疾患である．月経時に内膜症病変においても出血が起こるため，それにより炎症や骨盤内臓器どうしの癒着が起こる．卵巣に子宮内膜症が発生すると**チョコレート囊胞**，子宮平滑筋の中に子宮内膜様の組織が存在すると**子宮腺筋症**と呼ぶ．生殖年齢の女性の5〜10％で子宮内膜症を発生している．一部は卵巣がんの原因となる．

原因 ▶ 骨盤内への逆流月経血が最も有力な原因仮説である．ほかにも複数の原因が想定されている．

症状 ▶ 強い月経痛（とくに思春期以降に徐々にひどくなる），月経時に出現する便通異常，下血，喀血 → 悪化すると月経時以外にも骨盤痛・排便痛・性交痛 → 不妊につながる場合もある．

治療 ▶ 月経痛には非ステロイド性抗炎症薬（NSAIDs），状況に応じてさまざまな<u>ホルモン剤による薬物療法</u>を行う．病変を摘出・焼灼，癒着を剝離する手術を行うこともある．

┣② 子宮筋腫 <ruby>子宮筋腫<rt>しきゅうきんしゅ</rt></ruby>

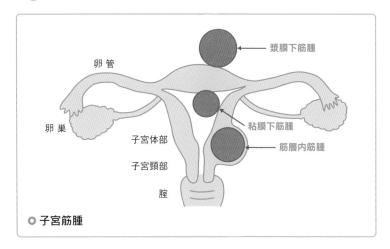

漿膜下筋腫

卵管

粘膜下筋腫

卵巣

子宮体部

筋層内筋腫

子宮頸部

腟

○ 子宮筋腫

病態▶ 子宮の平滑筋由来の良性腫瘍で，粘膜下筋腫，筋層内筋腫，漿膜下筋腫がある．悪性の子宮肉腫との鑑別が必要である．

症状▶ <ruby>過多<rt>かたげっけい</rt></ruby>月経，過長月経，月経痛，腹部腫瘤触知，貧血．とくに症状もなく，健康診断で指摘されることも多い．子宮筋腫が大きくなると周囲の臓器を圧迫するため，頻尿，排尿困難，便秘，腰痛などが現れる．ときに不妊や流産の原因にもなる．

検査▶ 内診，超音波検査を行う．MRI検査を行うこともある．

治療▶ <ruby>手拳<rt>しゅけん</rt></ruby>（握りこぶし）よりも小さいサイズであれば，治療の必要はなく，定期的な検診のみで様子をみる．サイズの大きいものや，増大傾向が強いもので症状を伴う場合は治療対象となる．薬物療法には偽閉経療法，対症療法（貧血治療，鎮痛薬，ホルモン治療など）がある．手術療法は妊娠の希望や予定がない場合は子宮全摘術，生殖年齢を考慮して<ruby>子宮筋腫核出術<rt>しきゅうきんしゅかくしゅつじゅつ</rt></ruby>や子宮鏡下子宮筋腫摘出術（粘膜下筋腫）などを行う．

┣③ 卵巣嚢腫茎捻転 <ruby>卵巣嚢腫茎捻転<rt>らんそうのうしゅけいねんてん</rt></ruby>

病態▶ <ruby>卵巣嚢腫<rt>らんそうのうしゅ</rt></ruby>[1]が腹腔内でねじれて阻血状態となり，腹痛をきたす．性行為などが誘因となり，突然に発症する．<ruby>妊孕性<rt>にんようせい</rt></ruby>[2]の観点から早期の捻転解除が求められる．

症状▶ 突然の片側性の下腹部持続痛，嘔吐．

検査▶ 経腹超音波検査（痛みの部位に一致する骨盤内腫瘤）．

治療▶ 疼痛に対する薬物療法，<u>早期に捻転が解除できなければ緊急手術</u>を行う．

1 ▸卵巣嚢腫：卵巣の良性腫瘍で，20～30代の若年層に多い．子宮内膜症による古い出血がチョコレートのようにたまったチョコレート嚢胞（再発が多い），水分がたまった漿液性嚢胞腺腫，粘液がたまった粘液性嚢胞腺腫（巨大化することあり），皮膚や毛髪，歯などの組織がたまった皮様嚢腫（まれに悪性化あり）などがある．悪性の場合やサイズが大きくなると手術が必要である．

2 ▸妊孕性：妊娠するための力．生殖機能．

┣④ 多嚢胞性卵巣症候群（PCOS）

病態▶ 多嚢胞性卵巣症候群（PCOS）は，若い女性の排卵障害に多くみられる疾患である．月経不順や，卵胞の成長が途中で止まるため卵巣に小嚢胞（卵胞）が多数発生したり，男性ホルモン高値をきたす．定期的な排卵が起きないため，不正性器出血が起きたり，無月経や月経不順になったりする．肥満は症状を悪化させる．

原因▶ 黄体ホルモン（LH）が卵胞刺激ホルモン（FSH）よりも高値となり，卵巣内の男性ホルモンが多い．

症状▶ 月経不順（月経周期が35日以上，月経周期が不規則など），不正性器出血，無月経．排卵障害による不妊．多毛，肥満，耐糖能異常．にきびが多くなる．

治療▶ 減量，生活改善．漢方療法，ホルモン療法．排卵しやすくするために卵巣に多数の孔を開ける手術を行うこともある．

┣⑤ 骨盤内炎症性疾患（PID）

病態▶ クラミジアや淋菌をはじめとする性感染症や，細菌性腟症が原因となって発症する．進行すると，子宮内膜炎，卵管・卵巣膿瘍，骨盤腹膜炎，肝周囲炎となることもある．

症状▶ 急性の下腹部痛，帯下の異常，発熱．ときに無症状の慢性感染がある．

検査▶ 経腟超音波検査（骨盤内膿瘍），妊娠が否定できていれば造影CTで代用も可能である．

治療▶ 軽症であれば外来にて抗菌薬を投与．妊婦や，腹痛・嘔吐が強い場合は入院治療となる．卵管・卵巣膿瘍など，膿瘍を形成している場合には手術が必要となることもある．

┣⑥ 子宮腫瘍

ａ 子宮頸がん

病態▶ 子宮体がんに次いで2番目に多い女性生殖器の悪性腫瘍である．子宮頸がんは異形成（子宮頸部上皮内病変）という前がん状態を経てがん化するため，子宮頸部細胞診で見つけることができる．

好発▶ 多産婦に多い．30〜40代が好発だが，進行がんは60代以降で多くなる．

原因▶ ヒトパピローマウイルス（HPV）[3] 感染．

症状▶ 初期は性交渉に伴う接触出血がみられる程度で，とくに自覚症状はない．進行すると，膀胱・直腸浸潤による血尿や血便，水腎症による腰痛などが現れる．

検査▶ 外子宮口の細胞診，子宮頸部を切り取り組織診，コルポス

3 • ヒトパピローマウイルス（HPV）：HPVは皮膚や粘膜に感染するウイルスだが，子宮頸がんの90％以上でHPVが見つかることが知られている．HPVに感染しても多くは2年以内にウイルスは自然に体外に排出されるが，数年から数十年にわたって持続感染した場合には，子宮頸がんになることがあるため，HPVワクチン接種が推奨されている．

コープ診（腟拡大鏡による診察）．がんの広がりを評価するために，内診，超音波検査，CT検査・MRI検査を行う．

治療▶病期により，手術のみ，手術と化学療法と放射線治療，化学療法と放射線治療，放射線治療のみ，化学療法と緩和ケア，などが選択される．

ⓑ 子宮体がん

病態▶子宮内膜から発生するがんである．<u>女性生殖器の悪性腫瘍では最多である</u>．40代後半から増加し，50〜60代に多くみられ，閉経後の女性に多い．

原因▶<u>エストロゲンの過剰分泌</u>．

リスク因子▶出産経験がない，肥満，遅い閉経，月経不順，エストロゲン製剤の服用，子宮内膜増殖症などがある．食生活の欧米化も一因と考えられている．

症状▶不正性器出血（褐色のおりもの），排尿困難・排尿時痛，性交時痛，下腹部痛・腰痛．

検査▶内診（＋子宮内膜細胞診），経腟超音波検査，CT検査・MRI検査．

治療▶手術（子宮・卵巣・リンパ節摘出），放射線治療，薬物療法（化学療法，ホルモン療法）などを行う．

⑦ 卵巣腫瘍

病態▶<u>卵巣腫瘍の約90％は良性</u>，10％は悪性である．腫瘍が小さいうちは月経や妊娠に影響されず，かなり巨大になってから診断される．一部の子宮内膜症から卵巣がんになることもある．

症状▶腫瘍サイズが巨大になると，頻尿，便秘，下肢の浮腫が現れる．腹水貯留では腹囲の増大．卵巣腫瘍の付け根部分がねじれたり（卵巣腫瘍茎捻転），腫瘍の一部が破裂した場合（卵巣腫瘍破裂）には，激しい下腹部痛が出現する．

検査▶経腟超音波検査，CT検査・MRI検査．

治療▶良性腫瘍でも大きくなった場合や境界悪性腫瘍では手術，急激な下腹部痛を生じる場合には緊急手術を行う．悪性腫瘍では手術と薬物療法（抗がん剤，分子標的薬）を行う．

2 乳腺疾患

① 乳腺症

病態▶30〜40代の女性に多くみられる乳腺の良性の変化である．がんに進行することはほとんどない．

症状▶しこり，痛み．月経前に増大し，月経後に縮小する．

治療▶基本的に治療は必要ない．

┣❷ 乳がん

病態▶乳腺の組織にできるがん．多くは乳管から発生する．乳房の周囲のリンパ節や遠隔臓器（骨，肺など）に転移する．

好発▶全体のほとんどが女性に発症するが，<u>男性に発生することもある</u>．40代後半〜60代後半の女性に多い．

原因▶多くは不明だが，エストロゲンが深く関わるとされる．エストロゲンを含む経口避妊薬の使用，閉経後の長期のホルモン補充療法は，乳がん発生のリスクを高めるとされる．家族性に発症する場合には，特定の遺伝子（BRCA1，BRCA2）に変異がある<u>遺伝性乳がん卵巣がん症候群（HBOC）</u>の可能性がある．

分類▶非浸潤がん（がん細胞が乳管や乳腺小葉にとどまる）と，浸潤がん（がんが乳管や乳腺小葉の周囲まで広がる）に分けられる．浸潤性乳管がんが最多である．

症状▶乳房のしこり，左右の非対称．乳房にえくぼやただれができる，乳頭から分泌物が出る．セルフチェックと定期的な乳がん検診が重要である．

検査▶視診・触診，マンモグラフィ[4]，乳腺超音波検査，確定診断のための細胞診（穿刺吸引細胞診）・組織診（針生検，外科的生検），CT検査・MRI検査，腫瘍マーカー（CEA，CA15-3），薬物療法のためのサブタイプ分類（ホルモン受容体検査，HER2，Ki67検査）などがある．

治療▶手術（乳房部分切除術または放射線治療，乳房全切除術とリンパ節郭清，必要に応じて乳房再建），薬物療法（ホルモン療法，分子標的薬，細胞障害性抗がん剤），放射線治療（1日1回を週5回，4〜6週間），リハビリテーション（リンパ浮腫予防と軽減），緩和ケアなどを行う．

┣❸ 女性化乳房症

病態▶男性において乳腺組織が肥大する病態のこと．さまざまな疾患や薬剤などの影響で生じる続発性女性化乳房症と，小児期より発症する遺伝性女性化乳房症とがある．

　遺伝性女性化乳房症は，エストロゲン過剰により発症すると考えられており，思春期前に発症し，高度で反復性の乳房増大や低身長をきたし，女性にも発症することがある．女性では乳がんや子宮体がんの発生が懸念される．

原因▶遺伝性では，エストロゲン合成酵素遺伝子（CYP19A1）のメチル化異常やプロモーター領域の異常などの遺伝子異常により発症し，

4 • マンモグラフィ：2枚の板で乳房を挟んで圧迫し，薄く伸ばして乳房を撮影する．

常染色体優性の遺伝形式を示す．続発性では加齢，肝疾患，甲状腺中毒症，薬剤によるものなどがある．

○ **女性化乳房をきたす薬物**

消化性潰瘍治療薬	ランソプラゾール，ファモチジン
利尿薬	スピロノラクトン[5]
降圧薬	カルシウム拮抗薬（ニフェジピン，アムロジピン） ACE阻害薬（ロサルタンカリウム）
抗けいれん薬	フェニトイン
抗真菌薬	グリセオフルビン
抗アンドロゲン薬	シプロテロン，フルタミド
タンパク同化ステロイド	メスタノロン，メテノロン
排尿障害治療薬	α_1受容体遮断薬（タムスロシン，ナフトピジル）

症状 ▶ 乳房の発育・増大，乳房の感覚過敏や違和感．遺伝性ではエストロゲンの持続高値により，低身長，性欲低下，不妊，精巣機能の異常（男性），不正性器出血（女性），巨大乳房（女性）などを生じる．

治療 ▶ 続発性では原因疾患の治療や，原因となる薬剤の中止や変更を行う．遺伝性では薬物療法（アロマターゼ阻害薬）や手術療法（乳房縮小術）を行う．

5 • スピロノラクトン：心不全治療や高血圧などに用いられる抗アルドステロン薬．アルドステロン拮抗作用により，ナトリウムと水の排泄を促進し，カリウムの排泄を抑制する．アルドステロン受容体に対する選択性が高くないことから，アンドロゲンやプロゲステロンの受容体にも結合し，性ホルモン関連の副作用がある．

22 小児科疾患

小児では，免疫能の未熟性と臓器の未熟性から感染症が問題となる．そのため，予防接種により初感染によって起こる疾患を予防し，脱水・熱性けいれん・髄膜炎などの重症化を防ぐとともに，集団感染を起こさないように注意が必要である．

1 小児の疾患

1 小児に多い疾患

a 小児喘息

病態 ▶ 乳幼児では気管支が細く，気管支平滑筋も未発達で気道がわずかな刺激で収縮しやすい．また，粘液の分泌が起こりやすいため，喘鳴をきたしやすく，重症化しやすい．60％は6歳までに治るが，一部は成人の気管支喘息に移行する．

原因 ▶ 小児喘息では，ダニに対する特異的IgE抗体が高率に陽性である．呼吸器感染症，気象の変化，激しい運動，食品添加物，そば粉や小麦粉なども発作の原因・増悪因子となる．

診断 ▶ 学童期は典型的な喘息発作の症状（笛性喘鳴を伴う呼吸困難）によって，診断は容易である．乳幼児では，喘息以外でも喘鳴が起こりやすく，診断が難しい．気道感染の有無にかかわらず，明らかな呼気性喘鳴が1週間以上の間隔をあけて3回以上みられた場合に，乳幼児喘息と診断する．

好発 ▶ 発症年齢のピークは1〜2歳．多くが6歳までに発症する．

治療 ▶ 室内環境整備（ダニ対策，室内禁煙，ペットを飼わないなど），長期的な薬物療法（長期管理薬），発作時治療薬を使用する．

b 肺 炎

病態 ▶ 1歳未満では細菌性肺炎が多く，1歳以上2歳未満では自然経過でよくなることの多いウイルス性肺炎が増え，6歳以上になるとマイコプラズマ肺炎の割合が増加する．小児用肺炎球菌ワクチンやHibワクチン[1]の接種が進み，日本では小児の肺炎は減少傾向である．

症状 ▶ 発熱，咳，痰，息苦しさ，食欲低下，胸痛，腹痛，嘔吐などの症状が現れることもある．乳児では哺乳障害・活気低下がみられる．

1 • Hibワクチン：ヘモフィルスインフルエンザ菌b型という細菌の飛沫感染により伝播するHib感染症に対するワクチン．Hib感染症は5歳未満に発症し，中耳炎や肺炎，ときに細菌性髄膜炎・喉頭蓋炎などの重篤な疾患を引き起こす．Hibワクチンは生後2ヵ月〜5歳の小児を対象に定期接種である（計4回）．

起炎菌▶ インフルエンザ菌(Hib)，肺炎球菌[2]，モラキセラ・カタラーリス，マイコプラズマ(年長児の肺炎として重要)．

治療▶ 細菌性は抗菌薬の内服．ウイルスやマイコプラズマによる肺炎では，解熱薬などの対症療法のみで改善することが多い．気管支喘息などの持病がなければ，入院するほど重症になることは少ない．低酸素や脱水があり，抗菌薬が飲めない状況では入院治療が必要である．

c　クループ症候群

病態▶ 喉頭周囲の炎症に伴う上気道狭窄．

症状▶ 犬吠様咳嗽，嗄声，吸気性喘鳴が特徴的である．

原因▶ ウイルス性が大半を占める．

好発▶ 3歳以下．三種混合(DPT)ワクチンの普及により，ジフテリア菌による真性クループはなくなった．

治療▶ ステロイドの吸入などを行う．

d　腸重積

病態▶ 口側の腸管が肛門側の腸管に入り込むように重なり，腸管の通過障害と血行障害をきたす．

好発▶ 2歳以下の乳児に多い．回盲部に好発．

症状▶ 腹痛により間欠的啼泣(間をあけて声をあげて泣くことを繰り返す状態)，嘔吐，粘血便(イチゴゼリー状)．

検査▶ 注腸造影(回盲部でカニ爪状の陰影)，腹部超音波検査(嵌頓した腸管の断面 target sign)を行う．

治療▶ 注腸整復術(造影剤を用いた高圧浣腸で整復)を行う．

e　肥厚性幽門狭窄症

病態▶ 胃幽門部の原因不明の狭窄により通過障害をきたす．触診で上腹部にオリーブ大の腫瘤(肥厚した幽門筋)を触れることもある．

好発▶ 生後1ヵ月前後の男児に多い．

症状▶ 噴水様に嘔吐(無胆汁性)，それが続くと脱水(低クロール性アルカローシス)，体重減少がみられる．

検査▶ 腹部X線検査(拡張した胃，腸管ガスの減少)，血液検査(低クロール性アルカローシス)．

治療▶ 内科的治療(硫酸アトロピン静注療法)，外科的治療(粘膜外幽門筋切開)．

f　乳児下痢症

病態▶ ウイルス性胃腸炎．

原因ウイルス▶ ロタウイルス[3](最多)，小型球形ウイルス(ノロウイルス)，アデノウイルスなどがある．

症状▶ 下痢，嘔吐，発熱などが現れる．合併症として，脱水やけい

2 • 肺炎球菌：乳幼児の上気道に感染後，ときに細菌性髄膜炎，敗血症，肺炎などの重篤な全身感染症，中耳炎，副鼻腔炎などの気道感染症を引き起こす．小児用肺炎球菌ワクチンは生後2ヵ月〜5歳の小児を対象に定期接種である(計4回)．

3 • ロタウイルス：初感染時が最も重症で，その後感染を繰り返すにつれて軽症化する．急性胃腸炎(ロタウイルス胃腸炎)により，発熱，下痢(白色〜黄白色便)，嘔吐を引き起こす．ときに脱水やいれん，重症化すると肝機能異常，腎不全，脳症などが出現する．患児の糞便中に大量のウイルスが含まれるため，糞口感染に注意．飛沫による気道感染もある．

れんを伴う．ロタウイルスの便は酸臭のある白色水様便（米のとぎ汁様）である．

9 川崎病

病態 ▶ 原因不明の全身血管の炎症性疾患である．

好発 ▶ 4歳以下が80％を占めるが，とくに6ヵ月〜1歳に多い．男女比は1.3〜1.5：1とやや男児に多い．川崎病は日本をはじめとするアジア諸国に多く，欧米では少ない．

症状 ▶

診断基準 ①〜⑥のうち5つ 以上を満たすもの	① 発熱
	② 不定型発疹
	③ 眼球結膜の充血
	④ 口唇の紅潮，苺舌
	⑤ 非化膿性頸部リンパ節腫脹
	⑥ 四肢末端の変化（硬性浮腫，回復期に膜様落屑）
ほかの症状として，BCG接種部位の発赤・腫脹，胆嚢腫大，下痢，腹痛などが現れる	

合併症 ▶ 冠動脈拡張・冠動脈瘤[4]，麻痺性イレウス，肝機能障害，などが出現する．

治療 ▶ 低用量アスピリン（抗炎症・抗凝血作用），ガンマグロブリン（冠動脈拡張・冠動脈瘤発生予防）．

2 小児のアレルギー

病態 ▶ アレルギーになりやすい体質の子どもが，成長に伴ってさまざまなアレルゲンと接触することにより，食物アレルギー，アトピー性皮膚炎，気管支喘息，アレルギー性鼻炎・結膜炎（花粉症）を発症していく．このように年齢とともにアレルギー性疾患が形を変えて現れてくることをアレルギーマーチと呼ぶ．ダニなどの環境アレルゲンに対するIgE抗体[5]を産生しやすい体質（アトピー素因をもつ）の人に多く発症すると考えられている．

3 先天性疾患

概要 ▶ 生まれたときからもっている病気のことを先天性疾患といい，出生数全体の3〜5％にみられる．

原因 ▶ 染色体の変化によるもの，遺伝子の変化によるもの，多因子遺伝，タバコやアルコール，薬剤，放射線被曝の影響など胎内にいたときの環境によるもの，原因不明のものなどがある．

4 • 冠動脈瘤：通常は2mm以下だが，冠動脈径8mm以上の拡大が約0.5％に発生し，死亡率は約0.05％程度．

5 • IgE抗体：アレルゲンによる感作が起こると，そのアレルゲンにだけ結合することができる特異IgE抗体が形質細胞で産生され，即時型アレルギー反応を引き起こす．アレルギーの血液検査では，このIgE抗体の量を測定しており，現在200種類以上のアレルゲンに対する特異IgE抗体を測定できる．

a 染色体疾患

染色体の変化によって起こる先天性疾患を染色体疾患と呼ぶ. 染色体の数が変化する場合と形が変化する場合があり, 最も頻度が高いのは, 通常は1対で2本ある染色体の数が3本存在するトリソミーである.

b 先天性心疾患

概要 ▶ 先天性心疾患の発生頻度は新生児の約1%であり, その約1/4はチアノーゼ[6]や心不全のため生後1ヵ月以内に何らかの手術が必要である.

頻度 ▶ 心室中隔欠損症(VSD)＞＞＞心房中隔欠損症(ASD)＞動脈管開存症(PDA), 肺動脈狭窄(PS)＞ファロー四徴症(TOF)＞大動脈縮窄症(CoA)＞総肺静脈還流異常症(TAPVR)＞両大血管右室起始症(DORV)＞肺動脈閉鎖(PA).

6 • チアノーゼ：皮膚や粘膜が青紫色の状態. 血中の酸素濃度が低下した際に, 爪や口唇に現れやすい. 毛細血管血液中の還元ヘモグロビン濃度が5g/dL以上になると出現する.

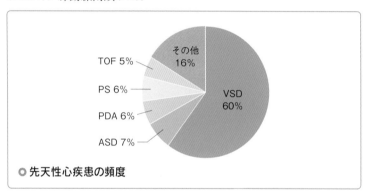

○ 先天性心疾患の頻度

分類 ▶

肺血流増加型	PDA, VSD, ASD, DORV など
肺血流減少型	PA, TOF（重症PS）など
左心系閉鎖型（非チアノーゼPDA依存型）	CoA, 大動脈弓離断 など
肺うっ血型	TAPVR など

1 心室中隔欠損症(VSD)

病態 ▶ 左右の心室の間にある心室中隔に孔があいていることにより, 左室から右室への短絡（シャント）を生じる先天性心疾患である. 欠損孔の大きさ, 位置により臨床症状, 治療方針が異なる. 大動脈二尖弁を除くと, 先天性心疾患のなかで最も頻度が高い. ダウン症候群や18トリソミーなどの染色体異常で頻度が高い.

分類 ▶

欠損部位	自然閉鎖の頻度
漏斗部筋性中隔	非常に低い
膜様部中隔近傍	高い
肉柱部筋性中隔	高い

症状 ▶ 小欠損では無症状．大欠損では，左室容量負荷から肺うっ血となり，多呼吸，体血流減少から交感神経緊張による頻脈・冷汗・四肢冷感を感じる．

聴診 ▶ 汎収縮期雑音（最強点は第2〜4肋間胸骨左縁）．

検査 ▶ 胸部X線検査（シャント量が多くなると左心系が拡大）．

治療 ▶ 内科的治療として，利尿薬，強心薬，アンジオテンシン変換酵素阻害薬などを投与．感染性心内膜炎予防のため，歯科治療などでは予防的に抗菌薬を投与．外科的治療は肺体血流比が2.0を超える場合，パッチ閉鎖術を行う．

2 心房中隔欠損症（ASD）

病態 ▶ 心房中隔に生まれつき欠損孔を認めており，シャント血流を認める．乳児期の小欠損孔の多くは自然閉鎖するが，1歳以上での自然閉鎖はない．女性に多い．

症状 ▶ 小児期には無症状で，成人になって初めて発見されるものも多い．

3 動脈管開存症（PDA）

病態 ▶ 新生児期に通常閉鎖する動脈管が閉鎖せず開存している疾患である．大動脈から肺動脈へのシャント（短絡血流）により，心不全や肺高血圧をきたす．細菌性心内膜炎を生じやすい．

聴診 ▶ 連続性心雑音．

症状 ▶ 多くは自覚症状に乏しい．運動時の呼吸困難・動悸・疲れがみられる．

治療 ▶ 手術，カテーテル治療を行う．

4 新生児・低出生体重児（未熟児）の疾患

a 新生児一過性多呼吸（TTN）

病態 ▶ 出生時に，空気と速やかに置き換わる必要がある肺胞液（肺水）の吸収遅延により，一回換気量が減少し，代償性に多呼吸になる．新生児に最も多い呼吸器疾患である．

リスク因子 ▶ 呼吸確立の因子（仮死，母体の麻酔・内服薬），ストレスの少ない分娩（アドレナリン不足）・予定の帝王切開，血液の膠質浸透圧の低下（貧血など），高い静脈圧（多血症），Late preterm（後期早

産）, 糖尿病母体児などがある.

症状 ▶ 多呼吸（呼吸の回数が多い）.

検査 ▶ 胸部 X 線検査（中心性のうっ血所見, 肺の過膨張）.

治療 ▶ 多くは少量の酸素投与で改善する. 利尿薬, 血漿タンパク質を投与することもある.

b 呼吸窮迫症候群（RDS）

病態 ▶ Ⅱ型肺胞上皮細胞から産生され, 肺胞の虚脱を防ぐ肺サーファクタント[7]が欠乏して生じる呼吸障害である. 肺胞が潰れやすくなり, 呼吸困難となる.

リスク因子 ▶ 早産, 糖尿病母体児.

症状 ▶ チアノーゼ, 陥没呼吸, 呻吟[8].

治療 ▶ 人工肺サーファクタントの気管内投与.

5 学童期に多い感染症

学校感染症第2種 ▶ 飛沫感染するもので, 児童生徒の罹患が多く, 学校において流行を広げる可能性が高い伝染病のこと.

7 • 肺サーファクタント：表面張力を軽減させる界面活性物質.

8 • 呻吟：苦しみうめくこと.

疾患名	感染経路	潜伏期	感染期間	出席停止期間
インフルエンザ	• 接触 • 飛沫	1〜3日	発熱後3〜4日	発症したあと5日を経過し, かつ熱が下がったあと2日（幼児は3日）を経過するまで
百日咳	• 飛沫	1〜2週	1〜4週間	特有の咳が出なくなるまで, または抗菌薬による治療が終了するまで
麻疹 （はしか）	• 空気	9〜12日	発疹の出る前5日〜出たあと3, 4日	熱が下がったあと3日を経過するまで ＊感染力がきわめて強い
流行性耳下腺炎 （おたふくかぜ）	• 飛沫 • 接触	2〜3週	耳下腺の腫れる前7日〜腫れたあと9日間	耳下腺, 顎下腺または舌下腺の腫れが発現後5日を経過し, かつ全身状態が良好になるまで ＊感染力がきわめて強い
風疹 （三日ばしか）	• 飛沫	2〜3週	発疹が出る前7日〜出たあと7日間	発疹が消えるまで ＊感染力が強い
水痘 （水ぼうそう）	• 空気 • 接触	2〜3週	発疹が出る前1日〜すべての発疹の痂皮化まで	すべての発疹が痂皮化する（かさぶたになる）まで ＊感染力が強い
咽頭結膜熱 （プール熱）	• 飛沫 • 接触 （結膜）	5〜7日	発病してから2〜4週間	主な症状がなくなったあと2日を経過するまで
結核	• 空気 • 接触	感染しても臨床症状出現は一様ではない	一様ではない	病状により医師が感染のおそれがないと認めるまで
髄膜炎菌性髄膜炎	• 飛沫	1〜10日	（治療開始後24時間を経過するまで）	

1 水痘（みずぼうそう）

病態▶10歳以下の子どもによくみられる感染症．水痘帯状疱疹（Varicella-zoster）ウイルス（VZV）に初めて感染したときに発症する急性ウイルス感染症である．

症状▶何の前触れもなく，全身にかゆみの強い水疱が出現し，発熱を伴う．発疹の部位は全身の皮膚に及び，頭皮内，手掌，足底，口腔粘膜・結膜にも出現する．発疹は水疱から痂皮化して終息する．

治療▶アシクロビル（抗ウイルス薬）を投与．

2 麻疹

病態▶麻疹ウイルスの空気感染により伝播する．

症状▶カタル期（感染から4日まで）と発疹期（4〜8日）に2峰性の発熱がある．口腔内のコプリック斑が特徴的である．発疹は顔，頸，耳後部から体幹，四肢に広がる．点状の紅斑性丘疹で融合傾向が強く，回復期（8〜9週以降）には色素沈着を残して消失する．

3 風疹

病態▶風疹ウイルスの飛沫感染により伝播する．妊娠初期の母体が感染すると，胎児が先天性風疹症候群となり，先天性心疾患，白内障，難聴の3大症状を生じる．

症状▶前駆症状はほとんどなく，発熱とともに発疹が，顔面，頭部から始まり，体幹から四肢へと広がる．全身のリンパ節腫脹が高率にみられる．発疹は融合せず，色素沈着も残さない．

4 流行性耳下腺炎（おたふくかぜ）

病態▶ムンプスウイルスの飛沫感染により伝播する．

症状▶急な発熱を伴う，痛みのある耳下腺腫脹が出現する．神経親和性が強いため，無菌性髄膜炎や難聴を引き起こすこともある．

5 咽頭結膜熱（プール熱）

病態▶アデノウイルスの飛沫感染により伝播する．

症状▶発熱，咽頭炎，結膜炎．

6 突発性発疹

病態▶ヘルペス6型の初期感染で発症する．唾液に多く含まれ，接触感染で伝播する．

好発▶1歳前後．子どもの初めての発熱として発症する場合が多い．

症状▶解熱後に発疹が出現する．発疹は体幹を中心に出現するが，発疹が出ない場合もある．

2 小児の障害

❶ 脳性麻痺

病態 ▶受胎から新生児期（生後4週間）までの間に生じた脳の非進行的病変に基づく，永続的な，しかし変化しうる運動および姿勢の異常である．早産児では，脳室周囲の血液供給が不足しやすいが，血圧も変動しやすいため，脳室周囲に虚血病変を生じやすい → 脳室周囲白質軟化症（PVL） → 脳室周囲には運動に重要な皮質脊髄路が走るため，脳性麻痺を生じやすい．

症状 ▶2歳までに発現する錐体路[9]障害（一次ニューロンの障害）．典型的な症状は下肢の痙性麻痺．進行性疾患や一過性の運動障害，または将来正常化するであろうと思われる運動発達遅延は除外する．

❷ 水頭症

病態 ▶脳脊髄液の循環障害により脳室に脳脊髄液がたまって広がった状態である．脳室内での髄液の流れる経路が狭くなったり，詰まったりするもの（非交通性水頭症）は小児に多く，脳脊髄液をつくり出すことや吸収の問題によって起こり，脳室内には閉塞部分がないもの（交通性水頭症）は成人や高齢者に多い．

原因 ▶非交通性水頭症では，頭蓋内出血，髄膜炎，脳室炎，脳腫瘍，アーノルド・キアリ奇形[10]など，中枢神経の先天性異常などがある．交通性水頭症では，脳腫瘍，クモ膜下出血，外傷などが原因の続発性正常圧水頭症と，原因不明の特発性正常圧水頭症（高齢者に多い）とがある．

症状 ▶小児では，頭囲の拡大，嘔吐，傾眠傾向，わずかな刺激で泣いたり怒ったりする，前頭部の突出などがみられる．幼児〜学童では，頭痛や嘔吐，視神経乳頭のむくみ，外眼神経麻痺などが出現する．成人の非交通性水頭症では脳圧上昇による頭痛・嘔吐，意識障害などが急激に悪化する．成人の交通性水頭症では歩行障害，認知症，尿失禁などが現れる．

検査 ▶新生児や乳児では頭囲測定，CT検査・MRI検査．特発性正常圧水頭症では，脳脊髄液を少量抜き取る検査で症状が改善されるかをみる（髄液タップテスト）．

治療 ▶バイパス手術（脳室−腹腔シャント手術，腰椎−腹腔シャント手術），非交通性水頭症では内視鏡的第三脳室底開窓術を行うこともある．

9 • 錐体路：大脳皮質の運動野から脊髄を経て骨格筋に伝わり，随意運動を支配する神経の伝達路（皮質脊髄路）のこと．

10 • アーノルド・キアリ奇形：脳の先天性形態異常の一つ．後頭部にある小脳や脳幹の一部が，頭蓋骨から脊椎に落ち込んだ状態になり，脊髄空洞症を生じ，運動機能に障害が出る．キアリ奇形とも呼ばれる．

┣③ 二分脊椎

病態 ▶ 脊髄馬尾神経が入っている脊柱管の一部の形成が不完全なために，脊髄馬尾神経が脊柱管の外に出てしまっている状態である．神経の癒着や損傷が生じ，さまざまな神経障害が出現する．

症状 ▶ 大量の脳脊髄液貯留（水頭症），下肢運動障害，排尿機能障害（神経因性膀胱），便秘・下痢（排便障害），呼吸・嚥下障害（アーノルド・キアリ奇形），脊髄が周囲の組織と癒着し，身体の成長とともに引っ張られることで下肢の運動障害やしびれを生じる（脊髄稽留症候群）．

┣④ 先天性風疹症候群（CRS）

病態 ▶ 妊娠初期の母体が風疹ウイルスに感染することによって発症する．母体が顕性感染した妊娠月別のCRS発生頻度は，妊娠1ヵ月で50％以上，2ヵ月で35％，3ヵ月で18％，4ヵ月で8％程度である．

症状 ▶ 先天性心疾患，白内障，難聴．

3　小児の悪性腫瘍

病態 ▶ 小児の悪性腫瘍は小児がんとも呼ばれ，一般的には15歳未満にみられるがんをいう．小児の主な悪性腫瘍には，白血病，脳腫瘍，リンパ腫，神経芽腫，胚細胞腫瘍・性腺腫瘍がある．白血病は成人でもみられるが，それ以外の悪性腫瘍は小児に特有なものが多い．神経芽腫，腎芽腫（ウィルムス腫瘍[11]），肝芽腫など，「芽腫」と呼ばれるものは胎児のときにさまざまな臓器に分化するはずだった細胞が，成長後も体内に残って異常な細胞に変化して増殖したものである．網膜芽細胞腫[12]やウィルムス腫瘍のように，一部に遺伝するものもある．

治療 ▶ 手術療法，薬物療法，放射線治療，造血幹細胞移植などを行う．

11 • ウィルムス腫瘍：小児悪性固形腫瘍では，神経芽腫に次いで発生頻度が高く，小児の腎原発性悪性腫瘍の75％を占める．ウィルムス腫瘍の発生に関連する遺伝子として，11q13に位置するWT1遺伝子の異常などが知られている．

12 • 網膜芽細胞腫：網膜に発生する悪性腫瘍．乳幼児に多く，発見されたときには進行していることが少なくない．光が腫瘍に反射して夜のネコの眼のように白く光って見えたり，左右の眼球の向きが合っていない状態（斜視）になったりする．原因はRB1遺伝子の異常と関連するが，遺伝性網膜芽細胞腫では常染色体優性遺伝形式で受け継がれ，将来，骨肉腫などの別の悪性腫瘍を引き起こす可能性がある．

::: 謝 辞 :::

　本書の執筆にあたり，多くの教科書を参考にさせていただきました．その際に，教科書の内容が異なる場合は，最新の内容を盛り込むために，各学会のガイドラインや用語集，厚生労働省をはじめとする公的機関による公開情報を確認して，情報をアップデートしました．

　また，2020年度に北里大学医療衛生学部の「臨床医療学Ⅰ」と「臨床医療学Ⅲ」の講義をご担当いただいた講師の先生方の講義資料をもとに，本書の執筆内容に追記あるいは補足説明を入れました．講義をご担当いただきました先生方に心よりお礼を申し上げます．福田倫也 先生，堀口利之 先生，石川 均 先生，堀江良一 先生，田ヶ谷浩邦 先生，安藝良一 先生，横場正典 先生，隈部俊宏 先生，小林清典 先生，佐藤武郎 先生，釼持学 先生，熊澤憲一 先生，近藤閲子 先生，柴山啓子 先生，小泉寛之 先生，石戸謙次先生，東野俊洋 先生，高山陽子 先生，佐々木治一郎 先生，服部 潤 先生，長谷川力也先生，土岐卓也 先生，髙橋 遼 先生，海津貴史 先生，ありがとうございました．

　最後に，筆者のわがままなお願いを聞き届けていただいた南山堂の編集部の方々，なかでも，大城梨絵子さん，萩川 亮さんに深謝申し上げます．

2022年1月

東條美奈子

索引

日本語索引

外国語索引

::: 著者紹介 :::

東條 美奈子

北里大学医療衛生学部／北里大学大学院医療系研究科 教授

1969年 長野県松本市生まれ.
1995年 山形大学医学部，1999年 同大学院医学研究科卒業，医学博士.
アメリカ・エモリー大学への留学を経て，2009年 北里大学医療衛生学部
准教授となり，2019年より現職.

専門は循環器病予防医学であり，心臓リハビリテーションを含む，心血管
病発症・再発予防のための疾病管理に関する診療と医学研究を行っている.
循環器専門医，総合内科専門医，心臓リハビリテーション認定医・指導士.
現在，社会保障審議会専門委員（統計分科会「疾病，傷害及び死因分類専門
委員会」），日本循環器病予防学会 常任理事などを兼任している.

疾患や症候の概要がわかる！
臨床医学 基礎のキソ

2022 年 2 月 22 日　1 版 1 刷　　　　　　©2022

著　者
とうじょうみなこ
東條美奈子

発行者
株式会社 南山堂　代表者 鈴木幹太
〒113-0034　東京都文京区湯島 4-1-11
TEL 代表 03-5689-7850　www.nanzando.com

ISBN 978-4-525-45031-1